Heinz Welling · Das Handbuch für den Praxiserfolg

D1722989

Heinz Welling

Das Handbuch für den Praxiserfolg

Praxismarketing und Praxisorganisation für niedergelassene Ärzte

Bibliografische Information der Deutschen Nationalbibliothek:
Die Deutsche Nationalbibliothek verzeichnet diese Publikation in der
Deutschen Nationalbibliografie; detaillierte bibliografische Daten sind im Internet über
< http://dnb.d-nb.de > abrufbar.

© 2009 Heinz Welling
Satz und Layout: Buch&media GmbH, München
Umschlaggestaltung: Kay Fretwurst, Spreeau
Herstellung und Verlag: Books on Demand GmbH, Norderstedt
Printed in Germany
ISBN 978-3-8391-7284-1

Geleitwort

Die komplexen gesundheitspolitischen Rahmenbedingungen machen den Spagat zwischen optimaler Patientenversorgung und dem eigenen wirtschaftlichen Überleben für vertragsärztliche Praxen immer schwieriger. Zudem stellen die Auswirkungen der Gesundheitsreformen das vertrauensvolle Arzt-Patienten-Verhältnis ein ums andere Mal auf die Zerreißprobe: Man denke nur an die Praxisgebühr, die Kürzungen im GKV-Leistungskatalog und die zahlreichen Zuzahlungen. Die Patienten indes wollen nichts weiter als beim Arztbesuch auf medizinische Qualität vertrauen können. Für Ärzte seit jeher eine Selbstverständlichkeit, wird das Erfüllen dieses Anspruchs im heutigen Gesundheitswesen oft zur Sisyphusarbeit. Neben ökonomischen Faktoren liegen die Ursachen nicht zuletzt in der wachsenden Bürokratie und den zunehmenden administrativen Anforderungen wie z. B. umfangreichen Dokumentation bei Disease-Management-Programmen oder hohem Verwaltungsaufwand für Qualitätsmanagementsysteme, um nur zwei Beispiele zu nennen. Diese Aufgaben gehören in der Praxis nicht zu den beliebtesten, machen aber eines deutlich: Qualität ist unter anderem eine Frage der Zeit. Und das gilt auch und vor allem in der Patientenversorgung.

Damit sich der Niedergelassene trotz aller fachfremden Zusatzaufgaben (als Manager, Marketingleiter, EDV-Fachmann, QM-Beauftragter, Controller etc.) ausgiebig der Medizin und seinen Patienten widmen kann, ohne wirtschaftlich Schaden zu nehmen, muss er die eigentliche ärztliche Tätigkeit und die nicht medizinischen Notwendigkeiten sinnvoll in Einklang bringen. Dieses Buch stellt probate Mittel und effiziente Lösungen vor. Auf anschauliche Weise greift der Autor Heinz Welling, Praxisberater bei HCC Better Care, wichtige Aspekte der modernen Praxisführung auf und zeigt, wo Optimierungspotenziale liegen und Hebel wirksam angesetzt werden können: vom strategischen Management und Marketing über Ressourcenplanung, Praxisorganisation und Terminkoordination bis hin zu gewerblichen Zusatzangeboten, Kooperationen und Netzwerkarbeit. Vergleichbar der Behandlung systemischer Erkrankungen ist dabei die umfassende Betrachtung der gesamten Praxis mit all ihren Bereichen von entscheidender Bedeutung. Nur so lassen sich nachhaltige Erfolge erzielen.

Ganz gleich wie die konkrete Umsetzung im Einzelfall aussieht, stets sind unternehmerisches Denken und Handeln gefragt. Das ist per se nicht unethisch, sondern gerade vor dem Hintergrund des zunehmenden Ärztemangels eine moralische Verpflichtung. Denn nur Arztpraxen mit einer gesunden wirtschaftlichen Basis können langfristig am Markt bestehen, Kranken wie Ratsuchenden dauerhaft eine kompetente Anlaufstelle bieten und ihren Beitrag zur flächendeckenden medizinischen Versorgung leisten. So ist es nur recht und billig, sich bewährter unternehmerischer

Werkzeuge zu bedienen, um die Praxis zukunftssicher am Markt zu positionieren, überlebensfähig zu machen und für die Patienten möglichst lange zu erhalten.

Bei allem unternehmerischen Wirken gilt: Der Arzt muss Arzt bleiben. Denn die Versorgungsqualität lebt letztlich vom unermüdlichen ärztlichen Engagement. Schon deshalb verdient das Gesundheitsunternehmen »Arztpraxis« besondere Unterstützung und allen Respekt.

Klaus Winkel
Geschäftsführer der
HCC Better Care GmbH

Inhalt

Vorwort zur 4. Auflage

Diese Erfolgsstory hätte ich mir im Frühjahr 2001 bei der Veröffentlichung der ersten Auflage kaum vorstellen können: 17 000 verkaufte Exemplare in sechs Jahren!

Nunmehr ist es also die vierte Auflage des Handbuches. Jetzt bündelt es die Erfahrung aus 17 Jahren Beratertätigkeit. Es flossen nicht nur meine eigenen, sondern auch die Erfahrungen meiner Kollegen unserer *HCC Better Care GmbH* ein.

Die Prioritäten haben sich verschoben, da sich die Rahmenbedingungen unseres Gesundheitssystems immer schneller verändern. Professionalisierung, Flexibilität und Kooperation werden immer wichtiger, um die Unternehmen erfolgreich und profitabel zu führen. Die vierte Auflage hat diese Faktoren besonders berücksichtigt.

Folgende Themen sind neu

- Leistungsorientiertes Prämiensystem
- Strategisches Arzneimittelmanagement
- Praxisfusionen
- Kreditvergabe der Banken
- Umfrage über die Zufriedenheit mit den EDV-Programmen

Alle anderen Kapitel sind an die aktuellen Gegebenheiten angepasst und häufig deutlich erweitert worden!

Ich hoffe, dass auch diese neue Auflage genauso angenehm leicht zu lesen sein wird und trotzdem wieder reichlich Stoff bietet, die eigene Situation zu überdenken und, noch wichtiger, dann auch entsprechend zu handeln!

Besonderen Dank möchte ich an folgende Personen richten, ohne die dieses Buch kaum zustande gekommen wäre:

Siggi Kröger, Hans-Friedrich Stapper, Klaus Winkel und ganz besonders meine Frau Andrea Welling.

Köln, August 2009

Hinweis: In diesem Buch werden viele wirtschaftlich relevante Aspekte der Praxisführung dargestellt. Die Komplexität und die ständige Neu- und Umgestaltung dieser Materie machen es dringend ratsam, jede Haftung und Gewähr auszuschließen!

Allgemeine Situation

Das deutsche Gesundheitswesen steckt seit vielen Jahren in einer tiefen Krise, die auch für die niedergelassenen Ärztinnen und Ärzte drastische Auswirkungen hat. Die Ursachen dafür sind vielfältig:

- Das medizinische Wissen verdoppelt sich alle fünf Jahre. Durch diesen Fortschritt verteuerten sich die Diagnose- und Behandlungskosten überproportional.

- Als im vorletzten Jahrhundert das Sozialgesetzbuch V eingeführt wurde, starb der Pflichtversicherte im Durchschnitt mit 58 Jahren. Heute werden die Bundesbürger über zwanzig Jahre älter. Fakt ist, dass im Jahr 2050 jeder dritte Deutsche über 65 Jahre alt sein wird. Das Durchschnittsalter unserer Bevölkerung wird dann bei 50 Jahren liegen. Heute liegt es bei 42 Jahren (*Stat. Bundesamt Nov. 2006*). Eine immer älter werdende Gesellschaft erlebt viele Alterserkrankungen noch, und das wird für das gesamte System teuer. Es steigen die Zahlen der chronisch kranken Patienten und insbesondere der Pflegefälle.

- Die Versicherer verzeichneten stagnierende oder sinkende Einnahmen. Das hatte primär zwei Ursachen:
  1. Die Lohnsteigerungen der Arbeitnehmer haben nicht mehr die Dynamik früherer Jahre. Daher steigt die Grundlohnsumme kaum noch an. (Grundlohnsumme: Die Summe der beitragspflichtigen Arbeitsentgelte, daraus werden die Beiträge zur gesetzlichen Krankenversicherung errechnet.)
  2. Die Arbeitslosigkeit vermindert die Zahl der Beitragszahler im System.
  Ob das System des Gesundheitsfonds Abhilfe schaffen kann, werden wir erst nach der Bundestagswahl im September 2009 erleben. Erst dann wird geklärt werden, in welcher Form unser Gesundheitssystem weitergeführt wird!

- In strukturschwachen Gebieten wird es immer schwieriger, junge Ärztinnen und Ärzte zu gewinnen, die zumindest eine Grundversorgung gewährleisten können. Wobei ich an dieser Stelle den viel beschworenen Ärztemangel nicht diskutieren möchte, denn in vielen anderen Gebieten gibt es nach wie vor eine absolute Überversorgung. Es scheinen also lediglich bestimmte Anreizsysteme zu fehlen, die eine flächendeckende Versorgung sichern können. Die Politik hat mittlerweile erkannt, dass die »Bedarfsplanung« überhaupt nicht funktioniert hat. Nun sollen Anreizsysteme über den Orientierungspunktwert bessere Ergebnisse bringen. Warten wir es ab!
  Allerdings fürchten viele Praxisinhaber, dass durch eine evtl. Abschaffung der Bedarfsplanung ihre »Altersvorsorge« durch den Verkauf der Praxis in Gefahr ist. Einerseits ist es ziemlich unsinnig, eine Altersvorsorge auf solch ein unsicheres Fun-

dament zu stellen. Andererseits wird auch in Zukunft eine gut geführte, profitable Mehrarztpraxis ihren Wert haben, der auch beim Verkauf erzielt werden kann.

■ Nach wie vor werden Medikamente voll mit Mehrwertsteuer belegt. Diese im internationalen Vergleich unüblich hohe Besteuerung kostet die Versicherten ca. 6 Mrd. € pro Jahr.

■ Versicherungsfremde Leistungen schlagen in den Kosten der GKV immer noch mit 45 Mrd. € p. a. zu Buche. Das sind u. a.: Familienmitversicherung, reduzierte Beitragszahlung der Arbeitslosen etc.

Viele Dinge wären nur mit einer grundlegenden Veränderung unseres Systems zu verbessern. Dazu scheint die deutsche Politik jedoch kaum fähig zu sein. Seit Herbert Ehrenberg (von 1976 bis 1982 Bundesminister für Arbeit und Sozialordnung) oder Norbert Blüm kurieren sämtliche verantwortlichen Ministerinnen und Minister an Symptomen. Wie es aussieht, kann unser System unter den gegebenen politischen Bedingungen kaum bedeutend verändert werden, denn jeder Politiker fürchtet nach echten, grundlegenden Reformen die Wählerschelte bei der nächsten Wahl!

Das Versprechen der Politik, im Falle einer Krankheit des Bürgers immer das Bestmögliche – ohne Eigenverantwortung der Menschen – zu tun, kann schon lange nicht mehr gehalten werden. Die Patienten spüren dies täglich bei der Verordnung von Arznei-, Heil- und Hilfsmitteln oder langen Wartezeiten auf einen Arzttermin. Die Schuld an diesen Wartezeiten den Ärzten zuzuschieben, ist purer Populismus einiger Profilneurotiker in der Politik. Diese sollten besser zuerst einmal dafür sorgen, dass die erbrachten Leistungen überhaupt honoriert und nicht durch Budgets, heißen diese nun Punktzahlgrenzvolumen, Individualbudgets, Fallpauschale oder Regelleistungsvolumen, nicht bezahlt werden. Denn schließlich kann man von keinem Unternehmer erwarten, dass er für Gotteslohn tätig wird.

Und darüber hinaus ist es eine Frechheit, einen EBM mit 5,11 Cent (betriebswirtschaftlich!) zu kalkulieren und dann diese Leistungen mit 3,5 Cent zu vergüten. Diese Logik ist für keine andere Branche denk- oder gar umsetzbar.

Bismarck hatte übrigens den Sozialstaat anders verstanden. Ihm ging es ursprünglich um eine Basisversorgung, die im Falle der Erkrankung des Bürgers zur Verfügung gestellt werden sollte. Dafür hatte er das Sozialgesetzbuch V der Reichsversicherungsordnung geschaffen. Darin kam zum Ausdruck, dass die Versorgung

■ wirtschaftlich,
■ ausreichend,
■ notwendig,
■ zweckmäßig

(gerne auch »wanz« genannt) zu sein hatte – und nicht mehr!

In den fünfziger und sechziger Jahren dagegen wurde den Menschen von der Politik und den Kassen suggeriert, alles wäre finanzierbar, auch die »Luxusmedizin« sei selbstverständlich für alle Kassenpatienten zu haben. Die gesetzlichen Krankenkassen wurden schon damals als »Verschiebebahnhof« genutzt, um die Renten- und Arbeitslosenversicherung zu stützen. Daran hat sich kaum etwas geändert.

Wie sehen die Auswege aus dieser Falle aus? Kassen und Politik wollen mehr Transparenz im Gesundheitswesen schaffen. Die Patienten sollen z.B. wissen, was ihre Behandlung kostet. Ein Vorschlag war vor einigen Jahren, den GKV-Patienten in jedem Quartal eine Aufstellung ihrer Behandlungskosten zur Verfügung zu stellen. Ob das sinnvoll ist, sei dahingestellt. Eine andere Form der Transparenz ist der ICD 10. Dadurch werden Verordnungen und Behandlungen transparent und eine Qualitätskontrolle kann möglich werden. Leider liegen diese Daten bis heute noch nicht vor!

Sicher ist, dass Qualität und Wirtschaftlichkeit in Zukunft die entscheidenden Größen des Gesundheitssystems sein werden. Wie sonst soll dieses finanziert werden, wenn nicht mehr Geld zur Verfügung steht?

Mit dem Institut für Qualität und Wirtschaftlichkeit im Gesundheitswesen (IQWIG) wurde eine Einrichtung geschaffen, die für mehr Transparenz und Qualität sorgen soll. Die Veröffentlichungen des IQWIG lassen zumindest ernsthafte Zweifel an diesem Vorhaben aufkommen. Sie hinterlassen immer wieder den Eindruck, dass auf diese Weise eine Legitimation für Sparmaßnahmen im Gesundheitswesen geschaffen werden soll!

Disease-Management-Programme sollen langfristig Kosten sparen. Ob das so sein wird, bleibt allerdings dahingestellt, denn bis heute liegen nur sehr wenige valide Daten vor. Qualität und Wirtschaftlichkeit heißt aber auch EBM – was nicht einheitlicher Bewertungsmaßstab bedeutet, sondern »Evidence-Based Medicine«. Dies sind diagnostische und therapeutische Leitlinien zur Unterstützung der Qualitätsplanung und Qualitätssicherung. Die kleine Einzelpraxis wird kaum in der Lage sein, die geforderte Qualität zu gewährleisten. Vernetzte Strukturen und größere Zentren wie z.B. große Gemeinschaftspraxen oder Medizinische Versorgungszentren (MVZ) werden deutlich an Attraktivität gewinnen.

Qualität bedeutet jedoch auch die Optimierung der Praxisabläufe und Strukturen. Die 72. Gesundheitsministerkonferenz hat bei ihrer Tagung am 9./10.6.1999 in Trier festgelegt: »Alle Einrichtungen im Gesundheitswesen haben bis zum 1.1.2005 ein am Stand der Wissenschaft und Technik orientiertes Qualitätsmanagement einzuführen.« Mit dem GMG vom 1.1.2004 hat die Bundesregierung festgeschrieben, dass niedergelassene Ärztinnen und Ärzte nun ein Qualitätsmanagementsystem einzuführen haben. Mehr dazu im entsprechenden Kapitel.

Der Sachverständigenrat der Bundesregierung führte den Qualitätsgedanken mit folgendem Vorschlag fort: »Der Gesetzgeber/Körperschaften der Selbstverwaltung werden bis zum 1.1.2008 Möglichkeiten prüfen, nach denen Planung, Zulassung, Kündigungen von Versorgungsverträgen und/oder Vergütungen so weit wie möglich auch an Qualitätskriterien gekoppelt werden. Dabei sind besonders die Auswertungen von Ergebnisqualitäten zu berücksichtigen.«

Dies scheint nun tatsächlich über kurz oder lang durchgeführt zu werden. Die KBV präsentiert jetzt ihre ambulanten Qualitätsindikatoren und Kennzahlen »AQUIK«. Man wird abwarten müssen, wie und in welchem Umfang man diese Indikatoren in Zukunft bei der Abrechnung berücksichtigen wird.

Fazit

- Es wird nicht mehr Geld ins Gesundheitssystem fließen. Die einzelne Praxis muss sich darauf einstellen, tendenziell weniger Mittel aus der GKV zu erhalten. Ein Ausweg wird wohl ein Ausweichen in sinnvolle Angebote außerhalb der GKV sein!
- Die Qualitätsanforderungen an niedergelassene Ärzte werden steigen, was den Wettbewerbsdruck forcieren wird.
- Großpraxen, Medizinische Versorgungszentren und an Kliniken angegliederte Zentren werden mit besseren Angeboten für Versicherer und Patienten den Wettbewerbsdruck erhöhen!
- Die Einstellung: »Die KV wird schon für mich sorgen, egal, wie ich die Praxis führe«, entspricht der Mentalität der fünfziger und sechziger Jahre des letzten Jahrhunderts. Sie wird den heutigen Anforderungen nicht mehr gerecht. Der Wettbewerb hat längst begonnen. Der Gesetzgeber hat mit dem neuen Vertragsarztrecht viele Möglichkeiten dazu geschaffen. Praxisketten und Markenbildungen werden den Wettbewerb noch weiter forcieren.

Was tun?

> »Wissen und nicht danach handeln heißt: noch nicht wissen!«
>
> *Buddhistische Weisheit*

Was soll man tun, um den beschriebenen Herausforderungen zu begegnen? Entscheidend wird es sein, nicht nur unternehmerisch zu denken, sondern auch so zu handeln. Zurzeit denken ca. 20 Prozent der niedergelassenen Ärzte unternehmerisch, jedoch nur 5 Prozent handeln auch so!

> »Wer aufgehört hat, besser zu werden,
> hat aufgehört, gut zu sein!«
>
> *Philip Rosenthal*

Diesen Spruch habe ich in der Werkstatt eines Autohauses gefunden. Er trifft nicht nur auf die Mitarbeiter einer Reparaturwerkstatt zu. Er hat für Ihre Berufsgruppe eine noch größere Bedeutung! Die Fortschritte in der Medizin sind unübersehbar und der wirtschaftliche Druck ist täglich zu spüren.

Um auch in Zukunft im Gesundheitsmarkt bestehen zu können, ist daher Folgendes unabdingbar:

1. **Die Vergangenheit so lassen, wie sie ist, und nicht in ihr leben.** Sicher ist es sinnvoll, aus Erlebtem zu lernen. Jedoch hilft ständiges Jammern nicht, die Herausforderungen der Zukunft zu meistern. Ich kenne das Lamentieren einiger älterer Mediziner aus den alten Bundesländern und ihre Glorifizierung der goldenen siebziger Jahre. Ähnliches höre ich auch, wenn ich in den neuen Ländern unterwegs bin. Dort trauert manch einer der vergangenen sozialen Sicherheit nach und bedauert den heutigen Marktdruck.

   Beides hilft heute nicht weiter, denn die Zeit und die Anforderungen haben sich geändert, und dem muss Rechnung getragen werden!

   > Man kann nicht vorwärts gehen und dabei nach
   > hinten sehen.

2. **Die Gegenwart sollte Sie naturgemäß beschäftigen.** Denn es ist Ihr Beruf, Menschen zu helfen *und* ein Unternehmen zu führen. Bestimmen Sie heute Ihren Standort, schauen Sie sich genau an, was Sie tun, und vor allem, wie Sie etwas

tun. Nutzen Sie dabei sämtliche Möglichkeiten für Feedback durch Ihre Familie, Ihre Mitarbeiterinnen (Mitarbeiterbefragung) und Patienten (Patientenbefragung). Damit haben Sie die Chance, die Zukunft erfolgreich zu gestalten.

3. »Die Zukunft fasziniert mich, denn ich werde in ihr leben!« *(Albert Einstein)*
    Ich möchte diesen treffenden Ausspruch von Albert Einstein übersetzen: Wer heute z. B. Qualitätsmanagement in die Praxis integriert, wird der Gewinner von morgen sein. Darin wird Ihr Erfolg liegen. Heute werden die Weichen für morgen gestellt, und wer das nicht erkennt, der wird den Anschluss verpassen. Der Spruch »Wer vordenkt, braucht nicht nachzudenken!« hat seine absolute Berechtigung!
    Oder wie es Emmet (Doc) Brown ausdrückt: »Die Zukunft ist das, was du daraus machst!«

> Wer heute den Kopf in den Sand steckt, hat
> morgen Sand zwischen den Zähnen!

Es gibt genügend andere, die nicht stehen bleiben und die Zukunft aktiv gestalten. Diese werden erfolgreicher sein und Sie rechts und links überholen, weil sie attraktiver für die Kunden (Patienten) sind.

Häufig höre ich, dass Patienten keine Kunden seien. Ich halte diese Behauptung für einigermaßen weltfremd. Sicherlich gibt es einen Unterschied zwischen einem »normalen« Kunden und einem Patienten. Der Patient ist schließlich krank und kann seinen Leistungsanbieter nicht ganz so einfach auswählen wie ein normaler Kunde das in einem Käufermarkt tun kann. Andererseits ist, ökonomisch betrachtet, jeder ein Kunde, der ein Bedürfnis hat. Völlig unstrittig hat das auch ein Patient. Die ökonomische Betrachtungsweise muss man daher selbstverständlich auch zulassen. Denn jedes Unternehmen der ambulanten medizinischen Versorgung ist darauf angewiesen, Gewinne zu erzielen. Wären keine Gewinne zu verzeichnen, wären massive Konflikte mit Banken, dem Finanzamt oder den Mitarbeitern vorprogrammiert!

> Was ich nicht verhindern kann,
> gestalte ich mit!

Dieser alte unternehmerische Grundsatz gilt erst recht für niedergelassene Ärzte. Es macht keinen Sinn, das neue Ärztezentrum, welches sich in der Nachbarschaft gründet, zu bekämpfen. Verhindern können Sie dieses Zentrum sowieso nicht. Also machen Sie das Beste daraus und arbeiten Sie zusammen oder gehen Sie selbst mit in diese Kooperation.

Stichwort Kooperation: Wenn sich in Ihrer Region ein Netz oder eine Teilgemeinschaftspraxis bildet, ist es sinnvoll, aktiv an der Gestaltung teilzunehmen und das Feld nicht anderen zu überlassen. Das gilt besonders für Fachärzte. Denn Fachärzte werden in Zukunft immer stärker auf Kooperationen unter Kollegen und auf Zuweiser angewiesen sein.

Grundsätzlich sollten Sie sich über Kooperationen (Mehrarztpraxen, Medizinische Zentren) Gedanken machen. Diesen gehört nun einmal die Zukunft, denn:

- Diese Kooperationsformen sind in der Lage, durch eine verbesserte Einnahme- und optimierte Kostensituation deutlich wirtschaftlicher zu arbeiten.
- Der zeitliche Arbeitsaufwand ist für den Einzelnen in einer Kooperation eindeutig geringer.
- Die Attraktivität für die Patienten ist durch unterschiedliche Persönlichkeiten und Angebote größer – allerdings nur, solange die Leitung eine feste, persönliche Arzt-Patienten-Bindung möglich macht. Falls der Patient immer wieder andere Ärzte antrifft, wird er, besonders im Hausarztbereich, wenig Neigung verspüren, die Praxis aufzusuchen!
- Kostenträger und andere Investoren werden dafür sorgen, dass größere und effizientere Einheiten entstehen. Ein gutes Beispiel dafür gibt es seit Oktober 2007 in Köln. Dort hat die Techniker Krankenkasse über die Firma Rehasan ein MVZ (»Atrio-Med«) eröffnet. Bezeichnenderweise nennt man dies ein »Marken-MVZ«. Der weitere Weg ist also eindeutig beschrieben. Atrio-Med-Zentren findet man mittlerweile in Berlin, Hamburg und Leipzig.
- Nur Kooperationen werden in Zukunft überhaupt noch in der Lage sein, allen Anforderungen des Marktes, der Politik und der Kassen Rechnung zu tragen. Beispielhaft seien hier nur die DMP, die leitliniengestützte Medizin oder das Qualitätsmanagement zu nennen. Und nur große Einheiten werden als Vertragspartner für Kostenträger oder Krankenhäuser interessant sein!

> Ihre Patienten kommen nicht zu
> Ihnen, weil Sie gute Mediziner/innen sind!

Das können die Patienten gar nicht einschätzen, da ihnen die medizinischen Grundkenntnisse fehlen. Es müssen demnach andere Gründe sein, warum sie zu Ihnen kommen. Die Erklärung ist recht simpel. Sie kommen wegen Ihrer Kommunikationsfähigkeit und Ausstrahlung, also weil von Ihnen etwas Positives »rüberkommt«. Alle Menschen wollen auf der Seite der »Gewinner« im Leben stehen, das ist unsere

Natur. Die erfolgreichsten Fußballklubs z. B. haben immer die größten Fangemeinden. Nicht weil sie so sympathisch sind, sondern wegen ihres Erfolges, der die Menschen magisch anzieht.

Erfolgreiche Mediziner, das ist immer wieder zu beobachten, haben diese positive Ausstrahlung, die sie wirtschaftlich so erfolgreich macht! Letztlich hat jeder Arzt die Patienten, die er verdient – im positiven wie auch im negativen Sinn.

Seien Sie sich Ihrer Wirkung auf andere bewusst. Aus der Kommunikationsforschung wissen wir, dass jeder Mensch zu jeder Zeit kommuniziert, ob er will oder nicht!

> Veränderungen müssen nicht immer mit Geld
> bezahlt werden, viele Dinge kann man ohne Geld
> bekommen!

Das Einzige, was Sie benötigen, ist die Initiative, der Willen, Veränderungen umzusetzen! Die Möglichkeiten dazu werde ich in diesem Buch aufzeigen. Die eigentliche Herausforderung wird für Sie sein, sich selbst, Ihren Arbeitsalltag und die eigene Situation in Frage zu stellen und gegebenenfalls zu verändern.

Dazu von Michael Gorbatschow die treffenden Sätze: »Man ist entweder Teil des Problems oder der Lösung. Ich habe ich für Letzteres entschieden!«

Oder Horst Seehofer: »Wer nicht handelt, wird behandelt!«

Abschließend noch etwas zum Thema Sicherheit:

> Ein Schiff im Hafen ist sicher.
> Aber dafür werden Schiffe nicht gebaut.

17

Qualitätsmanagement in der Praxis

> »Kontinuierliche Verbesserung ist besser als hinausgeschobene Vollkommenheit.«
> *Mark Twain*

Das Thema Qualitätsmanagement wird von zahlreichen Ärzten zunehmend positiver wahrgenommen. Sperrten sich zu Anfang der Diskussion die Mediziner häufig gegen eine QM-Einführung, wird man nun offener für die Chancen und Möglichkeiten, die sich aus der Nutzung von Qualitätsmanagement ergeben. Auch sehr viele positive Stimmen von Ärzten, die sich intensiv mit dem Thema QM beschäftigt haben, tragen dazu bei.

Selbst aus Patientensicht gewinnt QM an Bedeutung. Eine KBV-Befragung durch die *Forschergruppe Wahlen FGW* aus 2008 zeigt überraschende Ergebnisse.

Gütesiegel für Qualitätsstandards: Relevanz bei der Suche nach einer neuen Praxis

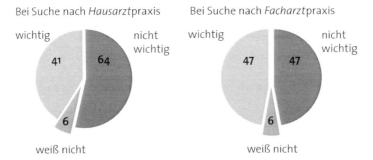

Bei Suche nach *Hausarzt*praxis   Bei Suche nach *Facharzt*praxis

FGW Telefonfeld: Versichertenbefragung der KBV 05-06/2008 (n=6.114); rundungsbedingte Summenabweichungen

Auch in der breiten Bevölkerung steigt das Wissen über QM. Die Industrie und das Handwerk sind mittlerweile völlig von Qualitätsmanagement durchdrungen und viele Beschäftigte haben Tag für Tag Kontakt mit QM.

Qualitätsmanagement in die Praxis zu implementieren, wird daher auch ein entscheidender Faktor sein, um langfristig erfolgreicher und zukunftssicherer im Markt bestehen zu können. In der Zeit knapper werdender Mittel fordert die Politik in § 135–137 SGB V Qualität in allen Einrichtungen des Gesundheitswesens ein. Wie der Gemeinsame Bundesausschuss im Oktober 2005 beschlossen hat, ist Qualitätsmanagement sogar Pflicht. (Der Gemeinsame Bundesausschuss G-BA ist das oberste Beschlussgremium der gemeinsamen Selbstverwaltung der Ärzte, Zahnärzte, Psychotherapeuten, Krankenhäuser und Krankenkassen in Deutschland.)

Der Gesetzgeber wird evtl. sogar noch weiter gehen: Man wird Leistungser-bringer, welche die geforderte Ergebnisqualität nicht erreichen, abstaffeln bzw. ganz von der Vergütung ausschließen (Vorschlag des Sachverständigenrates im Gesundheitsministerium).

Es sind jedoch nicht nur die politischen, sondern auch die wirtschaftlichen Rahmen-bedingungen, die eine Qualitätsausrichtung der Praxis erforderlich machen.

Viele Praxisteams lehnen Qualitätsmanagement zuerst einmal ab: »Was soll das Ganze bringen, wir machen doch schon alles auf hohem Qualitätsniveau!« In diesen Fällen lege ich den Mitarbeiterinnen folgenden Fragenkatalog vor und bitte sie, jeden einzelnen Punkt zu beantworten.

- Läuft in Ihrer Praxis immer alles reibungslos?
- Sind Sie über alles informiert, was Sie wissen müssen?
- Finden Sie immer sofort alles, was Sie brauchen?
- Ist Ihre Aus- und Weiterbildung genau geplant und so, wie Sie sich das wünschen?
- Haben Sie die Möglichkeit, Verbesserungsvorschläge einzubringen, und wer-den diese umgesetzt?
- Haben Sie (fast) nur sehr zufriedene Patienten?
- Wissen Sie immer genau, was man von Ihnen erwartet, was Ihre Aufgaben und Verantwortungen sind – und auch, was nicht?
- Haben Sie immer pünktlich Feierabend?
- Ist Ihre Arbeit weitgehend stressfrei?
- Haben Sie immer geringe Wartezeiten in der Praxis?
- Wissen Sie genau, was die Patienten von Ihnen erwarten und womit sie zufrie-den sind?
- Haben Sie alle Unterstützung und Informationen, die Sie benötigen?
- Haben Sie regelmäßig Teambesprechungen und laufen diese für Sie optimal ab?
- Werden Probleme immer sehr schnell behoben?

Sicherlich können Praxisteams, die Qualitätsmanagement einsetzen, nicht alle Fra-gen zu hundert Prozent positiv beantworten. Sie sind jedoch auf einem guten Weg zur bestmöglichen Optimierung!

Ein weiteres Argument für ein effizientes QM ist der Schutz vor Haftungsansprüchen. Das Oberlandesgericht Koblenz hat dazu ein interessantes Urteil gefällt. Nachzulesen war es in der »Ärzte Zeitung« vom 24.10.2006 (OLG Koblenz, Az. 5 U 1711/05):

KOBLENZ (dpa). Wegen Hygienemängeln muss ein Arzt einer Patientin 25 000 € Schmerzensgeld zahlen. Das Gericht gab mit seinem Urteil der Klage einer Patientin statt, bei der sich nach einer Spritze im Nacken ein Spritzenabszess gebildet hatte. Dem Gericht zufolge fehlten in der Praxis Hygienepläne und -anweisungen. Außerdem seien

Desinfektionsmittel häufig nicht in ihren Originalbehältern aufbewahrt worden und teilweise verkeimt gewesen. Zudem habe sich das Praxispersonal vor dem Aufziehen einer Spritze in der Regel nicht die Hände desinfiziert. Das Gericht sah es als wahrscheinlich an, dass mangelnde Hygiene der Grund für die Infektion war. Zwar gehörten Keimübertragungen zum Risiko von Patienten, für das Ärzte nicht unbedingt haftbar gemacht werden könnten. Anders liege der Fall, wenn Mediziner nachweisbar gegen Hygienevorschriften verstießen.

Qualitätsdenken muss grundsätzlich im Kopf entstehen. Es kann nicht von oben verordnet werden. Allen Teammitgliedern einer Praxis muss der Qualitätsgedanke bei jeder Leistungserbringung selbstverständlich sein.

Effektive Qualität kann daher nur auf der Mikroebene erbracht werden! Japan hat uns diese Tatsache in den letzten Jahrzehnten, beispielsweise in der Automobilindustrie, eindrucksvoll demonstriert. Dort ist sich jede Arbeiterin und jeder Arbeiter am Fließband jederzeit bewusst, dass nur Höchstleistungen für den Kunden zählen, bei jedem Arbeitsschritt! In den achtziger und neunziger Jahren des letzten Jahrhunderts waren japanische Autos daher immer auf den erfolgreichen Plätzen der Pannenstatistiken zu finden. Die deutsche Automobilindustrie hat sich jahrelang sehr schwer getan, diesen Weg nachzuvollziehen. Gott sei Dank hat man mittlerweile die enormen Möglichkeiten von QM ebenfalls erkannt!

In der Vergangenheit hatten einige japanische Hersteller Kooperationen mit amerikanischen Automobilproduzenten, indem man die gleichen Autos, jeweils unter eigenem Namen und eigener Herstellung, produzierte. Die amerikanischen Käufer bevorzugten jedoch in schöner Regelmäßigkeit das japanische Produkt. Diese Autos hatten interessanterweise deutlich weniger Defekte und eine längere Lebensdauer aufzuweisen. Zerlegte man nun z. B. die Getriebe beider im Prinzip identischen Fahrzeuge, so stellte man fest, dass beide absolut der geforderten Norm entsprachen. Unter dem Mikroskop jedoch sah die Sache völlig anders aus. Die japanischen Teile hatten, deutlich zu erkennen, die bessere Fertigungspräzision, was zu einer optimierten Haltbarkeit und einer besseren Laufruhe führte.

Die Strategie, Dinge zu kopieren und dabei ständig deutlich zu verbessern, verfolgten die Japaner über Jahrzehnte. Gerade im Automobilbau war das immer wieder zu beobachten. Sie handelten nach der Maxime von Henry Ford: »Nicht mit Erfindungen, sondern mit Verbesserungen macht man ein Vermögen!«

Verbesserungen umzusetzen, bedeutet glasklar: Qualitätsmanagement!

Auf die Arztpraxis übertragen heißt das:

> Systematische Überprüfung jedes Arbeitsschrittes
> auf Effizienz und Möglichkeit der Optimierung.

Qualitätsmanagement hat dabei den Fokus, bei jedem Prozess in der Praxis die Patienten- und Mitarbeiterzufriedenheit (externe und interne Kunden) auf den Prüfstand zu stellen. Qualität zu leben, bedeutet, folgende Fragen zu stellen und zu beantworten:

1. Wo stehen wir heute?
2. Wo liegen unsere Stärken?
3. Wo sind Verbesserungsmöglichkeiten?
4. Was wollen wir erreichen?

> Qualität ist somit der Vergleich zwischen Zielen und dem Grad der Zielerreichung!

Der gesamte Prozess der Leistungserbringung wird durch Qualitätsmanagement systematisch erfasst (und dokumentiert!) und patienten- und lösungsorientiert beurteilt.

Vorteile von QM:

1. Die ärztliche Leitung ist für die Qualität der Leistung ohnehin verantwortlich. Vielfach wird das erst bewusst, wenn ein Schadensersatzprozess ins Haus steht. Mit dokumentierter Qualität ist man weitgehend auf der sicheren Seite.
2. Qualität zu demonstrieren, sei es mit einem Zertifikat oder mit diversen Maßnahmen, wird ein entscheidender Marketingfaktor werden. Bei der Recherche im Internet z. B. werden diejenigen Praxen einen Wettbewerbsvorteil erhalten, die Qualitätsnormen erfüllen. Das gilt insbesondere bei Berücksichtigung neuer Versorgungsstrukturen bzw. Internationalisierung des Gesundheitswesens. Sollten die Versicherer in nächster Zeit Leistungen einkaufen können, werden sie es mit Sicherheit dort tun, wo ihren Versicherten Qualität geboten wird.
3. Langfristig haben qualitätsstrukturierte Praxen Kostenvorteile.
   - Die Fehlerquote ist in diesen Teams denkbar gering.
   - Neue Teammitglieder können durch Arbeitsplatzbeschreibungen, Verfahrensanweisungen sowie Checklisten schnell und einfach integriert werden.
4. Das Know-how wird durch Checklisten und Verfahrensanweisungen gesichert und standardisiert. Auch wenn Mitarbeiterinnen die Praxis verlassen, bleibt das Wissen erhalten!
5. Da das Team das QM gemeinsam trägt, sind alle Teammitglieder in die Entscheidungsprozesse einbezogen. Daher arbeiten Teams in qualitätsstrukturierten Praxen mit einer deutlich höheren Zufriedenheit. Außerdem vereinfacht QM den Praxisalltag und lässt somit ein entspanntes und weitgehend fehlerfreies Arbeiten zu.
6. Die Patientenzufriedenheit und damit die Patientenbindung sind in diesen Praxen

deutlich höher als anderswo. Das ist ein Ergebnis zahlreicher Patientenbefragungen, die wir in sehr vielen Praxen initiiert haben.

7. Das Qualitätsdenken beschränkt sich dabei nicht nur auf die Praxisinhaber. Es wird dezentralisiert und damit auf viele Schultern verteilt.

QM muss täglich neu gelebt werden, wenn es erfolgreich sein soll. Nicht nur die Japaner zeigen mit ihrem kontinuierlichen Verbesserungsprozess (Kaizen), wie effizient, wirkungsvoll und lukrativ beständige qualitative Verbesserung sein kann; denn was heute gut ist, ist morgen meist Mittelmaß. Schließlich haben viele andere Praxisteams die Vorteile von QM erkannt und verbessern sich dabei ständig.

Die Verbesserungsmaßnahme beginnt mit der Benennung eines Zieles und einem Prozess, in dem bestimmte Mittel, Eigenschaften und Fähigkeiten eingesetzt werden, um das Ziel zu erreichen. Nach einem definierten Zeitraum werden der Grad der Zielerreichung kontrolliert und ggf. Korrekturen an den eingesetzten Mitteln oder aber am Ziel vorgenommen.

Dieser Regelkreislauf ist das Muster für den kontinuierlichen Verbesserungsprozess. Er zeigt, wie Ziele kontrolliert umgesetzt werden können. Im »klassischen« Qualitätsmanagement wird der Kreislauf P-D-C-A oder »Deming-Zyklus« genannt. Die Buchstaben stehen für »plan-do-check-act« oder:

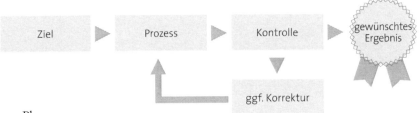

1. Planen
2. Ausführen
3. Überprüfen
4. Verbessern

Beispiel: Das Ziel wird definiert mit der Erreichung einer maximalen Wartezeit von zehn Minuten für 90 Prozent der Terminpatienten. Für den Prozess werden folgende Maßnahmen eingesetzt (siehe Kapitel *Das Terminsystem*):

■ Die Einführung einer Akutsprechstunde
■ Telefonsprechstunde
■ Eine Kurzkontaktzone

Die Qualitätssicherung besteht aus einem Laufzettel, mit dem die Wartezeiten der Patienten überprüft werden können, oder bei der Führung einer EDV-Warteliste aus der Kontrolle über diese!

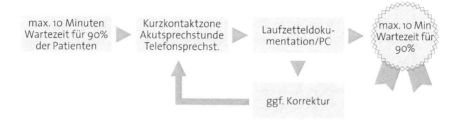

Wird das Ziel nicht auf Anhieb erreicht, kommen noch weitere qualitätsverbessernde Maßnahmen in Betracht wie z.B. die Reduzierung der Terminanzahl pro Stunde etc.

Anhand dieses Beispiels wird deutlich, dass Qualitätsmanagement nicht allein auf den Schultern der Praxisinhaber umgesetzt werden kann. QM ist ein stetiger Prozess, der das gesamte Team fordert!

1 Medizinische Qualität

- In Diagnostik und Therapie werden Leitlinien zur Selbstverständlichkeit. Viele vernetzte Strukturen nutzen Leitlinien schon heute. Praxen, die sich keiner dieser Strukturen anschließen wollen, werden Leitlinien (z.B. über DMP) vorgegeben bekommen, wenn sie an der kassen- bzw. privatärztlichen Versorgung teilnehmen wollen!

- Wie im Kapitel *Geschäftsfeld Chronisch kranke Patienten* zu sehen, sind Behandlungspläne auch ein Teil des Qualitätsmanagements. Durch sie erkennt der Patient, dass eine Therapie nicht nur mit Medikamenten durchzuführen ist, sondern auch einer systematischen Überprüfung bedarf, wenn sie erfolgreich sein soll! Ein Ziel könnte z.B. sein, 80 Prozent der Typ-II-Diabetiker mit praxiseigenen Behandlungsplänen zu führen.

- Ein Qualitätskriterium bei der Behandlung chronischer Erkrankungen ist ein Recallsystem. Untersuchungen zeigen die hohe Akzeptanz der Patienten, wenn sie an ihre anstehenden Untersuchungstermine erinnert werden. So zeigt eine Umfrage aus 2001, dass nur 4 Prozent der Befragten ein Recallsystem ablehnten. Fast 90 Prozent fanden eine Erinnerung gut oder sehr gut!

■ Für viele chronische Erkrankungen sind Behandlungsausweise sinnvoll. Sie geben verschiedenen Behandlern Informationen über Therapie und Diagnostik und ersparen damit u. a. Doppeluntersuchungen und Doppelverordnungen.

■ Patienteninformationsrezepte ersparen als Textbausteine viel Zeit in der Konsultation. Sie sind jedoch auch eine sinnvolle Ergänzung zur verbalen Aufklärung der Patienten, da sie die Compliance verbessern. So können die Patienten die Therapieempfehlungen später noch einmal nachlesen.

2 Organisatorische Qualität der Praxis

■ Arbeitsplatzbeschreibungen sind für eine optimierte Praxisführung eine Notwendigkeit. Nur durch Arbeitsplatzbeschreibungen erhält die Praxis die Gewähr, dass alle Arbeiten durchgeführt und diverse Routinen nicht doppelt durchlaufen werden.

■ Ein weiterer Schritt zur Optimierung sind Checklisten. Sie garantieren, dass alle Leistungen bestmöglich erbracht werden. Neue Teammitglieder können damit schnell und mit geringem Aufwand in die Arbeitsabläufe der Praxis integriert werden. Das angesammelte Wissen der Mitarbeiter verbleibt in der Praxis, auch wenn sie aus dem Team ausscheiden sollten. Eine Checkliste »Hygienekontrolle« gehört selbstverständlich ebenfalls zum Qualitätsmanagement der Praxis. Mehrfach am Tag dokumentiert die zuständige Mitarbeiterin (laut Arbeitsplatzbeschreibung) die Kontrolle des Toilettenbereiches.

■ Checklistenübergreifende Arbeitsschritte werden durch Verfahrensanweisungen beschrieben. Auch diese Anweisungen geben dem Team Sicherheit und gewährleisten immer gleichmäßig wiederkehrende Arbeitsabläufe.

■ Ein weiterer elementarer Baustein des Qualitätsmanagements sind Patientenbefragungen. Nur durch Befragungen erhält das Team ein Feedback seiner Patienten. Diese Befragung sollte nach Möglichkeit jährlich und mit einem standardisierten Fragebogen durchgeführt werden (Beispiel am Ende des Kapitels). Schwachstellen in der Organisation können somit aufgedeckt und die Effizienz der Gegenmaßnahmen nach einiger Zeit eingeschätzt werden. Wenn Sie dazu den *Qualitätsregelkreis* nutzen, könnte es ein Ziel sein, in allen Belangen besser als mit der Note 3 abschneiden zu wollen. Stellen Sie nach der Befragung fest, dass Punkte diesem Ziel nicht entsprechen, werden zur Erreichung eines besseren Ergebnisses qualitätsfördernde Maßnahmen geplant und umgesetzt.

Zu beachten ist dabei, dass die meisten Patienten wenig objektiv mit ihren Ärzten umgehen. Sie benoten in der Regel die Praxis deutlich zu positiv. Eine

Erklärung hierfür ist sicherlich die unterschiedliche Rollenverteilung Arzt bzw. Patient und die Abhängigkeit, die daraus resultiert.

- Es kann sehr nützlich sein, den Fragebogen in abgewandelter Form der Privatrechnung beizulegen. Damit bezeugen Sie dieser wichtigen Patientengruppe Ihre Bereitschaft zur Verbesserung und Qualitätssteigerung! Mehr dazu im Kapitel *Privatpatienten*.

- Empfehlenswert ist eine Befragung bei Praxisbesuchern (Beispiel am Ende des Kapitels). Sie sollten Laborboten, Paketdienste, Postboten, Lesezirkelverteiler und insbesondere Pharmareferenten ansprechen. Garantieren Sie strikte Anonymität, und Sie werden ein weitgehend objektives Bild Ihrer Praxis bekommen. Vor allem die Pharmareferenten können, da kommunikativ gut geschult, Ihre Kommunikationsfähigkeit sehr gut einschätzen.

- Zur Qualitätsoptimierung im Unternehmen Arztpraxis gehört es – wie in jedem anderen Unternehmen auch –, dass die Mitarbeiter den/die Chefs anonym beurteilen. Durch eine Mitarbeiterbefragung erhält man ein Feedback über die Qualität Ihrer Leitungsfunktion und die Zufriedenheit im Team. Ein Beispiel eines Befragungsbogens finden Sie ebenfalls am Ende dieses Kapitels. Falls Sie in einer vernetzten Struktur mitarbeiten, bieten sich alle Fragebögen zum Benchmarking an. Benchmarking bedeutet, sich an den Besten zu orientieren, um deren hohen Qualitätsstand zu erreichen. Falls also eine andere Praxis in einem oder mehreren Punkten deutlich besser abschneidet, ist es sehr sinnvoll, genau hinzusehen, was dieses Team anders macht als man selbst, und diese Abläufe ggf. zu übernehmen. Man muss ja nicht unbedingt das Rad noch einmal erfinden!

Regelmäßige Fördergespräche mit Ihren Mitarbeiterinnen und regelmäßige Teambesprechungen sind notwendige Bausteine von QM (Kapitel *Strukturierte Mitarbeiterführung*).

- Eine wichtige Voraussetzung für gelungenes QM ist eine effiziente Fehlerkultur. Fehler treten in jeder Organisation immer wieder auf. Sie sind niemals ganz zu vermeiden, geben jedoch die Möglichkeit zu lernen und Schwachstellen langfristig zu beseitigen. Hat ein Teammitglied einen »Fehler« begangen, so ist das eine reelle Chance, die Praxisorganisation an dieser Stelle dauerhaft zu verbessern. »Fehler« sind Herausforderungen – oder noch besser »unerwünschte Resultate« – und keine Probleme. Sie müssen erlaubt sein. Jeder muss die Möglichkeit haben, ohne Gesichtsverlust die Sache nicht nur einzugestehen, sondern auch selbst zur Sprache zu bringen. Sinnvoll ist es, wenn derjenige, der einen Fehler eingesteht, auch gleich eine Lösung anbieten kann.

> »Um erfolgreich zu werden, muss man seine Fehlerquote
> verdoppeln.«
>
> *Tom Watson (Gründer und Direktor von IBM)*

Ein Beispiel für eine gelungene Fehlerkultur hat uns Tom Watson geliefert. Einer seiner Angestellten hatte einen gravierenden Fehler begangen, der das Unternehmen immerhin 10 Millionen Dollar kostete. Als der Mitarbeiter zum Chef gerufen wurde, sagte er: »Mister Watson, ich denke, Sie werden mich nun entlassen.« Darauf Tom Watson: »Wo denken Sie hin, wo wir gerade 10 Millionen Dollar in Ihre Ausbildung investiert haben!«

Um richtig verstanden zu werden, möchte ich festhalten, dass es natürlich Ziel sein muss, sämtliche Fehler zu vermeiden!

Sie sollten die politische Forderung nach Qualität als Chance für sich und Ihre Praxis sehen. Setzen Sie sich Ziele und planen Sie die entsprechenden Maßnahmen. Sie erhalten damit einen großen Vorsprung vor den vielen anderen Praxen, die erst darauf warten, zur Qualität gezwungen zu werden. Dokumentieren Sie den gesamten Vorgang:

- Die Zielsetzung
- Die geplanten Maßnahmen
- Die Umsetzung der Maßnahmen
- Die Ergebnisse

> Dokumentation ist nicht alles, jedoch ohne Dokumentation ist alles nichts!

3 Einführung von QM

Um Qualitätsmanagement in die Praxis zu integrieren, ist selbstverständlich zuerst einmal die Information des Teams erforderlich. Die Präsentation der Vorteile von QM sollte sehr gut vorbereitet werden. Es ist eminent wichtig, wirklich alle Teammitglieder mit ins Boot zu nehmen. Natürlich werden einige zaudern, denn man lässt sich ja auf etwas völlig Neues ein. Zum Teil befürchten die Mitarbeiter, sie würden nun genauer kontrolliert. Bei diesen Mitarbeitern ist selbstverständlich noch Überzeugungsarbeit zu leisten. Sollten Mitarbeiter jedoch QM strikt ablehnen und sich nicht überzeugen lassen, evtl. sogar gegen das QM intrigieren, so sollten Sie sich besser von ihnen trennen. Ansonsten sind langfristig das Projekt QM und damit der Praxiserfolg in Frage gestellt!

QM gelingt nur mit einer funktionierenden Team- oder Besprechungsstruktur. Daher ist die wichtigste Voraussetzung, eine echte »Besprechungskultur« aufzubauen. Die Teambesprechungen sind leider in vielen Praxen eine lästige Pflicht, die man gerne schon mal verschiebt.

Bitte lesen Sie unbedingt im Kapitel *Strukturierte Mitarbeiterführung* den Abschnitt über die *Teambesprechung*. Führen Sie stets ein strukturiertes Protokoll, also einen Maßnahmenplan. Wird als Ergebnis einer Besprechung kein Maßnahmenplan beschlossen, wird sich kaum eine echte Verbesserung der Abläufe einstellen.

> Teambesprechungen ohne Maßnahmenplan
> sind vertane Zeit!

Ein Maßnahmenplan beinhaltet immer folgende Punkte:

- Welches Ziel wurde beschlossen?
- Wer ist verantwortlich für die Umsetzung?
- Bis wann wird es umgesetzt?

Ein wichtiger Schritt ist die Benennung eines Beauftragten für QM, auch Qualitätsmanager (QMB) genannt. Das kann eine Ärztin oder ein Arzt bzw. eine Mitarbeiterin sein. In größeren Praxen wird man dies wohl eher delegieren.

Der weitere Schritt, Qualitätsmanagement einzuführen, sollte die Einrichtung eines Qualitätsmanagement-Handbuches sein. Dieses kann als elektronisches Dokument oder als Papierversion angelegt sein. Darin wird das QM-System benannt und beschrieben. Das Handbuch dokumentiert die Ist-Situation der Praxis und bedarf daher einer permanenten Anpassung. Alle qualitätssichernden Maßnahmen der Praxis (Patientenbefragungen etc.) werden dort festgehalten. Das Handbuch ist zur Dokumentation der Maßnahmen für Ihr Team und selbstverständlich auch für Ihre Kunden (Patienten) angelegt. Ein Exemplar kann daher als Werbeträger im Wartezimmer ausliegen.

Verfahrensanweisungen, Prozessbeschreibungen, Arbeitsplatzbeschreibungen, Checklisten und Arbeitsanweisungen sind natürlich nicht für die Öffentlichkeit bestimmt. Diese gehören deshalb nicht in das Handbuch!

Ein weiterer wichtiger Schritt ist die Benennung eines Leitbildes oder Zieles für die gesamte Praxis. Dieser Prozess sollte mit dem gesamten Team umgesetzt werden. Das Leitbild beschreibt, wo die Praxis in einigen Jahren stehen soll, es enthält also das Praxisziel (auch im Kapitel *Strukturierte Mitarbeiterführung* beschrieben).

4 Zertifizierung

Die Zertifizierung ist, solange es der Gesetzgeber nicht vorschreibt, kein unbedingtes Muss, obwohl sie sicherlich einen deutlichen Wettbewerbsvorteil bedeutet. Sie kann bei einem gut geführten QM mit relativ überschaubarem Aufwand erreicht werden. Und warum sollte man, falls ein funktionierendes QM eingeführt worden ist, sich den weiteren und werbewirksamen Schritt des Zertifikates ersparen?

Es gibt verschiedene Ansätze, QM in die Praxis zu integrieren. EN ISO 9000 oder EFQM sind grundsätzlich zwei unterschiedliche Möglichkeiten. Einfacher ist sicherlich die sehr prozessorientierte ISO-Norm, denn EFQM, das weitgehend auf dem TQM (Total Quality Management) beruht, ist weitaus schwieriger in der Praxis anzuwenden.

EN ISO 9000 dokumentiert und regelt damit alle Prozesse, Kompetenzen, Verantwortlichkeiten und Ressourcen.

Auch die KVen bieten QM-Systeme an. Das mit Abstand Beste ist nach meiner Einschätzung das der Kassenärztlichen Bundesvereinigung, »QEP« (Qualität und Entwicklung in Praxen).

5 Mindestanforderungen des G-BA

Es steht nun fest, welcher Standard für niedergelassene Ärztinnen und Ärzte bindend ist. Der Gemeinsame Bundesausschuss (G-BA) spricht dabei an keiner Stelle von einer Zertifizierung oder von einem bestimmten QM-System. Lediglich folgende Instrumente eines praxisinternen Qualitätsmanagements werden vom G-BA gefordert:

- Festlegung von konkreten Qualitätszielen für die Praxis
- Regelmäßige, strukturierte Teambesprechungen
- Prozessablaufbeschreibungen sowie Durchführungsanleitungen
- Patientenbefragungen mit validen Instrumenten
- Beschwerdemanagement
- Organigramm, Checklisten
- Erkennen und Nutzen von Fehlern und Beinahefehlern zur Erkennung von Verbesserungsprozessen. Notfallmanagement
- Dokumentation der Behandlungsverläufe und der Beratung
- Dokumentation der Ziele und Umsetzungsmaßnahmen
- Dokumentation der systematischen Überprüfung der Zielerreichung

Diese Punkte müssen bis zum 1.1.2010 umgesetzt werden.

6 Patientenbefragung

Sehr geehrte Patientin, sehr geehrter Patient,

das Anliegen unserer Praxis und aller Mitarbeiter ist es, Sie so umfassend und so gut wie möglich zu betreuen. Aus diesem Grund interessiert es uns natürlich, wie Sie unsere Arbeit beurteilen. Deshalb möchten wir Sie bitten, sich einige Minuten Zeit zu nehmen und den folgenden Fragebogen auszufüllen. Er ist anonym gehalten und lässt keine Rückschlüsse auf Ihre Person zu. Bitte beantworten Sie alle Fragen entweder durch Ankreuzen der aus Ihrer Sicht am ehesten zutreffenden Alternative oder durch eine kurze stichwortartige Schilderung. Den ausgefüllten Bogen können Sie dann in den hierfür vorgesehenen Kasten werfen.

Vielen Dank für Ihre Mitarbeit!

Geschlecht: weiblich ☐   männlich ☐

Kassenpatient ☐   Privatpatient ☐

Alter: unter 25 ☐   35 bis 55 ☐   über 55 ☐

Sind Sie zum ersten Mal in unserer Praxis?

Nein ☐   Ja ☐

Was hat Ihnen während Ihres Aufenthaltes in unserer Praxis am besten gefallen?

_____

_____

Hat Sie etwas bei uns besonders gestört?

_____

_____

Bitte geben Sie für die folgenden Merkmale in der Rubrik »Wichtigkeit« an, wie groß deren jeweilige Bedeutung für Sie generell bei der Bewertung von Arztpraxen ist, und vermerken Sie immer zusätzlich in der zweiten Rubrik »Zufriedenheit«, wie Sie das entsprechende Merkmal in unserer Praxis bewerten:

BITTE WENDEN

	Wichtigkeit für Ihre Bewertung von Arztpraxen generell				Zufriedenheit mit der Leistung unserer Praxis			
	sehr wichtig	wichtig	weniger wichtig	un-' wichtig	sehr zufrie-den	zufrie-den	weniger zufrie-den	sehr unzufrie-den
Empfang / Telefon								
Freundlichkeit								
Betreuung am Telefon								
Kompetenz der Ansprechpartner								
Praxis								
Optischer Eindruck								
Ausstattung des Wartezimmers								
Orientierungsmöglichkeit								
Sauberkeit								
Organisation								
Wartezeit mit Termin								
Wartezeit ohne Termin								
Schnelle, unproblematische Terminvergabe								
Telefonische Erreichbarkeit								
Betreuung								
Zuwendung und Anteilnahme des Praxispersonals								
Zuwendung und Anteilnahme des Arztes								
Freundlichkeit des Personals								
Individuelle und diskrete Behandlung								
Information								
Information über Untersuchungen, Therapien etc.								
Informationen zum Verhalten im Alltagsleben								
Information über Behandlungsalternativen								
Praxisleistung								
Qualität des ärztlichen Gesprächs								
Länge des Arztkontaktes								
Umfangreiche Untersuchungs- und Behandlungsmöglichkeiten								
Zusammenarbeit zwischen Haus- und Facharzt								

7 Befragung von Praxisbesuchern

Liebe Praxisbesucher!

Wir wollen für Sie noch besser werden. Sie können uns dabei helfen und diesen Fragebogen ausfüllen. Wir werden Ihre Anregungen umsetzen. Selbstverständlich ist diese Umfrage anonym, uns geht es ausschließlich um Ihre Meinung! Bitte legen Sie den ausgefüllten Bogen in den Kasten an der Anmeldung.
Vielen Dank für Ihre Unterstützung!

Ihr Praxisteam

Bitte beurteilen Sie unsere Praxis im Vergleich mit den vielen anderen Praxen, die Sie tagtäglich sehen.
(1 = deutlich besser als andere Praxen, 2 = besser als andere, 3 = genau wie andere, 4 = schlechter als andere, 5 = deutlich schlechter als andere Praxen)

Wie beurteilen Sie unser Praxisteam am Empfang?

	1	2	3	4	5
1. Freundlichkeit gegenüber Patienten und Besuchern	☐	☐	☐	☐	☐
2. Das Zusammenspiel innerhalb des Teams	☐	☐	☐	☐	☐
3. Ruhe und Übersicht des Praxisteams	☐	☐	☐	☐	☐
4. Die allgemeine Organisation am Empfang	☐	☐	☐	☐	☐

Wie beurteilen Sie das Äußere der Praxis?

5. Die Lage der Praxis	☐	☐	☐	☐	☐
6. Die Beschilderung bzw. Wegweiser	☐	☐	☐	☐	☐
7. Die äußere Aufmachung der Praxis	☐	☐	☐	☐	☐

Wie beurteilen Sie die Praxisräume?

8. Den Zustand der Farben, Wände und Böden	☐	☐	☐	☐	☐
9. Das Ambiente allgemein	☐	☐	☐	☐	☐

Zwei Fragen an die Damen und Herren Pharmareferenten:

10. Wie beurteilen Sie die kommunikative Kompetenz unseres Teams?	☐	☐	☐	☐	☐
11. Wie beurteilen Sie die kommunikative Kompetenz von Frau/Herrn Dr. xy?	☐	☐	☐	☐	☐

Wenn Sie möchten, können Sie auch Anregungen oder Wünsche, evtl. in freier Form, auf die Rückseite schreiben.

8 Mitarbeiterbefragung

Bitte nehmen Sie sich ausreichend Zeit! Diese Befragung nützt Ihnen selbst, um Ihre Stellung in der Praxis zu beurteilen, und hilft der Praxis, weitere Verbesserungen durchzuführen.

Bitte beurteilen Sie mit Note 1 (sehr gut) bis 6 (ungenügend)!

		1	2	3	4	5	6
1.	Unsere Praxis hat eine gute Führung.	☐	☐	☐	☐	☐	☐
2.	Die Praxis ist für Neuerungen aufgeschlossen.	☐	☐	☐	☐	☐	☐
3.	Bei Entscheidungen, die mein Aufgabengebiet betreffen, werde ich einbezogen.	☐	☐	☐	☐	☐	☐
4.	Wenn ich gute Arbeit leiste, erhalte ich Anerkennung.	☐	☐	☐	☐	☐	☐
5.	Der Vorgesetzte versteht es, Mitarbeiter zu motivieren.	☐	☐	☐	☐	☐	☐
6.	Gegenüber Dritten verantwortet mein Vorgesetzter meine Handlungen und Entscheidungen.	☐	☐	☐	☐	☐	☐
7.	Mein Vorgesetzter akzeptiert mich als gleichberechtigten Gesprächspartner.	☐	☐	☐	☐	☐	☐
8.	In unserer Praxis herrscht ein gutes Klima.	☐	☐	☐	☐	☐	☐
9.	Unsere Praxis pflegt Kollegialität.	☐	☐	☐	☐	☐	☐
10.	Die Vertretung einer Kollegin (z.B. Urlaub) funktioniert reibungslos.	☐	☐	☐	☐	☐	☐
11.	Ich werde für meine Arbeit ausreichend informiert.	☐	☐	☐	☐	☐	☐
12.	Wir schaffen es immer, den Patienten das Gefühl zu geben, dass wir für sie da sind.	☐	☐	☐	☐	☐	☐
13.	Unsere Patienten werden unkompliziert und schnell behandelt.	☐	☐	☐	☐	☐	☐
14.	Die Arbeitsbelastung ist gut zu bewältigen.	☐	☐	☐	☐	☐	☐
15.	Die Arbeitsplatzgestaltung ist gut .	☐	☐	☐	☐	☐	☐
16.	Ich habe bei meiner Arbeit genügend Gestaltungsfreiraum.	☐	☐	☐	☐	☐	☐
17.	Ich bin mit meinen Bezügen im Vergleich zu dem, was man aus anderen Praxen hört oder vermutet, zufrieden.	☐	☐	☐	☐	☐	☐
18.	Die Arbeit in der Praxis hat einen hohen Stellenwert in meinem Leben.	☐	☐	☐	☐	☐	☐

Auf der Rückseite können Sie in freier Form notieren:
Was fehlt Ihnen an Unterstützung, damit Sie noch besser arbeiten können?
Was Sie schon immer einmal loswerden wollten!

Spezialisierung

»Machen Sie nicht alles, machen Sie das Richtige.«

Siggi Kröger

1   Die richtige Strategie

Niemand kann auf allen Gebieten absolute Spitzenleistungen bieten. Höchstleistungen allen Patienten mit ihren verschiedenen Bedürfnissen, Persönlichkeiten und Anforderungen zur Verfügung zu stellen, wird nie möglich sein. Spitzenleistungen sind es jedoch, welche die Menschen faszinieren. Wie viele Exemplare des »Guiness Book of Records« werden jedes Jahr verkauft? Wie viele Fernsehshows wie etwa »Wetten dass ...?« beschäftigen sich mit Höchstleistungen und haben dabei traumhaft hohe Einschaltquoten? Warum interessieren sich so viele Menschen für sportliche Spitzenleistungen, z. B. Fußballbundesliga, Weltmeisterschaften, Formel-1-Rennen oder die Tour de France? Und wieso haben bei diesem Radrennen gerade die Bergetappen, wo die Spitzenfahrer bis an die Grenze der menschlichen Leistungsfähigkeit und manchmal darüber hinaus gehen, die meisten Zuschauer? Warum werden die Fernsehrechte dieser Mega-Events, genau wie die Rechte für die Übertragung der Olympischen Spiele, so teuer verkauft? Alle Fragen können Sie damit beantworten, dass die Leser und Zuschauer immer wieder neue Spitzenleistungen sehen wollen. Durchschnittliche Leistungen sind eben nicht so interessant!

Genauso empfinden auch Ihre Patienten. Ich empfehle daher allen Praxisinhabern, eine Spezialisierung auf bestimmte Gebiete anzustreben. Mit einer einschränkenden KV-Abrechnung kann man nicht dagegen argumentieren. In Fällen, wo etwa die Budgetgrenzen erreicht werden, können Sie immer mit einem besonderen Versorgungsbedarf argumentieren. Ich kenne z. B. den Fall eines Allgemeinarztes, der 80 Prozent phlebologische Fälle auf Zuweisung behandelt (siehe auch Punkt zwei dieses Kapitels *Besonderer Versorgungsbedarf*).

Auf bestimmten Spezialgebieten kompetenter zu sein als andere und diese Kompetenz auch zu demonstrieren, bringt den gewünschten Erfolg.

> »Sie müssen sich darüber klar werden, auf welchem Gebiet Sie besser sind als jeder andere, und dann Ihre Anstrengungen kompromisslos darauf konzentrieren.«
>
> *Andrew Grove*
> *Generaldirektor Intel*

Richten Sie Ihren Fokus auf eine besondere Facette Ihrer Tätigkeit und verzetteln Sie sich nicht. Suchen Sie also die Tiefe statt der Breite! Es ist unsinnig, immer mehr anzubieten und das dann zwangsläufig mit einer mittelmäßigen Perfektion. Wenn Sie eine bestimmte Leistung nur einmal in der Woche oder im Monat erbringen, können Sie logischerweise nicht so perfekt sein wie bei einer Leistung, die sehr häufig in Ihrem Arbeitsalltag vorkommt!

Suchen Sie nach Möglichkeiten, tiefer in einen bestimmten Markt einzudringen und die Bedürfnisse einer Gruppe von Patienten zu erkennen und zu befriedigen. Konzentrieren Sie also Ihre Kräfte und werden Sie Spezialist für eine bestimmte Zielgruppe. Sie haben damit bei diesen Menschen alle Vorteile auf Ihrer Seite.

> Bieten Sie einem bestimmten Patientenkreis
> einen besonderen Nutzen, der unübersehbar ist!

Für Hausärzte sind in erster Linie Non-GKV-Leistungen interessant, aber auch bestimmte GKV-Leistungen.

Eine gute Möglichkeit ist z. B. die Traditionelle Chinesische Medizin (TCM). In den nächsten Jahren ist hier eine weitere verstärkte Nachfrage zu erwarten. Wenn Sie diese Methode richtig in die Praxis integrieren, können Sie dieses Geschäftsfeld zum stärksten Umsatzträger Ihrer Praxis machen.

Weitere Möglichkeiten sind die Akupunktur (GKV?), Ernährungsberatung, Sportmedizin, Umweltmedizin, Naturheilverfahren, Arbeitsmedizin, Bioresonanzverfahren, Managerchecks, Chirotherapie oder noch besser die Osteopathie. Mithilfe dieser Felder können Sie bestimmte Patientengruppen ansprechen.

Um die Spezialisierung erfolgreich zu machen, bedarf es einer guten Strategie. Der Erfolg wird sich nicht von heute auf morgen einstellen, er muss strategisch geplant werden und ist nur in einem über Jahre andauernden Prozess zu erreichen.

> Erfolgreich zu sein bedeutet, die richtige Strate-
> gie zu haben.

Zur richtigen Strategie gehört ein Leitspruch, der das Unternehmensziel darstellt:

»Wir wollen am Ort der kompetenteste Partner für die Patientengruppe xy (Schmerzpatienten, Sportler, Manager, Allergiker etc.) sein!«

Kompetenz zu demonstrieren ist der Kern der Strategie. Diese Kompetenz ist Ihre USP (Unique Selling Proposition), also ein Alleinstellungsmerkmal im Markt.

Dieses Merkmal muss »nur noch« von Patienten erkannt werden. Dazu stehen Ihnen viele Werbemaßnahmen zur Verfügung; in erster Linie natürlich die Werbung innerhalb der Praxis. Das beginnt beim Plakat und hört bei einer Vitrine oder Litfaßsäule auf. Die Mitarbeiterinnen sollten bei jeder sich bietenden Gelegenheit die Spezialisierung und die guten Ergebnisse damit kommunizieren. Nach den ersten Erfolgen wird die Mundpropaganda ihr Übriges dazu tun.

Generell kann man nur empfehlen, etwas forscher mit der Werbung umzugehen. Das europäische Recht, das ja über kurz oder lang das Kammerrecht weitgehend ablösen wird, bietet deutlich mehr Werbemöglichkeiten!

Auch heute schon zeigt die deutsche Justiz eine Annäherung an Europa. So sagt z. B. ein Urteil des Bundesverfassungsgerichtes vom 8. Januar 2002 (1. BVR 1147/01), dass Ärzte mit ihren besonderen praktischen Erfahrungen werben dürfen. Der Erste Senat des Bundesverfassungsgerichtes stellte fest, dass eine Klinik ihre Ärzte als *Spezialisten* bezeichnen darf, weil seit Jahren in diesem Fall 7000 Wirbelsäulen- und 13 000 Knieoperationen durchgeführt wurden. Die Bezeichnung *Spezialist* ist weder eine unzulässige Werbung noch verstößt sie gegen das Wettbewerbsrecht, sondern ist eine »interessengerechte und angemessene Information für die Patienten. ... Der Einzelne kann sich einer ihn allein auszeichnenden Erfahrung berühmen, weil er sich einem Teilbereich besonders intensiv gewidmet hat.« Bundesverfassungsrichterin Renate Jäger führte aus, dass »Patienten ein legitimes Interesse daran haben zu erfahren, welche Ärzte über solche vertieften Erfahrungen verfügen«.

Den Kammern stehen lediglich Reglementierungen zu, die sich innerhalb dieser verfassungsrechtlichen Grenzen bewegen. Die Kernaussage dieses wegweisenden Urteils ist daher:

»Patienteninteresse geht
vor Kammerrecht.«

Sie dürfen also prinzipiell alles kommunizieren, was Patienten interessiert. Es muss natürlich angemessen sein und nicht aufdringlich oder vergleichend. Selbstverständlich dürfen Sie auch keine falschen Hoffnungen wecken. Diese Rechtsprechung gilt für Anzeigen und Broschüren und selbstverständlich auch für das Internet.

Auch die Kontaktaufnahme zu Selbsthilfegruppen kann hilfreich sein. Ich kenne einige Fälle, wo die Kooperation mit diesen Gruppen den Erfolg brachte. Patienten aus ganz Deutschland suchen heute gezielt diese Praxen auf. Kontakt zu vielen Selbsthilfegruppen können Sie über das Internet aufbauen.

Eine sehr gute Darstellungsmöglichkeit Ihrer Kompetenz und Ihres USP haben

Sie durch die Kooperation mit den örtlichen Krankenkassen oder großen Unternehmen. Die Kassen haben Patientengruppen, bei denen Sie als Problemlöser auftreten können. Es bieten sich z.B. Vorträge an, die von den Kassen aktiv oder in Apothekenaktionen und Anzeigen beworben werden können.

Für Fachärzte lohnt sich selbstverständlich auch eine Spezialisierung innerhalb der GKV. So kann es z.B. für Dermatologen sinnvoll sein, sich auf Umweltmedizin, Allergologie oder auf bestimmte Krankheitsbilder wie Neurodermitis zu konzentrieren.

Eine Spezialisierung ist prinzipiell für alle Fachgruppen möglich, sinnvoll und erstrebenswert!

2 Besonderer Versorgungsbedarf

Die »Vereinbarung zur Einführung von Praxisbudgets« vom 1.7.1997 (Spitzenverbände der Kassen und KBV): »... das beantragte Zusatzbudget nach 4.3, Allgemeine Bestimmungen A I des EBM, insbesondere dann gewährt werden kann, wenn die genannten *Krankheitsbilder den Schwerpunkt der Praxistätigkeit* darstellen. Im Einzelfall und zur Sicherstellung eines besonderen Versorgungsbedarfs.«

Die KV Berlin hatte als Kriterium für die Vergabe von Zusatzbudgets einen 20-Prozent-Fallwertverlust vorgegeben. Das Sozialgericht verwarf diese Norm: Der geforderte Fallwertverlust könne keinen Aufschluss über die Notwendigkeit der beantragten Budgeterweiterung geben. Bedingung dafür könne nur die Sicherung eines bestimmten Versorgungsbedarfes sein.

Das Sozialgericht Potsdam warf der KV Brandenburg vor, sie hätte die Kompetenznorm des EBM verkannt und den Ermessensspielraum (im Bezug auf Erteilung von Zusatzbudgets) unterschritten. Die Geltung der Praxisbudgets müsse für Praxen gelockert werden, deren Leistungsspektrum unter qualitativen oder quantitativen Gesichtspunkten atypisch sei.

Das Sozialgericht Magdeburg hatte eine ausschließliche Vergabe von Zusatzbudgets an Praxen, die über 60 Prozent Schwerpunktleistungen abrechnen, verworfen: Auch für Praxen mit ausgeprägter Spezialisierung und Schwerpunkttätigkeit sei das denkbar. Behandlungsintensive Patientengruppen könnten auch dann den Schwerpunkt einer Praxistätigkeit darstellen, wenn die sonstigen Patienten zahlenmäßig eine Überzahl darstellen. Sinn der Zusatzbudgets sei es, flexibel auf atypische Versorgungsstrukturen zu reagieren.

Sozialgericht Karlsruhe: Ein erheblich über dem Arztgruppendurchschnitt liegender Überweisungsanteil muss berücksichtigt werden! Es widerspreche dem Sinn und Zweck der Budgets bzw. Zusatzbudgets, spezialisierte Praxen als Standardpraxen umzufunktionieren. Es müsse auch Platz für Spezialisierungen geben, wenn dafür Bedarf bestehe.

Analog ist der Umgang mit Arzneimittelrichtlinien zu bewerten. Für besonders spezialisierte Praxen können die Prüfungsausschüsse durch eine Vorabprüfung von einer Wirtschaftlichkeitsprüfung absehen. Es wird dabei Bezug auf Praxen genommen, die eine ähnliche Spezialisierung haben. Jede Ärztin und jeder Arzt, die eine solche Spezialisierung haben, sollten ihre Praxisbesonderheiten frühzeitig, am besten mit der Abrechnung, bekannt geben.

Für Allgemeinärzte müssen die KVen eigene Vergleichsgruppen bilden, falls sich die Praxisstruktur hinsichtlich der Patientenklientel oder des Diagnose- und Behandlungsangebotes von einer Allgemeinpraxis so weit entfernt hat, dass der primäre Versorgungsauftrag nicht mehr umfassend wahrgenommen wird (BSG, Az. B. 6 KA 36/98 R).

Logischerweise sollte diese Begründung analog auch für andere Fachgruppen gelten!

Strukturierte Mitarbeiterführung

Nur zufriedene Mitarbeiter schaffen zufriedene
Patienten.

1 Günstiges Führungsverhalten

Wie bereits beschrieben, wird man durch das Medizinstudium alleine nicht automatisch erfolgreich im Arztberuf. Patienten werden anspruchsvoller und Medizin muss, will man auch wirtschaftlich erfolgreich sein, auch verkauft werden. Der Kunde/Patient ist in einer komfortablen Situation, denn gute Medizin wird von vielen angeboten. Er kann also auswählen und tut das auch. Die Leistungsanbieter, die seinen Anforderungen nicht nachkommen wollen oder können, werden abgewählt. Er stimmt mit den Füßen ab. In der Volkswirtschaftslehre nennt man so etwas einen Käufermarkt, wenn es ein breites, vergleichbares Angebot von Leistungsanbietern oder Produkten gibt. Der Käufer kann also auswählen, im Gegensatz zum Verkäufermarkt, der eine Mangelwirtschaft charakterisiert.

Durch die Situation des Käufermarktes sind viele Faktoren von eminenter Bedeutung, wenn man eine Praxis oder ein Zentrum erfolgreich führen möchte. Wichtig sind z. B. eine ansprechende, patientenfreundliche Einrichtung oder ein funktionierendes Zeitmanagement. Aus allen Umfragen heraus wissen wir jedoch, dass mit weitem Abstand das ärztliche Gespräch als eines von zwei der wichtigsten Kriterien für die Praxiswahl (oder -abwahl) herangezogen wird.

Umfragen zeigen, dass ca. 50 Prozent der Praxis- bzw. Arztwechsel wegen eines Umzuges der Patienten erfolgen. Aber der erste beeinflussbare Faktor, weshalb Patienten die Praxis wechseln, ist in diesen Umfragen die Unzufriedenheit mit dem Arztgespräch. Es ist dabei nicht die medizinische Fachkompetenz, die als Bewertungskriterium herangezogen wird. Diese kann von den Patienten normalerweise gar nicht eingeschätzt werden, denn es fehlt das nötige Wissen dazu.

Ein weiterer entscheidender und ebenfalls beeinflussbarer Faktor für den Wechsel einer Praxis ist die Freundlichkeit bzw. Unfreundlichkeit, also die Kommunikationskompetenz des Praxisteams. Denn wie bereits festgestellt, ist es für Patienten fast unmöglich, die medizinischen Unterschiede zwischen Arztpraxen und deren Teams zu erkennen. Beim Service und der Patientenorientierung dagegen sind die Unterschiede für jeden Praxisbesucher sehr leicht einschätzbar. So bietet besonders dieser Bereich eine ideale Möglichkeit, jede Praxis auf Erfolgskurs zu bringen bzw.

zu halten. Bis heute haben das zu wenige niedergelassene Ärztinnen und Ärzte erkannt, ansonsten wären lange Wartezeiten und unaufmerksame Mitarbeiterinnen nicht so häufig anzutreffen!

> **Wenn Sie dem Patienten nicht die Hand reichen, tun das andere!**

Eine hohe Patientenzufriedenheit erreicht man über ein engagiertes und motiviertes Praxisteam. Nur motivierte Mitarbeiterinnen werden bereit sein, eine hohe Qualität in Kommunikation und Service zu erbringen!

Erfolgreiche Mitarbeiterführung spiegelt sich auch in Umfragen. Das zeigt eine Studie des Institutes IFABS in Düsseldorf. IFABS wertete Patienten-, Arzt- und Mitarbeiterbefragungen aus über 9500 Arztpraxen aus, wobei die Patienten- und Mitarbeiterumfragen anonym durchgeführt wurden.

1800 vergleichbare Praxen wurden ausgewählt, um den Erfolg von strukturierter Mitarbeiterführung einschätzen zu können. Verglichen hat man Praxen, die eher führungspassiv agieren, mit Praxen, die aktiv Führung betreiben, also Führungsinstrumente nutzen. Führungspassiv bedeutet, diese Ärztinnen und Ärzte führen nur, wenn ein Bedarf dazu besteht. Ansonsten lässt man das Team weitgehend führungslos agieren.

1.1 Führungsinstrumente

Wichtige Instrumente für eine aktive Führung sind:
- Besprechungen
  - Frühbesprechung
  - Spätbesprechung
  - Teambesprechungen
  - Abteilungsbesprechungen
  - Projektgruppen
- Schulungen zu
  - Fachwissen
  - Patientenorientierung
- Vorschlagswesen
- Erfolgsbeteiligung (Prämiensysteme)
- Anreize zur Patientenorientierung
- Führungsgespräche
  - Zielvereinbarungsgespräche

- Beurteilungsgespräche
- Fördergespräche

Führungsinstrumente werden in Arztpraxen leider viel zu selten genutzt. Nach meiner Einschätzung sind es maximal 20 Prozent der Praxen in Deutschland, die solche Instrumente einsetzen!

Nach Schulnoten ausgewählt, ergab sich in der IFABS-Studie folgendes Ergebnis:

	Führungsaktive Praxen	Führungspassive Praxen
Mitarbeiterzufriedenheit	1,7	4,2
Betriebsklima aus Mitarbeitersicht	1,4	3,8
Stressbelastung aus Mitarbeitersicht	3,1	5,7
Veränderungsbereitschaft der Mitarbeiter (Skala: 0 = extrem niedrig bis 10 = sehr hoch)	7,3	1,9
Durchschnittliche Quote der Fehlerhäufigkeit in Prozent	8	34

Wenn man mit Mitarbeiterinnen in Arztpraxen spricht, spürt man häufig Bedenken der Teams gegen eine strukturierte Führung. Nutzt man als Leitender jedoch diese Möglichkeiten, ergeben sich, wie die Studienergebnisse zeigen, deutliche Verbesserungen des Klimas und sogar der Arbeitsergebnisse. Erklären kann man sich das z.B. durch geklärte Kompetenz und Verantwortung, die jeder Einzelne nun hat. Weiterhin ist die Entscheidungseindeutigkeit der Leitung bei strukturierter Führung deutlich größer. Auch das verbessert das Klima und die Ergebnisse.

Wir führen bei *HCC Better Care* sehr viele Mitarbeiterbefragungen durch. Der häufigste Kritikpunkt der Teams an der Leitung ist immer wieder: mangelnde Entscheidungseindeutigkeit der Leitung!

Aus Patientensicht sind die Ergebnisse übrigens ähnlich:

	Führungsaktive Praxen	Führungspassive Praxen
Patienten beurteilen die Praxisorganisation	1,4	3,6

Auch das bestätigt meine These, dass nur zufriedene Mitarbeiter zufriedene Kunden/Patienten erzeugen.

Fragen muss man sich natürlich, ob sich der Aufwand dafür lohnt, denn immerhin bedeutet aktive Mitarbeiterführung auch ein Stück Mehrarbeit für die ärztliche Leitung. Selbst zu dieser Fragestellung gibt die IFABS-Studie Auskunft:

	Führungsaktive Praxen	Führungspassive Praxen
Gewinnentwicklung	durchschnittlich eher steigend	eher stagnierend bis rückläufig
Zufriedenheit der ärztlichen Leitung mit der Gewinnsituation	1,4	3,8
Stressbelastung der Leitung (Skala: 0 = niedrig bis 10 = sehr hoch)	2,3	6,2

Als Aufwand für Mitarbeiterführung kann man in einer BAG (Gemeinschaftspraxis) p. a. annehmen:

10 Teambesprechungen à 40 Min., plus 30 Min. Vorbereitung	=	700 Min.
4 Mitarbeitergespräche à 60 Min., plus 30 Min. Vorbereitung	=	360 Min.
4 Zielvereinbarungsgespräche à 60 Min., plus 30 Min. Vorbereitung	=	360 Min.
220 Früh- und Spätbesprechungen je 5 Min.	=	2200 Min.

Das ergibt zusammen 3620 Minuten, geteilt durch 220 Arbeitstage also ca. 16 Minuten Führungsaktivität am Tag! Wenn man diesen 16 Minuten die Ergebnisse der aktiven Führung in Bezug auf Stressbelastung und Gewinnsteigerung gegenüberstellt, kann man feststellen:

Aktive Führung in der Arztpraxis lohnt in jedem Fall!

Sämtliche Ergebnisse der IFABS-Studie sind im Buch von K.-D. Thill, »Selbstmanagement für Praxisinhaber«, veröffentlicht worden!

Leider ist die Motivationslage der Mitarbeiterinnen in sehr vielen Arztpraxen nicht immer optimal. Dass dies nicht nur für Arztpraxen zutrifft, zeigt eine repräsentative Befragung des weltweit tätigen Meinungsforschungsinstitutes Gallup. Man befragte einige Zehntausend Arbeitnehmer in Interviews nach ihrer Motivationslage. Die Ergebnisse waren erschütternd:

- 15 Prozent arbeiteten voll motiviert.
- 68 Prozent machten Dienst nach Vorschrift.
- 17 Prozent hatten innerlich gekündigt.

Gallup belässt den schwarzen Peter übrigens nicht bei den Arbeitnehmern. Denn als Ursache für diese unerfreulichen Ergebnisse benennt man klipp und klar schlechtes Management, oder wie ich es ausdrücken möchte »führungspassives Verhalten« der jeweiligen Leitung!

Eine interessante These, welche die Initiatoren der Studie, Markus Buckingham und Curt Coffman, in ihrem Buch »Erfolgreiche Führung« aufstellen, ist:

> »Die Menschen sind weniger veränderbar, als wir glauben. Verschwende nicht deine Zeit mit dem Versuch, etwas hinzuzufügen, das die Natur nicht vorgesehen hat. Versuche herauszuholen, was in ihnen steckt. Das ist schwer genug.«

Achten Sie also bitte besonders bei Einstellungsgesprächen auf die Qualifikation der Mitarbeiter. Damit meine ich nicht nur die absolvierte Ausbildung und die Fähigkeiten. Achten Sie insbesondere auf bestimmte Grundvoraussetzungen, die kaum trainiert werden können. In erster Linie ist das die Fähigkeit, freundlich auf Menschen zugehen zu können. Weitere wünschenswerte Merkmale sind:

- selbstbewusstes Auftreten
- Mitdenken im Arbeitsprozess (gerne auch *konstruktiv* kritisch)
- Zuverlässigkeit
- eigenständiges Arbeiten
- Bereitschaft zu hohem Engagement
- gute Umgangsformen

Diese Merkmale werden sehr stark in der Erziehung geprägt. Leider sind sie später kaum trainierbar. Der Volksmund bestätigt dies: »Was Hänschen nicht lernt, lernt Hans nimmermehr!«

Weitere wünschenswerte Merkmale aus dem Bereich der emotionalen Intelligenz sind:

- Optimismus und positives Denken
- Flexibilität
- Fairness, Kollegialität und Teamfähigkeit

Möglichst viele dieser Fähigkeiten sollten vorhanden sein, um in der Arztpraxis erfolgreich tätig zu sein. Beachten Sie bitte: Es ist nicht Ihre Aufgabe, versäumte Erziehungsaufgaben nachzuholen oder psychotherapeutisch tätig zu werden. Denn:

Führung ist keine Erziehungs- oder
therapeutische Maßnahme!

Es handelt sich schlicht und einfach um einen Vertrag, den Sie mit einem gleichberechtigten erwachsenen und selbstständigen Menschen schließen. Dieser Vertrag hat eine sehr einfache Gleichung und die lautet: Entlohnung gegen (gute) Leistung. Ihre Aufgabe in diesem Prozess beschränkt sich in der Regel darauf, Ihre Mitarbeiter an selbstständiges Arbeiten und unternehmerisches Denken heranzuführen!

Leider beobachte ich es immer wieder, dass Vorgesetzte nicht die notwendige Energie aufbringen, eine notwendige Trennung von Mitarbeitern, die Anforderungen nicht nachkommen, zu vollziehen. Sei es durch ihren medizinisch-ethischen Anspruch oder durch mangelnde Entscheidungsfähigkeit, schleppen sie diese Mitarbeiter/innen über Jahre mit. Menschlich und juristisch wird es dadurch immer schwerer, sie zu entlassen! Diese Mitarbeiter/innen bedeuten einen gewaltigen Hemmschuh für jede Praxis- bzw. Teamentwicklung. Glauben Sie mir: Sie tun sich selbst <u>und</u> diesen Mitarbeiter/innen überhaupt keinen Gefallen damit, sie weiter zu beschäftigen. Denn häufig sind diese gar nicht in der Lage, die geforderte Leistung zu erbringen. Dann werden sie in einer anderen Position eher zu beruflicher Zufriedenheit gelangen, denn:

Arbeit macht entweder Spaß
oder krank!

Andererseits gibt es auch Mitarbeiter, welche die geforderte Leistung gar nicht erbringen wollen. Besonders dann besteht akuter Handlungsbedarf, um diese so schnell wie möglich aus dem Team zu entfernen!

1.2 Motivation

Die entscheidende Herausforderung für den Praxiserfolg ist, wie schon ausgeführt: Nur zufriedene Mitarbeiterinnen schaffen zufriedene Patienten. Diese Erkenntnis ist der Schlüssel für die erfolgreiche Praxisführung. Vorgesetzte, die das erkannt haben und nutzen, werden schnell auf die Erfolgsstraße bzw. auf die Überholspur gelangen.

Leider hat sich dieses Wissen noch nicht überall durchgesetzt. Ich erkenne es häufig u. a. auch an den Bezeichnungen, die viele Praxisinhaber für ihre Mitarbeiterinnen haben. Da ist von »meinen Mädels«, »meinen Damen« oder gar vom »Hühnerstall« die Rede. Allein schon die Berufsbezeichnung *Arzthelferin* ist völlig ungeeignet. Das klingt wie »mein Helferlein«, und sehr viele Praxisinhaber agieren genau so mit ihren Mitarbeiterinnen. Sie werden unwissend gehalten und sollen »ihren Job tun«. Es ist die häufigste Art der Mitarbeiterführung in Deutschland, die »Champignon-Methode«: Die Mitarbeiter werden im Dunkeln gehalten, bekommen regelmäßig jede Menge Mist übergekippt, und wer den Kopf rausstreckt, wird abgeschnitten! Nur werden diese Mitarbeiter von sich aus niemals Kreativität entwickeln und Spaß an der Arbeit haben können – den hat ein »Helferlein« nun mal nicht.

Tatsache ist: Der Beruf der *Arzthelferin* oder *Medizinischen Fachangestellten* verdient eine andere Bezeichnung: *Praxisassistentin*! Dieser Begriff trifft die vielfältigen und anspruchsvollen Aufgaben der Mitarbeiterinnen in Praxen in idealer Weise. Bis vor einiger Zeit war die Mitarbeiterin in der Arztpraxis dazu da, den Patienten zum Arzt zu bringen (»Sie dürfen jetzt zum Herrn Doktor«) und evtl. noch ein Bestrahlungsgerät einzuschalten. Inzwischen sind die Anforderungen enorm gestiegen. Die Praxisassistentin muss heute, wenn sie erfolgreich arbeiten will:

- Kommunikative Kompetenz als Erfolgsfaktor Nummer eins besitzen
- Solide medizinische Kenntnisse in Diagnostik und Therapie haben
- Soziales Engagement und Einfühlungsvermögen mitbringen
- Teamfähigkeit haben
- Interesse für Technik in Diagnostik und der Praxisverwaltung besitzen
- Qualitätsmanagement beherrschen und täglich umsetzen können

Um in diesem anspruchsvollen beruflichen Umfeld erfolgreich zu sein, muss man zunächst einmal motiviert sein, Leistung zu erbringen. Ohne diese Motivation bleibt jedweder Erfolg aus.

Der Begriff »Motivation« hat es jedoch in sich! Wie kommt diese zustande oder was genau bedeutet es, motiviert zu sein?

1. Motivation ist der Antrieb, etwas von sich aus zu tun. Das bedeutet: Man kann niemanden motivieren. Motivieren können die Menschen sich nur selbst!
2. Motivation ist außerdem immer emotional begründet, nie rational. Motivation ist das gute Gefühl, etwas gerne zu tun, aus innerer Bereitschaft heraus. Menschen suchen also Tätigkeiten, die ihre Bedürfnisse befriedigen.

> Hoch motivierte Mitarbeiter
> sind doppelt so produktiv.

80 Prozent der Motivation werden durch Führungsverhalten beeinflusst, günstiges wie auch ungünstiges:

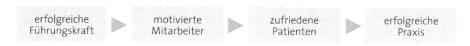

erfolgreiche Führungskraft ▶ motivierte Mitarbeiter ▶ zufriedene Patienten ▶ erfolgreiche Praxis

Da der Motivation der Mitarbeiter eine so große Bedeutung zukommt, ist es sehr sinnvoll, sich mit einer Theorie von Abraham Harold Maslow zu beschäftigen, der Bedürfnispyramide.

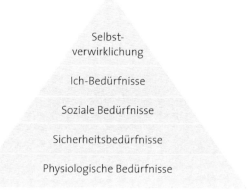

Selbst-
verwirklichung

Ich-Bedürfnisse

Soziale Bedürfnisse

Sicherheitsbedürfnisse

Physiologische Bedürfnisse

Maslow führt aus, dass diese Pyramide hierarchisch angeordnet ist. Sie muss von unten nach oben befriedigt werden. Nur wenn die physiologischen Bedürfnisse eines Menschen befriedigt sind, entstehen z.B. Sicherheitsbedürfnisse. Und nur wenn diesen Genüge getan ist, entstehen soziale Bedürfnisse.

Wertschätzung ist nach Maslow auf der Ebene der »Ich-Bedürfnisse« einzuordnen. Da in unserer Gesellschaft die hierarchisch niedrigeren Bedürfnisse von sehr vielen Menschen befriedigt werden können, entsteht bei einer großen Anzahl der Menschen das Bedürfnis nach Anerkennung und Wertschätzung.

Es ist ein Irrglaube, anzunehmen, Mitarbeiter würden Arbeiten erledigen, weil der Chef dies wünscht. Sie erledigen die Arbeit evtl., weil sie Angst vor Strafe haben (Sicherheitsbedürfnis) oder weil sie Anerkennung wünschen (Ich-Bedürfnis). Die Motivation entsteht tatsächlich immer aus einer persönlichen Bedürfnisbefriedigung heraus.

Geben Sie also Ihren Mitarbeitern Anerkennung und Wertschätzung für ihre geleistete Arbeit! Viele Vorgesetzte glauben, sie sollten Anerkennung geben, weil sie einen demokratischen Führungsstil pflegen sollten oder weil diese Anerkennung von den Mitarbeitern verdient wurde. Diese Einstellung ist sicherlich gut und richtig. Es kommt jedoch noch eine weit wichtigere Komponente hinzu, und diese besteht aus einer Gleichung:

$$\text{Arbeitsergebnis} \quad = \quad \text{Fähigkeiten} \quad \mathbf{X} \quad \text{Motivation}$$

Die Gleichung zeigt, wie einfach die Analyse eines ungünstigen Arbeitsergebnisses sein kann. Entweder fehlten dem Mitarbeiter die Fähigkeiten, ein gutes Ergebnis zu erzielen, dann kann er für die Zukunft trainiert werden. Oder er hatte die Fähigkeiten und war nicht bereit, diese entsprechend einzusetzen, dann ist er entweder am falschen Arbeitsplatz oder die Leitung hat ihm zu wenig Motivationsmöglichkeiten angeboten.

Die Gleichung zeigt, wie wichtig Motivation für ein gutes Arbeitsergebnis ist. Wenn Sie also als Vorgesetzter ein gutes Arbeitsergebnis erwarten, dann sollten alle Mitarbeiter wissen, dass sie Anerkennung dafür erhalten können. Ein ewig mürrischer und unzufriedener Chef ist kein Motivationsfaktor!

Vorgesetzte, die nicht anerkennen, haben es sich zum großen Teil selbst zuzuschreiben, wenn die Arbeitsergebnisse suboptimal sind! Man kann es durchaus auch drastischer formulieren:

> Vorgesetzte, die wenig Anerkennung geben, sind eindeutig führungsschwache Personen!

Es ist sinnvoll, die Anerkennung vor dem gesamten Team auszusprechen, denn damit potenziert sich der Effekt. Das funktioniert jedoch nur in einem Team, das eine Erfolgskultur und ein positives Leistungsklima pflegt! In einem patriarchalisch geführten, konservativen Unternehmen kann es dagegen ordentlich danebengehen, wenn die Anerkennung vor der Gruppe stattfindet. Wenn Sie also noch auf dem Weg sind, ein positives Leistungsklima aufzubauen, kann es durchaus vorteilhafter sein, in einem Vier-Augen-Gespräch Anerkennung zu geben!

Das Wichtigste, was Sie selbst jeden Tag tun können und was immer im Vordergrund stehen sollte: Unterlassen Sie alles Demotivierende! Geben Sie Ihren Mitarbeiterinnen das Gefühl, in einem Team zu arbeiten, in dem alle Beachtung, Respekt und Anerkennung verdienen. Auch Kritik – worauf ich noch zu sprechen kommen werde – dient immer nur dazu, Motivation aufzubauen und nicht Menschen kleinzureden bzw. ihnen den Spaß an der Arbeit zu nehmen.

Ihre Mitarbeiterinnen müssen gerne zur Arbeit kommen. Es muss ihnen Spaß machen, in der Praxis zu arbeiten. Es darf, nein es sollte dabei auch gelacht werden. Bei Patientenbefragungen zeigt sich immer wieder, dass ein fröhliches und gut gelauntes Team von Patienten sehr geschätzt wird. Ich kenne Praxen, die in keiner

Weise einem optischen Idealbild entsprechen. Das Zeitmanagement ist zumeist eine mittlere Katastrophe. Und trotzdem: Das Team lacht sehr viel und ist in der Lage, ein herzliches Verhältnis zu den Patienten aufzubauen. Trotz aller Mängel werden auch diese Praxen von sehr vielen Patienten geliebt. Der einzige Schönheitsfehler an der Sache ist, dass es nicht gerade die wirtschaftlich interessantesten Patienten sind, die in Massen diese Praxen aufsuchen!

Der Schlüssel zum Erfolg jeder Praxis und jedes Zentrums ist und bleibt ein engagiertes und motiviertes Team. Humor, Lachen und der respektvolle Umgang miteinander bringen dabei Lebendigkeit, Leichtigkeit und Farbe in den beruflichen Alltag von Routine und Konformität. Es ist sogar erwiesen, dass heitere Menschen nicht nur als sympathischer und kompetenter von Kunden wahrgenommen werden, die Mitarbeiter fühlen sich auch wohler und sind gesünder. Sie sehen ihre Arbeit als Herausforderung an und erledigen ihre Aufgaben verantwortungsvoll, erfolgreich und zügig.

Die wichtigsten Motivationsmöglichkeiten für das Praxisteam sind also:

- Anerkennung,
- Spaß an der Arbeit und
- leistungsgerechte Bezahlung (Abschnitt 4 dieses Kapitels).

Praxisinhabern stehen jedoch noch weitere Motivationsmöglichkeiten zur Verfügung, die man Mitarbeitern anbieten kann:

- Freizeit

  In vielen Praxen gibt es Zeiten, zu denen der Patientenandrang geringer ist. Verdienten Mitarbeitern kann man dann auch einmal »außerplanmäßig« einige Stunden frei geben.

- Eine berufsbezogene Aus- oder Weiterbildung

  Zum Beispiel in einem Kommunikationstraining oder einer Ausbildung als QM-Beauftrage oder »Interne Auditorin«. Die Deutsche Gesellschaft für Qualität (DGQ) oder der TÜV und die DEKRA bieten solche Lehrgänge überall in Deutschland an.

- Geldwerte Vorteile

  Eine große Palette an Möglichkeiten steht hier zur Verfügung, die Sie allerdings immer mit dem Steuerberater absprechen sollten:
  - Ein Vertrag mit einem Diensthandy
  - Benzingutscheine für die Anreise zur Arbeit
  - Bahn-/Busticket

▨ Kinderbetreuung. Viele Mitarbeiterinnen würden nach der Babypause gerne viel schneller in den Beruf zurückkehren, wenn die Betreuung des Kindes gesichert wäre.

▨ Firmen-Kfz. Warum sollte man einer Spitzenkraft nicht für ca. 150 € im Monat ein Auto zur Verfügung stellen? Das ist allemal sinnvoller als eine übertarifliche Zuzahlung.

1.3 Kommunikation

Die häufigste Ursache für demotiviertes, lustloses Personal ist nach meinen Beobachtungen fehlende Kommunikation zwischen ärztlicher Leitung und dem Praxisteam. Sie sollten sich daher ausreichend Zeit für Ihr Team nehmen. Zeitersparnis durch minimierte Kommunikation im Alltagsgeschäft rächt sich bitter. Die Zeit, die Sie selbst hierbei einsparen, müssen Sie später als Krisenmanager potenziert aufbringen. Im täglichen Umgang miteinander ist es immer lohnenswert, einige Worte miteinander zu wechseln. Ein morgendliches Briefing z. B. ist eine sinnvolle Maßnahme, um die Kommunikation im Team zu fördern und den Tagesablauf bestmöglich vorzubereiten.

Das Wichtigste bei jedem Gespräch mit Ihren Mitarbeitern (im Übrigen auch bei jedem Gespräch, das Sie allgemein führen): Hören Sie zu, hören Sie genau zu! Werden Sie ein Meister des Zuhörens.

- Wer zuhören kann, dem hören andere auch zu.
- Zuhören demonstriert das Interesse am anderen.
- Zuhören bedeutet, sich dem anderen zuwenden und ihm Wertschätzung zu geben (ich gebe dir einen Teil meiner Zeit).
- Wer zuhört, demonstriert, dass das Gesagte wichtig ist.

Kritik effektiv zu geben, bedarf schon einiger Regeln, ansonsten geht die Sache nach hinten los und man erreicht lediglich Demotivation.

Zunächst einmal sollte der Begriff in »Feedback geben« verändert werden. (Feedback engl. = Rückkopplung) Mit einem Feedback geben wir anderen eine Beschreibung unserer Wahrnehmung. Wir bezeichnen also nichts als richtig oder falsch, sondern geben eine relativ subjektive Bewertung. Feedback geben bedeutet also, eine konkrete Situation oder Handlung zu beschreiben – und nicht eine Person pauschal zu be- bzw. verurteilen. Ein Feedback kann man viel leichter anhören und evtl. annehmen als Kritik. Denn es wird nicht die Person, sondern lediglich die Handlung beschrieben! Somit kann man selbst einschätzen, was man davon annehmen möchte und was nicht.

Falls man eine Handlung beurteilt und keine Person, ist auf beiden Seiten deutlich weniger Emotion im Spiel! Ein Feedbackgespräch wird daher immer mit Ich-Botschaften geführt. »Ich habe beobachtet …«; »Ich denke …«; »Nach meiner Meinung …« Ich-Botschaften sind keine universellen Weisheiten oder Wahrheiten, sondern stellen letztlich die eigene, persönliche Meinung dar. Damit kann der Angesprochene emotionsloser umgehen als mit Botschaften wie »Sie sind ein schlechter Mitarbeiter«; »Dazu sind Sie nicht in der Lage« oder »Das haben Sie falsch gemacht«.

Ein Feedbackgespräch sollte immer unter vier Augen stattfinden, nie vor anderen Teammitgliedern, ansonsten wird der Angesprochene, um vor den anderen sein Gesicht zu wahren, emotional und unklug reagieren. Das Gespräch führt dann zu keiner Lösung, sondern zu weiteren Herausforderungen und vor allen Dingen zu Demotivation.

Feedback bei unerwünschtem Verhalten ist eine Sache. Feedback zu geben, um erwünschtes, produktives Verhalten noch weiter zu intensivieren, ist etwas anderes. Es ist eine ideale Möglichkeit, Menschen zu fördern. Alles, was Sie positiv herausheben, wird beim nächsten Mal noch bewusster und intensiver vom Mitarbeiter eingesetzt werden. Sie machen Ihren Mitarbeitern ihre Stärken häufig erst bewusst. Es ist wieder einmal die Kunst effektiver Menschenführung, Stärken noch weiter zu verstärken!

> **Erfolgreiche Vorgesetzte verstärken die Stärken ihrer Mitarbeiter!**

Einige Beispiele, wie Anerkennung sehr effektiv gegeben werden kann:
- »Ich bin sehr froh, dass wir Sie im Team haben. Ihre Leistung bei diesem Projekt hat mich voll überzeugt!«
- »Machen Sie bitte so weiter. Sie haben diese Herausforderung toll gemeistert!«
- »Ich vertraue Ihnen dabei voll und ganz!«
- »Ich gratuliere Ihnen, wie Sie das geschafft haben!«
- »Das hat mich sehr beeindruckt, wie Sie die Sache gemanagt haben!«

Diese Sätze sind leider in Arztpraxen äußerst selten zu hören. Sie verstärken jedoch genau das, was die Leitung erreichen will. Arbeiten Sie immer ohne Übertreibungen und geben Sie Anerkennung konkret, auf bestimmte Situationen bezogen. Unkonkreter Anerkennung begegnet man häufig sogar mit Misstrauen, da man sie nicht einordnen kann.

> Wer positives Feedback gibt, erspart sich häufig
> negatives.

Eine Führungskraft muss natürlich in der Lage sein, auch selbst Feedback anzunehmen. Denn wer Feedback gibt, muss auch Feedback annehmen können. Falls die Mitarbeiter die hohe Kunst des Feedback-Gebens nicht beherrschen, bitten Sie um Sachlichkeit bei der Beschreibung.

- Ein Feedback kann Ihnen »blinde Flecken« bei der Selbsteinschätzung etwas erhellen. Besonders wenn man selbst Menschen führt, ist dieser Fleck ziemlich groß, da man eher selten eine Rückmeldung erhält. Daher können Sie Feedback als persönliches Geschenk betrachten.
- Reagieren Sie nicht gleich überschnell mit einer Rechtfertigung, sondern hören Sie einfach nur zu. Wir neigen häufig dazu, die eigenen Handlungen immer sofort rechtfertigen zu wollen, weil wir uns persönlich getroffen fühlen. Reagieren Sie locker und lassen Sie die Emotionen beiseite. Hören Sie erst einmal zu und überdenken Sie später, was Sie von der Kritik annehmen wollen und was nicht. Lassen Sie vor allem das an sich abprallen, was Sie selbst nicht betrifft! Sehr häufig ist es so, das Mitarbeiter einfach nur ernst genommen und in ihrer Wichtigkeit bestätigt werden wollen. Das erreichen Sie wieder einmal am besten durch intensives Zuhören.
- Fragen Sie häufig nach. Oft werden die Dinge übertrieben oder ungenau dargestellt. Außerdem bestätigen Sie mit der Nachfrage die Wichtigkeit des anderen und bringen Ruhe und Entspannung in das Gespräch. Sie gewinnen Zeit, sich selbst zu sammeln und klug zu handeln. (Konfuzius: »Handle klug, auch wenn man dich unklug behandelt.«)
- Zum Schluss bedanken Sie sich für das Feedback. Dabei müssen Sie dem Dargestellten ja gar nicht zustimmen. Es genügt völlig, wenn Sie äußern, dass es interessant war, die Dinge einmal aus einer anderen Perspektive beschrieben zu bekommen!

1.4 Mitarbeiterförderung

Eine weitere wichtige Aufgabe jeder Führungskraft ist die Entwicklung und Förderung von Mitarbeitern.

Dazu zuerst eine kleine Aufgabe: Nehmen Sie ein Blatt Papier und schreiben Sie auf der linken Seite die Namen Ihrer Mitarbeiter von oben nach unten auf. Oben sollte die/der produktivste bzw. beste Mitarbeiter/in stehen. Nehmen Sie sich dazu einige Zeit, denn besonders im mittleren Bereich fällt es den meisten Führungskräften schwer, zu differenzieren. Nachdem Sie das erledigt haben, schreiben Sie nun auf der rechten Seite wieder von oben nach unten auf, welchem Mitarbeiter Sie persönlich die meiste Zeit opfern, sei es in Briefings, längeren Besprechungen oder durch allgemeines Feedback.

Nun verbinden Sie bitte die gleichen Namen. Sehr häufig erhalten Führungskräfte viele diagonale Linien, die sich überschneiden. Das bedeutet nichts anderes, als dass man sehr viel Zeit mit den unproduktiveren Mitarbeitern verschwendet.

Aus zwei Gründen ist dieses Zeit-Nutzen-Verhältnis für den Unternehmenserfolg eher kontraproduktiv:

1. Es kennzeichnet meist ein Vorgehen über Kontrollmechanismen und Restriktionen. Sicherlich ist Kontrolle auch eine wichtige Funktion der Führungskraft. Sie darf jedoch nicht im Mittelpunkt des Führungsverhaltens stehen oder gar zum Selbstzweck werden.
2. Die Führungskraft beschäftigt sich in erster Linie damit, bei schwächeren Mitarbeitern etwas hinzuzufügen, was nicht vorhanden ist. Besser ist es dagegen, die Mitarbeiter zu fördern, die bestimmte Talente schon haben! Dazu noch einmal die Kernaussage von Buckingham und Coffman:

> »Die Menschen sind weniger veränderbar, als wir glauben. Verschwende nicht deine Zeit mit dem Versuch, etwas hinzuzufügen, das die Natur nicht vorgesehen hat. Versuche herauszuholen, was in ihnen steckt. Das ist schwer genug.«

Konzentrieren Sie sich also auf Ihre »Stars«, und diese werden noch besser werden. Geben Sie Ihnen regelmäßig positives Feedback zu ihren erfolgreichen Tätigkeiten. Es ist ein häufiger Irrglaube, dass die »Stars« so etwas nicht brauchen. Gerade sie warten auf positive Rückmeldung. Bei einigen ist es sogar so, dass sie ihre Hauptmotivation, ihre Triebfeder, aus der Anerkennung ziehen, die sie erhalten. Glauben Sie also bitte nie, dass Menschen Anerkennung nicht mehr benötigen!

Erarbeiten Sie gemeinsam mit Ihren überdurchschnittlichen Mitarbeitern individuelle Ziele, um sie noch erfolgreicher zu machen. Kümmern Sie sich besonders um Ihre Besten und sie werden es Ihnen danken!

Führen Sie über Ziele, nicht über Wege. Die Herausforderung, die sich für jeden Führenden stellt, ist es, bei den Mitarbeitern Höchstleistungen zu erzielen, die diese motiviert und gerne erbringen. Nun macht es wenig Sinn, die Wege zum

Erfolg in allen Schritten zu beschreiben. Menschen haben unterschiedliche Stärken und finden daher auch ihren eigenen Weg. Und Ihnen als Führungskraft kann letztlich nur der Erfolg wichtig sein und nicht die Einhaltung eines bestimmten Systems!

Beispielsweise entwickeln Mitarbeiterinnen an der Anmeldung mit Sicherheit unterschiedliche Methoden, damit Patienten sich in der Praxis als wichtig empfinden bzw. wohlfühlen können. Eine hat ein phänomenales Erinnerungsvermögen und spricht Patienten immer wieder auf persönliche, familiäre oder berufliche Dinge an. Andere haben ein sehr gutes optisches Gedächtnis und kennen die Namen der Patienten noch nach Jahren. Wiederum andere haben eine betont herzliche und liebevolle Art, mit Patienten umzugehen, oder sie können Menschen sehr gut beruhigen. Das Ziel kann es also demnach nur sein, in Patientenbefragungen bei der Frage nach der Freundlichkeit an der Anmeldung ein gutes Ergebnis zu bekommen. Jede Führungskraft weiß auch, dass man nicht permanent neben dem Mitarbeiter stehen kann, um zu kontrollieren, ob vorgegebene Wege regelmäßig eingehalten werden. Die Führungskraft ist also in der Regel dazu gezwungen, loszulassen.

In der Personalführung ist die Lösung für beide Herausforderungen die Führung über Ziele. Dabei ist man in der komfortablen Situation, die Mitarbeiter ihre eigenen Wege finden zu lassen. Auch der Leistungsdruck, der dadurch entsteht, bringt Kreativität und wachsendes Selbstbewusstsein mit sich!

Zugegeben, nicht alle Mitarbeiter lassen sich durch diese Methode führen. Es werden jedoch immer die Talentierten und Fähigen sein, sodass das Führen über Ziele auch einen erwünschten Selektionsprozess in Gang setzen kann!

Gemeinsame Ziele können im jährlich stattfindenden Mitarbeitergespräch gefunden werden. Dieses Gespräch regelmäßig durchzuführen, ist für die ärztliche Leitung Pflicht! Es kann anhand eines strukturierten Bogens geführt werden. Dieser wird der Mitarbeiterin ca. eine Woche vor dem Gespräch ausgehändigt. Sie kann sich bis dahin somit Gedanken machen, wie sie sich selbst in den einzelnen Punkten einschätzt.

In Mehrarztpraxen führt selbstverständlich der Arzt oder die Ärztin das Gespräch, der/die für die Personalführung zuständig ist!

Mitarbeitergespräch

Bedeutung: Jede Mitarbeiterin soll entsprechend der Checkliste möglichst objektiv beurteilt werden.

Maßnahmen: Vor jedem Anerkennungsgespräch füllen die Mitarbeiterin und der Arzt diesen Bogen aus. Differenzen in der Bewertung werden im persönlichen Gespräch geklärt und diskutiert. Anschließend werden gemeinsam neue Ziele definiert.

Name: ....   Datum: ....

Praxisspezifische Fähigkeiten:

Tätigkeit	1	2	3	4	5	6	Ziel
1. Umsetzung QM							
2. Terminvergabe/Anmeldung							
3. Bearbeitung von Anfragen							
4. Abrechnung Kasse/Praxisgebühr							
5. Privatabrechnung							
6. Kenntnisse EBM							
7. Kenntnisse GOÄ							
8. Ablage, Scannen							
9. EKG							
10. art. peripherer Doppler							
11. Bel.-EKG							
12. LZ-EKG							
13. LZ-RR							
14. LUFU							
15. Blutentnahme							
16. Infusionen/Injektionen							
17. Labor vorbereiten							
18. Labordaten abrufen							
19. Ozontherapie							
20. Vorbereitung Sono							
21. Schulung DMP Diabetes							
22. Schulung DMP Diabetes mit In							
23. Schulung DMP Hypertonie							
24. Schulung DMP KHK							
25. Schulung DMP Asthma							
26. Wundversorgung/Verbände							
27. Laboruntersuchungen, eigene							
28. Sprechstundenorganisation							
29. Materialverwaltung/-bestellung							
30. EDV Grundlagen: Aufnahme, Formulare, Doku, Ziffern, Tagesliste							
31. EDV fortgeschritten: Änderung Ziffern, Anwendung freie Statistik, Vorbereitung Abrechnung							
32. EDV High End: Selbstdef. freie Statistik, Abrechnung, Textvorlagen							
33. Textverarbeitung Word							
34. Anleitung, Einarbeitung							

Zielvereinbarungen:

_____

_____

_____

Das Mitarbeitergespräch besteht aus drei Teilen:

- ■ Zuerst werden die letztjährigen gemeinsam gefassten Ziele und ihr Erreichungsgrad besprochen.
- ■ Danach werden die Punkte der Liste abgearbeitet. Dabei bekommt die Mitarbeiterin ausreichend Gelegenheit, ihre Meinung darzustellen.
- ■ Zuletzt werden die gemeinsamen Ziele für das nächste Jahr besprochen. Achten Sie bitte immer darauf, dass die Ziele konkret und operationalisiert sind. Damit kann die Zielerreichung besser beurteilt werden als mit diffusen, unkonkreten Zielen. Beispiel: »Sie sollten freundlicher zu Patienten sein.« Stattdessen: »Jeder Patient, der die Praxis betritt, wird freundlich angelächelt!« Sehr nützlich bei der Einschätzung von Zielen sind die acht Regeln, die im nächsten Abschnitt beschrieben werden.

2 Die Teambesprechung

Zuverlässige, loyale und freundliche Mitarbeiterinnen sind Gold wert. Man erhält sie jedoch nur dann, wenn man sie wertschätzt und ernst nimmt. Falls Sie vom beschriebenen Ideal noch entfernt sein sollten, beginnen Sie unbedingt mit Teambesprechungen. Teambesprechungen sind von elementarer Bedeutung für die Entwicklung jeder Praxis.

Eine wichtige Voraussetzung für gelungene Besprechungen ist die Regelmäßigkeit dieser Institution. Sie muss zur Unternehmenskultur gehören und daher selbstverständlich sein. Ist das nicht der Fall, bekommen Besprechungen häufig den faden Beigeschmack der »Fehlerdiskussion«. Die Mitarbeiterinnen haben dann das Gefühl, es seien nun wieder so viele »Fehler« aufgelaufen, dass eine Besprechung erforderlich wird. Entsprechend gering wird dann die Motivation sein, an der Besprechung teilzunehmen.

Bei entsprechender Praxisgröße sollte die Besprechung wöchentlich, z. B. mittwochs um 13.30 Uhr, durchgeführt werden. Selbst wenn aktuell einmal inhaltlich nichts zu besprechen sein sollte, lassen Sie den Termin als Kurzbesprechung trotzdem stattfinden. Bei einer Tasse Tee oder Kaffee kann man diesen zur sozialen Kontaktpflege immer nutzen. Denn besonders dazu dient jede Besprechung selbstverständlich ebenfalls.

Die Teambesprechung ist selbstverständlich Arbeitszeit der Mitarbeiter. Die zentralen Themen werden mindestens eine Woche vorher bekannt gegeben. Somit haben alle Teilnehmer die Chance, sich angemessen vorzubereiten! Zugleich wird in der Agenda bekannt gegeben, wer die Besprechung moderiert und wer das Protokoll führt. Als Protokollanten sind übrigens die Vielredner im Team bestens geeignet.

Zu Beginn sollten Sie selbst die Moderation übernehmen. Später, wenn die Struktur der Besprechungen selbstverständlich geworden ist, ist es sinnvoll, die Moderation abwechselnd im Team durchzuführen. Die Mitarbeiterinnen lernen bei dieser verantwortungsvollen Tätigkeit, Gruppen zu führen. Der Idealzustand ist erreicht, wenn Ihr Team die Besprechungen auch ohne die ärztliche Leitung erfolgreich durchführen kann.

Themen der Besprechungen können zum Beispiel organisatorische Herausforderungen sein. Jedoch nicht, um Schuld zuzuweisen, denn die Vergangenheit ist nicht mehr zu ändern! Falls lediglich Schuldige gesucht werden, verpuffen sinnvolle Energien für Rechtfertigungen und nicht für Lösungen! Lösungen werden sinnvollerweise durch offene Fragen, die sogenannten »W-Fragen« erreicht: »Wie können wir erreichen, dass …?«; »Was müsste geschehen, damit …?«
Daher ist die erste und wichtigste Regel für jede Besprechung:

> Maximal eine Minute für ein Problem, den Rest der
> Zeit für die Lösung!

Falls man diese Regel nicht beachtet, hat man häufig »Meckerstunden« und keine Lösungsstunden. Effektive Ergebnisse wird man dann nicht erzielen. Es ist sinnvoller, die Energien für gute Ergebnisse zu verwenden statt für die Erörterung vergangener Dinge, die sowieso nicht mehr zu ändern sind!

Ein wichtiges Hilfsmittel aus dem Qualitätsmanagement ist die Fehlerliste. Diese liegt an allen Arbeitsplätzen aus. Alle Fehler werden dort notiert und bei der nächsten Besprechung abgearbeitet. Dabei ist das Ziel, aus Fehlern zu lernen und Lösungen zu finden, welche die Fehlerwahrscheinlichkeit in Zukunft herabsetzen werden!
Häufig haben Mitarbeiterinnen gute Ideen, die jedoch im Stress des Alltags gleich wieder vergessen werden. Diese Ideen kann jedes Teammitglied im Ideenbuch niederlegen, um sie beim nächsten Teammeeting zu diskutieren.
Eine gute Möglichkeit ist es, Ideenbuch und Fehlerliste als Text-Datei im PC anzulegen.

Als Arzt verfügen Sie über ein breites Allgemeinwissen. Außerdem lesen und hören Sie viel Neues, z. B. bei Kongressen und Fortbildungsveranstaltungen. Einiges dürfte auch für Ihr Team interessant sein. Halten Sie ein zehnminütiges Referat über eines dieser Themen. Das trainiert auch das Auftreten als Redner vor Gruppen!
Evtl. hat eine Ihrer Mitarbeiterinnen ein Hobby, das für andere auch interessant ist. Sie kann dann ebenfalls ein kurzes Referat halten.

Früher gefasste Ziele werden auf ihren Erreichungsgrad überprüft, gegebenenfalls erfolgt eine Anpassung des Zeitrahmens oder der Maßnahmen.

2.1 Zielbeschreibung

Um ein sinnvolles, erreichbares Ziel definieren zu können, müssen bestimmte Zielkriterien vorliegen. Die exakte Formulierung kann über Erfolg oder Misserfolg des Zieles entscheiden. Die Beachtung folgender acht Regeln ist daher von elementarer Bedeutung:

1. Ziele müssen erreichbar und realistisch sein. Es ist z.B. ein schönes Ziel, im nächsten Quartal 200 neue Patienten zu behandeln, aber wahrscheinlich kaum erreichbar und daher wenig realistisch.
2. Die Ziele müssen selbst erreichbar sein, d.h. unabhängig von externen, nicht beeinflussbaren Faktoren, z.B. anderen Personen, Krankenversicherern oder KVen.
3. Ziele müssen positiv formuliert sein. Nicht: »Wir wollen nicht mehr xy tun«, sondern: »Wir werden z tun.«
4. Ziele sind in einem Satz zu formulieren, um sie transparent zu machen.
5. Sie sollten klar und konkret sein und nicht nebulös.
6. Ziele dürfen keine Konjunktive enthalten. Nicht: »Wir sollten«, sondern: »Wir werden ...«
7. Ziele müssen sinnesspezifisch messbar sein, um die Erreichung genau festzustellen. Das bedeutet, man muss die Zielerreichung sehen, hören oder spüren können.
8. Ein schriftlicher Zeitrahmen muss definiert werden, um die Erreichung überprüfen zu können. Manchmal ist es von Vorteil, einzelne Abschnitte der Zielerreichung zu beschreiben.

Mit einer derartigen »wohlgeformten« Zielbeschreibung erhält diese die Energie, die notwendig ist, um es zu erreichen!

Sollte eines dieser Kriterien nicht zutreffen, handelt es sich um einen Wunsch und kein Ziel! Wünsche zu erreichen, hängt mehr oder weniger vom Zufall ab. Ziele können definiert, geplant und umgesetzt, also strukturiert erreicht werden.

Darüber hinaus ist es sinnvoll, die Zielerreichung gedanklich durchzuspielen, um zu überprüfen, ob das Ziel ökologisch ist: »Wie reagiert meine/unsere Umwelt, wenn das Ziel erreicht ist?«

Ein Beispiel anhand des Zieles, im übernächsten Jahr in jedem Quartal 200 Patienten mehr zu behandeln:

- Ist das unter den gegebenen Budgetaspekten sinnvoll?
- Wie sieht es dann mit der Patientenzufriedenheit aus, wenn noch weniger Zeit für den einzelnen Patienten zur Verfügung steht?
- Ist das Ziel noch sinnvoll, wenn mit drastischen Reaktionen der Patienten zu rechnen ist?
- Werden wir dann Patienten verlieren?
- Macht die Arbeit mir/uns dann noch Spaß?
- Benötigen wir dann evtl. mehr Mitarbeiter, Räume oder Ärzte?

2.2 Gesprächsregeln

Teambesprechungen dienen, nicht nur im Rahmen des Qualitätsmanagements, dazu, Lösungen für Herausforderungen (Probleme) zu finden. Das gesamte Team ist naturgemäß eher dazu in der Lage als eine einzelne Person. Hilfreich sind Brainstormings, um zu neuen Wegen zu gelangen. Diese ideale Art der Ideenfindung bedarf einiger Spielregeln:

- Kritik an neuen Ideen ist nicht erlaubt. Es werden lediglich Ideen gesammelt. Diese also nicht bewerten, zerreden oder kritisieren.
- Es zählt zuerst einmal die Quantität der Ideen, nicht die Qualität. Je mehr gesammelt werden, umso besser, denn eine Idee einer Mitarbeiterin stimuliert evtl. die nächste zu einer anderen.
- Die Fantasie der Gruppe gilt es zu fördern, nicht zu bremsen.
- Die Ideen anderer Teilnehmer aufnehmen und weiterverwerten.

Killerphrasen sind grundsätzlich verboten:
- »Das geht bei uns nicht.«
- »Das haben wir schon versucht.«
- »So haben wir das immer gemacht.«
- »So ein Blödsinn.«
- »Das ist viel zu teuer.«
- »Das funktioniert nie und nimmer.«
- »Ja, aber …«

Ebenfalls sind nonverbale Ablehnungen wie Kopfschütteln, mitleidiges Lächeln, demonstratives Abwenden usw. zu unterbinden. Verbale und nonverbale Ablehnung verhindern Kreativität bei den Teilnehmern. Auch »verrückte« Ideen können hervorragende Ergebnisse produzieren. Das Wort »verrückt« kommt schließlich von verrücken – etwas aus einer anderen Perspektive betrachten!

Später werden die Ideen einem »Was-wäre-wenn-Spiel« unterzogen. Das Team diskutiert, wie sich die neuen Ideen im Praxisalltag auswirken würden. Damit werden zuerst einmal die Chancen und Möglichkeiten ausgelotet. Wenn der Benefit klar ersichtlich wird, kann man entscheiden, welchen Preis man bereit ist, dafür zu zahlen. Denn eines wird jedem Team bei der gedanklichen Umsetzung immer sehr schnell klar werden: Jedes Ziel hat einen Preis, und dieser muss das Ergebnis wert sein, ansonsten ist es kein erstrebenswertes Ziel!

10 Gebote für Besprechungen

Diese gelten für alle Teilnehmer und sollten idealerweise im Besprechungs- oder Personalraum ausgehängt werden.

1. Sei pünktlich.
2. Nimm aktiv an der Besprechung teil.
3. Sei konstruktiv.
4. Zeige Konsensbereitschaft.
5. Fasse dich kurz.
6. Lasse deinen Gesprächspartner ausreden.
7. Hierarchien spielen keine Rolle.
8. Verlasse nie die sachliche Ebene.
9. Jede Idee ist erlaubt.
10. Denke immer an das Ziel.

Häufig werden Teambesprechungen zur Meckerstunde. Eine Mitarbeiterin »legt den Finger in eine Wunde« und alle anderen haben noch mehr »Probleme« einzubringen. Um das zu verhindern, sollte jede Besprechung mit der Erfolgsfrage beginnen. Dadurch erhält man die Gewähr für einen positiven Start der Besprechung und damit für ein Klima, in dem Lösungen im Vordergrund stehen. Jedes Teammitglied wird zu Beginn nach dem größten Erfolg oder besten Erlebnis der letzten Zeit in der Praxis gefragt. Es können auch kleine oder überraschende Erfolge sein. Wichtig ist ein genaues Nachfragen, wie dieser Erfolg zustande kam: »Frau xy, wie haben Sie es erreicht, dass die Patientin so zufrieden war? Was genau haben Sie dafür getan?« Häufig wird der Mitarbeiterin dadurch überhaupt erst bewusst, dass das gute Ergebnis auf ihrer persönlichen Arbeit beruht. Damit hat sie die Chance, diese effektive Handlungsweise auch bei der nächsten Gelegenheit wieder einzusetzen. Die anderen Teammitglieder haben darüber hinaus die Möglichkeit, das erfolgreiche Vorgehen der Mitarbeiterin für sich zu übernehmen.

Das Team wird ziemlich verblüfft sein, falls die Teambesprechung mit der Erfolgsfrage begonnen wird. Wir alle kennen es nicht, über unsere eigenen Erfolge zu reden. Motto: Man lobt sich nicht selbst, sondern wartet immer, bis andere das tun.

Weshalb jedoch sollen Erfolge im Verborgenen bleiben? Wir dürfen stolz sein, Positives zu präsentieren!

Der Erfolgstrainer Dr. G. Bittner beschreibt ein positives Leistungsklima so:

- Leistung macht allen Spaß.
- Patienten sagen: »Ihnen merkt man an, dass Sie gerne arbeiten.«
- Im Team wird wenig gejammert.
- Es wird häufig darüber geredet, wie es nach vorne geht.
- Mitarbeiter/innen kommen zusammen, um Lösungen zu finden.
- Mitarbeiter/innen sind gut gelaunt und arbeiten zugleich zügig.
- Im Team herrscht ein positives Klima.
- Mitarbeiter/innen tauschen sich darüber aus, wie sie Aufgaben lösen, was gut geklappt hat und wie jeder vom anderen gelernt hat.
- Mitarbeiter/innen gehen zu Vorgesetzten und sagen statt »Ich habe ein Problem«: »Ich möchte mit Ihnen eine Lösung besprechen.«
- Gute Mitarbeiter bleiben lange und gern im Team.
- Gute Mitarbeiter bewerben sich von extern, weil sie in einem positiven Betriebsklima arbeiten möchten.
- Es werden positiv denkende Mitarbeiter eingestellt.
- Besprechungen beginnen mit der Erfolgsfrage.
- Führungskräfte beginnen viele Gespräche mit der Erfolgsfrage oder dem Erfolgsbericht und beenden manche auch damit.
- Probleme werden nur kurz angesprochen, um sie zu lösen.
- Es gehört zur Teamkultur, Probleme als Fragestellung oder Herausforderung zu benennen.
- Im Team wird gegenseitig gelobt und anerkannt.

2.3 Protokollführung

Ein strukturiertes Protokoll der Besprechung hilft bei der Umsetzung der besprochenen Themen:

Datum:				
Teilnehmer:				
	besprochen	Ziel	verantwortlich	zu erledigen bis
1				
2				
3				
4				
5				
6				

Häufig wird in Besprechungsprotokollen weder ein Verantwortlicher für die Umsetzung noch ein Zeitrahmen benannt. Diese Vorgehensweise programmiert Fehlschläge zwangsläufig. Eine allgemeine Plauderstunde über »Probleme« ohne echtes Protokoll hilft nicht weiter!

Für Großpraxen kommen noch einige weitere Aspekte hinzu. Beschäftigt die Praxis mehr als acht bis zehn Mitarbeiter, sind Teambesprechungen als Vollversammlung kaum noch in einem kurzen Intervall sinnvoll. Zu viele Facetten des Praxisalltags müssen besprochen werden, die nicht mehr jede und jeden im Team betreffen. Außerdem sind Besprechungen mit mehr als zehn Teilnehmern kaum noch effektiv zu führen. Brainstormings zur Ideenfindung machen in diesen Mammutrunden schon gar keinen Sinn mehr. Zu viel wichtige und teure Arbeitszeit ginge bei dieser Form der Kommunikation verloren!

In diesen Fällen empfiehlt es sich, komplette Teambesprechungen nur noch etwa alle drei Monate durchzuführen oder nur noch abteilungsweise abzuhalten. In beiden Fällen werden nach Beschlussfassungen für die Umsetzung Projektteams benannt, welche regelmäßig Bericht erstatten.

Häufig gibt es neue wichtige Informationen, die sehr schnell allen Teammitgliedern zugänglich gemacht werden müssen. Man kann also nicht bis zur nächsten Teambesprechung warten, um sie weiterzugeben. Für diese Informationen hat sich eine Liste »Info-Börse« bewährt. Diese wird im Sozialraum oder an der Anmeldung ausgehängt. In der oberen Zeile trägt sich derjenige mit Datum ein, der eine Information weiterzugeben hat. Außerdem wird kurz der Themenkreis vermerkt, dem diese Information zuzuordnen ist. Jedes Teammitglied hat die Pflicht, täglich die Liste zu prüfen, ob neue Informationen vorliegen. Ist das der Fall, muss der Informationsgeber angesprochen werden. Hat man die Information erhalten, darf man das eigene Namenskürzel in die Spalte unter dem Informationsgeber eintragen. Man hat also durch diese Liste eine Holpflicht für neue Informationen. In der Spalte links außen stehen alle Namen der Teammitglieder.

Ich habe Infos:	Arnold 15.11.					
Infos zu:	Laborziffern					
Dr. C. Müller						
Dr. F. Pfeiffer						
S. Arnold						
C. Peters						
K. Müller						
H. Konrads						
M. Paschke						

3 Die Unternehmensvision

Eine weitere wichtige Maßnahme erfolgreicher Unternehmensführung ist die gemeinsame Aufstellung einer Unternehmensvision. Diese definiert das mittel- bzw. langfristige Ziel des Zentrums oder der Praxis. Diese Vision ist kein detaillierter Entwurf. Sie gibt lediglich die Richtung vor, in die sich Ihr Unternehmen entwickeln soll. Es ist das Bild einer möglichen Zukunft. Man thematisiert Ziele, die das Unternehmen in der Zukunft erreichen möchte. Eine solche gemeinsam erarbeitete Vision ist dazu in der Lage, ein Praxisteam noch enger zusammenzuschweißen. Gemeinsam erarbeitete Visionen bedeuten, zusammen auf dem Weg zu einem bestimmten Ziel zu sein, also eine Mission zu haben. Das stärkt nicht nur den Teamgedanken und die Loyalität im Alltag, sondern wird auch den nachfolgenden Teambesprechungen eine eigene Dynamik verleihen.

Darüber hinaus kann eine Vision auch das Wertesystem eines Unternehmens darstellen und bekannt machen!

Die Vision sollte folgende Eigenschaften haben:

1. Da die Vision ein Fernziel ist, sollte sie einen Rahmen bilden, der auch in einem veränderten Gesundheitsmarkt noch Gültigkeit haben muss!
2. Die Vision sollte neben den Unternehmenszielen auch die langfristigen Interessen der Mitarbeiter, der Patienten und der Leitung berücksichtigen.
3. Um effektiv zu sein, ist die Vision kurz und knapp zu beschreiben. Sie muss innerhalb weniger Minuten erklärbar sein.
4. Die Vision sollte sich einer bildhaften Sprache bedienen und nicht nur den Verstand ansprechen. Sie muss auch den Wünschen und Emotionen der Mitarbeiter Rechnung tragen.
5. Sie muss ehrgeizig und motivierend für alle Beteiligen sein.

Die Vision ist also der Leuchtturm, der dem Unternehmen in der nächsten Zeit den Weg weisen soll. Allen Teammitgliedern wird es mit einer gemeinsam getragenen Vision einfacher, Veränderungen zu akzeptieren und mitzutragen. Sie hat einen starken Motivationscharakter und ist in der Lage, Energien des Teams in eine bestimmte Richtung zu lenken, ja sie kann mittelfristig sogar ein hierarchisch geführtes Unternehmen in ein partnerschaftliches verwandeln! Die Vision kann Sinn stiften, und das ist wie gesagt etwas, was viele Menschen antreibt.

Um eine solche Vision zu erarbeiten, reicht selbstverständlich eine Routinebesprechung nicht aus. Dazu benötigt man deutlich mehr Zeit, als normalerweise zur Verfügung steht. Sinnvoll kann es daher sein, an einen anderen, kreativeren Ort als die Praxisräume auszuweichen. Häufig wird man einen professionellen Moderator benötigen, der die Suche nach einer Vision in die richtige Richtung bringen kann.

Grundsätzlich geht es darum, die Zukunft der Praxis bzw. des Gesundheitsmarktes einzuschätzen und daraus die richtigen Schlüsse zu ziehen. Ein mögliches Verfahren, um eine Vision entwickeln zu können, wird als Retropolieren bezeichnet: Man stellt sich die Zukunft in ca. zehn Jahren vor und blickt von dort aus in die heutige Gegenwart zurück, um mit dem zukünftigen Wissen die momentane Situation zu betrachten und die richtigen Schritte einzuleiten. Mit dieser Technik löst man sich von der heutigen Situation und kann diese kritischer analysieren.

Visionen sollten so einfach wie möglich beschrieben werden. Sie sollten suggestiv sein und bestimmte Vorstellungen wecken können. Wenn man einen berühmten Satz von Albert Einstein abwandelt, trifft man den Kern der Sache:

> »Eine Vision muss so einfach wie möglich sein,
> jedoch nicht einfacher!«

Visionen können den zukünftigen Weg des Unternehmens beschreiben. Sie können den Wert der Praxis für die Patienten/Kunden beschreiben oder auch das Selbstverständnis des Teams.

Das Wichtigste, um eine Vision erfolgreich im Unternehmen wirken zu lassen, ist jedoch, dass Sie diese selbst tagtäglich leben. Denn Menschen sind immer am überzeugendsten durch ihre Handlungen und nicht durch ihre Worte. Aussagen und Worte können die Handlungen noch verstärken, sind aber nicht in der Lage, diese zu ersetzen. Mahatma Gandhi, Nelson Mandela, Mutter Theresa oder Martin Luther King haben ihre Visionen nicht nur verkündet, sondern aktiv gelebt. Anders wären sie nie und nimmer zu charismatischen Führern geworden und ihre Visionen (»I have a dream!«) wären blasse Schemen der Geschichte geblieben!

Eine Vision ist zu Beginn erst einmal nur ein Umriss der möglichen Zukunft. Je mehr Menschen sie jedoch kennenlernen und je mehr Menschen sie aktiv teilen, umso stabiler und umso wahrscheinlicher wird sie! Das Entscheidende ist das aktive Vorleben der Vision, um andere zu überzeugen!

Visionen in einem Unternehmen, die nicht aktiv gelebt werden, sind verpuffte Energie. Sie können sogar das Unternehmensklima vergiften. Denn:

> Menschen beurteilen andere immer nach dem, was
> sie tun, und nicht nach dem, was sie sagen!

Eine wichtige Voraussetzung für eine wirkungsvolle Vision ist auch, dass sie die Interessen der Mitarbeiter berücksichtigt und nicht nur als Deckmantel zur Ausbeutung dieser Ressource genutzt wird! Wenn einer neuen Mitarbeiterin gleich von ihren Kolleginnen die angebliche Vision als leere Worthülse dargestellt wird, ist das überaus kontraproduktiv.

Höchstleistungen können nur in einer positiven Atmosphäre erzielt werden! Diese erreicht man, indem man sich persönlich ein Stück näher kommt. Dazu ist es hilfreich, außerhalb der Arbeitszeit etwas Privates miteinander zu unternehmen, z.B. einen Theater- oder Konzertbesuch. Auch ein regelmäßig durchgeführter Teamausflug kann viel bewirken.

Für ein gutes Betriebsklima ist es sinnvoll, Hierarchien so weit wie möglich abzubauen. Mehr dazu später.

4 Leistungsorientierte Bezahlung

Ein wichtiger Motivationsfaktor ist natürlich Geld! Zwar ist Geld nicht das wichtigste Element, um ein zufriedenes, engagiertes und optimistisches Praxisteam zu formen. Es ist jedoch elementarer Baustein dazu.

Wenig Effekt hat die übertarifliche Zuzahlung. Sie wird schnell zur Gewohnheit und damit selbstverständlich. Ein Prämiensystem ist hier sinnvoller.

Leistungsorientierte Bezahlung ist nicht mit dem »Quartalsblick« zu sehen, sondern eine strategische Maßnahme der Praxisführung. Sie ist langfristig angelegt und trotz Budgetierung oder restriktiver Regelleistungsvolumina und Fallzahlabstaffelungen durchzuführen. Schließlich werden die nicht von der KV honorierten Patienten als Basis für spätere Berechnungen gewertet (siehe Kapitel *Ist eine Fallzahlsteigerung sinnvoll?*).

Ein Rechenbeispiel, um den Effekt von Prämien zu verdeutlichen:

Ein Arzt setzt am Jahresende ein Ziel für die kommenden vier Quartale. Er möchte in jedem Quartal 100 GKV-Patienten mehr behandeln als im Vergleichsquartal des Vorjahres.

Die Praxis behandelt zurzeit 1200 Patienten im Quartal. Bei einem Fallwert von 40 € plus dem Umsatz durch Privatpatienten liegt dieser bei ca. 210 000 € im Jahr.

Die Praxis arbeitet mit zwei Stellen. Der Inhaber stellt eine Prämie von 10 000 € in Aussicht, falls das Ziel realisiert wird. Das sind immerhin 410 € je Stelle und Monat.

Erreicht das Team dieses Ziel, stellt sich das so dar: 100 x 40 € Fallwert x vier Quartale ergibt 16 000 € Mehreinnahmen. Je nach Abstaffelung oder Fallzahlbegrenzung werden ca. 10 000 € mehr in der Kasse sein.

Wird nur ein Teil des Zieles erreicht, wird die Prämie selbstverständlich nur anteilmäßig ausgezahlt.

Für den Praxisinhaber ist das Ganze im ersten Jahr ein Nullsummenspiel. Im nächsten Jahr rechnet es sich, da die erreichte Fallzahl die Berechnungsgrundlage für die neuen Prämien ist.

Sie können auch andere Ziele als eine Fallzahlsteigerung anvisieren:
- Je Quartal 3000 € mehr an Privatliquidation
- Je Quartal 300 Check-ups
- Je Quartal 20 neue Privatpatienten (das wäre ein gigantischer Erfolg!) etc.

Es ergeben sich viele Möglichkeiten für Ziele, und die Höhe des Prämientopfes ist selbstverständlich flexibel.

Dieser variable Gehaltsanteil ist nicht ausschließlich als motivierender Faktor zu sehen, sondern als faire Beteiligung am Erfolg des Unternehmens!

Der variable Gehaltsanteil ist nicht am Gewinn zu bemessen. Dieser wird erst ein bis zwei Jahre später ermittelt und ist für die Mitarbeiterinnen nicht vollständig transparent, da er von Faktoren wie Abschreibungen etc. abhängig ist. Die Fallzahlen sind dagegen für alle Teammitglieder nachvollziehbar.

Regelmäßige Teambesprechungen mit Soll-Ist-Vergleich sind unabdingbar für ein funktionierendes System. Jeder muss wissen, wie es um die Zielerreichung steht und was das Team leisten muss, falls das Ziel noch nicht erreicht ist!

Der größte Gewinn, den ein Prämiensystem bringen kann, liegt in einem hoch motivierten Team, das sich selbst kontrolliert und mit großem Engagement auf die Patienten zugeht!

Eine andere Möglichkeit, ein Prämiensystem aufzubauen, ist eine Individualprämie aufgrund einer individuellen Leistungsbeurteilung. Dazu wird ein strukturierter Bewertungsbogen benötigt:

Arbeitsbewertungsbogen

Bewertungstabelle für Leistungsprämie

Zu beachten: Hier sollen überragende und überdurchschnittliche Leistungen belohnt werden. Leistungen, die man von jedem Mitarbeiter erwarten kann, sind mit dem Monatsgehalt abgegolten.

Auch diesen Bogen erhält die Mitarbeiterin vor dem Gespräch. So kann sie sich Gedanken machen, wie sie sich selbst einschätzt. Die letzte Entscheidung, wie die einzelnen Punkte bewertet werden, trifft selbstverständlich die ärztliche Leitung.

Ein solches System ist natürlich erklärungsbedürftig und muss erläutert werden.

Tätigkeit	Punkte max.	Punkte zuletzt	Punkte selbst	Punkte Chef	Punkte gegeben
Organisation	120				
Ordnung und Organisation, Sorgfalt, Genauigkeit	40				
Ausführen persönl. Verantwortlichkeit, selbstständiges Arbeiten	20				
Ausführen einzelner Aufträge	10				
Führen der Warteliste	20				
Terminverwaltung	10				
Abrechnung/Zifferneingabe	20				
Einsatz und Flexibilität	80				
Intensität, Arbeitszeit, Pünktlichkeit	10				
Effektivität der Arbeit	10				
Flexibilität, Einsatz	10				
Kostenbewusstsein	10				
Team, kollegiales Verhalten, Informationsaustausch, Anleitung	20				
Überblick, Setzen von Prioritäten, Mitdenken	20				
Engagement	140				
Service für den Patienten	10				
Offerieren von Selbstzahlerleistungen	40				
Nachfrage bes. Leistungen wie z. B. Impfungen/Check	40				
Interesse an Neuem bzw. Fortbildung	10				
Weiterentwicklung der Praxis, Problemlösungen	20				
Pflege Praxishandbuch/QM	10				
Entlastung Ärzte	10				
Fehltage (Krankheit)	60				
Fehltage 0	60				
Fehltage 1–4	30				
Fehltage > 4	0				
Praxisspezifische Ziele	100				
Ziel 1 Zielerreichung	50				
Ziel 2 Zielerreichung	50				
Gesamt	500				

Erläuterung zur Leistungsbeurteilung für Mitarbeiter

Liebe Mitarbeiter/innen,

bei der Leistungsprämie handelt es sich um eine Zusatzzahlung zum Gehalt. Sie stellt eine Belohnung dar, die den Mitarbeitern ausgezahlt wird, die sich überdurchschnittlich engagieren. Leistungsbeurteilungen sind immer sehr subjektiv. Das soll an einem Beispiel erläutert werden:

Der Bereich Organisation

Ordnung und Organisation, Aufräumen und Verlassen der Praxis sind Punkte, die keiner besonderen Erklärung bedürfen. Es geht hierbei um die Belohnung überdurchschnittlich guter Ordnung, Organisation, Aufräumen etc.

Das Ausführen persönlicher Verantwortungsbereiche betrifft den Verantwortungsbereich und die Sonderaufgaben jedes Einzelnen. Das Ausführen einzelner Aufträge beinhaltet den direkten Auftrag und dessen Ausführung.

Es geht immer um das Werten einer überdurchschnittlichen Leistung. Wenn also ein Mitarbeiter hier von 10 maximal erreichbaren Punkten 9,5 erreicht, so ist dies mit einer 1+ in der Schule zu vergleichen. Es gibt dann nicht mehr viel, was er in diesem Bereich noch verbessern kann.

Bei der Abrechnungseingabe ist die Dokumentation der einzelnen Abrechnungsziffern gemeint und deren regelmäßiges Erfassen nach Durchführen einer bestimmten Tätigkeit (Infusion, Impfung etc.). Hier wird beurteilt, ob jeder auch auf besondere Ziffern achtet.

Einsatz und Flexibilität

Erscheint ein Teammitglied um 7:30 Uhr, wenn um 7:30 Uhr Dienstbeginn ist, oder geht erst um 17.00 Uhr, wenn um 17.00 Uhr Dienstschluss ist, so ist dies eine Selbstverständlichkeit und bedarf keiner besonderen Hervorhebung. Dies ist so im Arbeitsvertrag festgelegt und wird mit dem Gehalt abgegolten. Kommt jemand früher oder bleibt länger, um noch die vielen Kleinigkeiten vor oder nach dem Dienst zu regeln, so wird das mit Prämienpunkten belohnt.

Es wird nicht nur derjenige belohnt, der viel Arbeitszeit aufbringt, sondern auch wer seine Arbeit effektiv organisiert und damit viele Aufgaben in der Arbeitszeit schafft. Wer dann noch flexibel auf unterschiedliche Anforderungen reagiert und die Kosten der Praxis im Blick hat, bekommt die volle Punktzahl in diesem Bereich.

Flexibel ist ein Mitarbeiter dann, wenn er sich auf Neues einstellen kann bzw. Neuem gegenüber aufgeschlossen ist. Jemand, der bereit ist, sich immer wieder auf neue Situationen in der Praxis einzustellen, wird hier sehr gut bewertet werden.

Einsatz und Flexibilität werden sehr hoch eingeschätzt. Dies spiegelt sich in diesen Punkten. Die damit verbundenen Eurobeträge zeigen dies dann auch.

Engagement

Sicher ist diese Überschrift sehr diffus. Sie erklärt sich aus den weiteren Ausführungen jedoch näher. Achtet ein Mitarbeiter darauf, dass Patienten nicht zu lange warten müssen – ob an der Anmeldung oder in anderen Räumlichkeiten? Ist ein Mitarbeiter bereit, das Telefon abzunehmen, auch wenn er nicht dafür eingeplant ist? Alle diese Punkte fließen in die Beurteilung in dieser Spalte ein.

Offerieren von Selbstzahlerleistungen: Vorschlagen einer bestimmten Leistung; Angebot, den Patienten z. B. eine Ozon-Therapie durchzuführen; Angebot, den Patienten eine Vitamin-C-Infusion angedeihen zu lassen, oder die Vergabe eines Termins mit dem Vorschlag, mit dem Herrn oder der Frau Doktor darüber zu reden.

Durchführung besonderer Leistungen: Die Nachfrage zur Durchführung besonderer Leistungen, z. B. Impfungen, bezieht sich auf Dinge wie Vorsorgeuntersuchungen oder Grippeimpfungen. Wird also ein Patient aufgerufen und der Mitarbeiter erkennt, dass eine Vorsorgeuntersuchung möglich ist, so ist es eine Bitte unsererseits, dies dem Patienten zu erklären bzw. bei der Terminvergabe dem Doktor ein Zeichen zu geben: »VO möglich«. Die Frage »Sind Sie schon gegen Grippe geimpft?« gehört zu jedem Patientenkontakt im Winter.

Auch das Einbringen eigener neuer Ideen wird mit Prämienpunkten belohnt. Es ist also sehr sinnvoll, aktiv Verbesserungsvorschläge einzubringen.

Fortbildungen sind in der Regel eine Verpflichtung jedes Arbeitnehmers. Nur hierdurch kann die Arbeitsfähigkeit erhalten bleiben. Wer sich regelmäßig bemüht, interne Ausbildungen durchzuführen oder daran teilzunehmen, wird hier mit Punkten belohnt. Wer sich darüber hinaus auch außerhalb der Praxis bemüht, Fortbildungen zu besuchen, soll dies bitte mitteilen. Nach Durchführung der Fortbildung wird diese dann ebenfalls mit zusätzlichen Punkten belohnt.

Zum Thema Krankheit

Hat ein Teammitglied in den vergangenen 12 Monaten keinen Tag gefehlt, so erhält es pro Monat Bewertungspunkte. Hat es in diesem Zeitraum ein bis vier Tage gefehlt, erhält es ebenfalls Punkte. Hat es mehr als vier Tage gefehlt, so erhält es 0 Bewertungspunkte. Niemand wird mit diesen 0 Punkten bestraft, denn es ist kein Gehaltsabzug!

Dahinter steht, dass die Mitarbeiter, die sich trotz Schnupfen, Husten, Heiserkeit regelmäßig in die Praxis schleppen, belohnt werden (auch hier sei erwähnt, dass dies die Regel in unserem Team ist). Sollte sich in diesem Bereich jemand aufgrund einer Operation oder ernsten Erkrankung benachteiligt fühlen, so bleibt es unbenommen, dies in einem persönlichen Gespräch anzubringen und um eine andere Entscheidung zu bitten.

Das Prämiensystem

Die gesamte Punktzahl ergibt bei einer vollen Arbeitsstelle im Durchschnitt deutlich mehr als ein 13. Monatsgehalt, und dies soll eine besondere Anerkennung aller überdurchschnittlichen Leistungen in unserem Team sein. Die Teilzeitmitarbeiter werden anteilig ihrer Stundenleistung an dieser Prämie beteiligt, die Auszubildenden anteilig im Verhältnis zu ihrem Lehrjahr. Der Wert eines Punktes wird nach dem Umsatz und dem Gewinn der Praxis von mir festgelegt. So sind alle Mitarbeiter direkt am Erfolg der Praxis beteiligt, aber auch am Misserfolg.

Eine zu hundert Prozent gerechte Beurteilung ist in einem subjektiven Bereich nie möglich! Jeder Mitarbeiter, der in irgendeinem Betrieb beurteilt wird, muss wissen, dass in dem Wort *beurteilen* das Wort *Urteil* steckt – und dies ist selbst bei einem Richter eine subjektive Angelegenheit. Um die Bewertung trotzdem relativ gerecht zu machen, hat jeder Mitarbeiter die Chance, sich selbst zu beurteilen.

Der Leistungsbeurteilungsbogen ist nun transparent dargestellt. Sollte dies nicht der Fall sein, so bitte ich, mit konkreten Fragen mich anzusprechen.

Auch dieses System ist nicht perfekt und kann weiterentwickelt werden. Vorschläge sind jederzeit willkommen!

Vielen Dank für die Mühe beim Lesen und beim Einarbeiten in diese Thematik!

Anhand der erzielten Punkte lässt sich nun für jeden Mitarbeiter die entsprechende Prämie errechnen.

Beispiel für die Prämienverteilung:

Praxisgewinn: 100 000 €; Ausschüttung: 8 Prozent = 8000 €

2 Vollzeitstellen, 1 Teilzeitstelle

Vollzeitkräfte:	Frau Meier erreichte	220 Punkte	2508 €
	Frau Schmitz erreichte	330 Punkte	3762 €
Teilzeitkraft:	Frau Dreher erreichte	(300) 150 Punkte	1710 €
Punktwert:	11,40 € (8000 € Gewinn, geteilt durch 700 Gesamtpunkte)		

Anhand der Beispielrechnung wird ersichtlich, dass dieses System erfolgreich und ohne deutliche Mehrkosten für die Praxisleitung umgesetzt werden kann. Voraussetzung ist immer, dass die Mitarbeiterinnen erkennen, dass auch von ihrer Seite gewisse Vorleistungen zu erbringen sind, wollen sie davon profitieren.

Eine Gemeinschaftspraxis mit drei Vollzeit- und vier Teilzeitmitarbeiterinnen hat dieses Prämiensystem umgesetzt. Das Team verzichtete freiwillig auf das 13. Monatsgehalt und die übertariflichen Zulagen. Die Praxisleitung gab daraufhin eine weitere Summe in den Prämientopf. Die Zahlen dazu:

Praxisgewinn: 200 000 €; Ausschüttung: 12 Prozent = 24 000 €

Vollzeitkräfte:	Mitarbeiterin 1 erreichte	200 Punkte	3556 €
	Mitarbeiterin 2 erreichte	350 Punkte	6223 €
	Mitarbeiterin 3 erreichte	290 Punkte	5156 €

Teilzeitkräfte:	Mitarbeiterin 4 erreichte	(200)	100 Punkte	1778 €
	Mitarbeiterin 5 erreichte	(300)	150 Punkte	2667 €
	Mitarbeiterin 6 erreichte	(240)	120 Punkte	2133 €
	Mitarbeiterin 7 erreichte	(280)	140 Punkte	2489 €
Punktwert:	17,78 € (24 000 € Gewinn, geteilt durch 1350 Gesamtpunkte)			

Die Praxisinhaber zahlten diese Bruttosummen mit dem Dezembergehalt aus. Unter dem Strich war das für alle Mitarbeiterinnen ein sehr erfreuliches, positives Ergebnis.

Wie stellte sich jedoch die Rechnung für das Unternehmen dar?

Die Mitarbeiterinnen verzichteten vor der Einführung dieses Systems auf ihre übertariflichen Zulagen und die 13. Monatsgehälter.

$$3 \times 13.\ \text{Gehalt} = 5700\ €$$
$$4 \times 13.\ \text{Gehalt} = 3100\ €$$
$$3 \times \text{Übertarif } 700\ € \text{ im Monat} \times 12 = 9600\ €$$
$$18\,400\ €$$

Da die Praxisleitung 24 000 € ausgeschüttet hatte, musste der Prämientopf noch mit 6600 € bezuschusst werden.

Dafür zahlt man nun für wirklich erbrachte Leistungen und kann zudem noch die Mitarbeiterleistung in bestimmten Bereichen forcieren, so zum Beispiel beim Verkauf von Selbstzahlerleistungen oder dem Anbieten von bestimmten Vorsorgeleistungen!

Unabhängig davon, ob Sie mit einem Prämiensystem einem höheren Umsatz erzielen oder nicht, ist es immer sinnvoll, Geld aus der »eigenen Tasche« in den Prämientopf einzuzahlen. Denn:

> Wer nur mit Erdnüssen zahlt, ist meist von Schimpansen umgeben!

Falls Sie am Personal sparen, sparen Sie an der falschen Stelle. Gute Leute kosten nun einmal Geld und sind nicht »billig« zu bekommen!

Und glauben Sie nicht den Menschen, die behaupten: »Mit Geld kann man nicht motivieren.« Der Satz lautet richtig: »Mit Geld alleine kann man nicht motivieren!« Denn es ist auch eine wichtige Erkenntnis, dass man Motivation nicht kaufen kann!

5 Konfliktfelder in der Führung

Fehlzeiten, bedingt durch Krankheit der Mitarbeiter, sind häufige Konfliktfelder in Unternehmen. Ihre Führung sollte damit strukturiert umgehen und differenzieren.

Führen Sie ein Motivationsgespräch nach jeder Erkrankung der Mitarbeiterin. Dabei sollten Sie zuerst einmal Ihre Freude ausdrücken, dass diese wieder gesund ist und die Krankheit überstanden hat. Bringen Sie auch zum Ausdruck, dass Sie sie vermisst haben und nun alles wieder in gewohnten Bahnen laufen kann. Ihr Ziel sollte es sein, den Start zu erleichtern und klarzumachen, dass Sie froh sind, die Kollegin wieder im Team zu haben.

Fragen Sie nach den Ursachen der Erkrankung. Bedenken Sie jedoch dabei, dass Ihre Mitarbeiterin nicht darüber reden muss! Sollten die Ursachen zur Sprache kommen, schauen Sie genau hin, ob es betriebsbedingte Gründe sein könnten. Dies sind dann häufig wiederkehrende Problemfelder! Achten Sie besonders auf zwischenmenschliche Herausforderungen im Team. Es können jedoch auch technische Ursachen wie Arbeitsmittel, Bildschirme, Sitzmöbel etc. sein.

Nehmen Sie sich ausreichend Zeit für dieses Gespräch, und falls es erforderlich sein sollte, bieten Sie ggf. einen langsamen Wiedereinstieg an!

Sollte die Krankmeldung nach Ihrer Meinung aus einem anderen Grund als einer wirklichen Erkrankung erfolgt sein, ist das für jede Führung eine echte Herausforderung. Gerade in kleineren Teams muss die tägliche Routine dann auf andere Schultern verteilt werden. Das kann zu vielen Spannungen führen.

Erscheint die Mitarbeiterin wieder in der Praxis, führen Sie selbstverständlich zuerst einmal ein Gespräch mit ihr. Beginnen Sie in jedem Fall ohne anzuklagen oder Schuld zuzuweisen und schildern Sie Ihrer Mitarbeiterin lediglich Ihre persönlichen Wahrnehmungen (Ich-Botschaft, keine Du-Botschaft). Seien Sie sehr konkret dabei und nennen Sie Fakten. Sagen Sie zum Beispiel anstatt: »Durch Ihr häufiges Fehlen in letzter Zeit ...« besser ganz konkret: »Sie haben sich in diesem Jahr bereits sechs Mal krank gemeldet. Das waren insgesamt 16 Fehltage. Das ist für unser gesamtes Team ein ziemliches Problem.« Fragen Sie nun nach den Ursachen für dieses häufige Fehlen. Ich habe es selbst häufiger erlebt, dass Mitarbeiter unumwunden zugegeben haben, dass die Abwesenheit andere Ursachen hatte.

Fragen Sie nun nach, wie sie sich ihr Verhalten in Zukunft vorstellt. In der Regel werden Sie dann hören, dass die Mitarbeiterin sich nur dann wirklich krank melden wird, wenn das den Tatsachen entspricht.

Halten Sie das Ergebnis der Besprechung schriftlich fest und kündigen Sie an, dass ein Fehlverhalten in Zukunft Konsequenzen haben wird. Dabei müssen Sie noch nicht konkret werden.

Erkennen Sie keine Änderung im Verhalten und fehlt die Mitarbeiterin trotzdem immer wieder, ist selbstverständlich ein weiteres Gespräch erforderlich. Dieses sollte wie zuvor geführt werden, jedoch mit dem Unterschied, dass Sie einen weiteren Gesprächstermin in drei oder vier Wochen mit ihr vereinbaren. Darüber hinaus kündigen Sie im Falle der Nichteinhaltung der Vereinbarung Sanktionen an. Diese können die Vorlage einer Arbeitsunfähigkeitsbescheinigung vom ersten Tag an sein oder eine Abmahnung.

Ändert sich das Verhalten trotz aller Maßnahmen nicht, ist eine Abmahnung unumgänglich. Falls diese auch nicht fruchtet, müssen Sie in jedem Fall kündigen.

Wichtig: Sammeln Sie in jedem Fall Zahlen, Daten und Fakten, auf allen drei Stufen. Führen Sie von allen Gesprächen auf der Stufe 2 und 3 Protokolle, die Sie sich von Ihrer Mitarbeiterin jeweils unterschreiben lassen. Eine Kopie des Protokolls erhält die Mitarbeiterin. Das wird Ihre Chancen bei arbeitsgerichtlichen Vorgängen deutlich verbessern!

Kündbar kann ein Arbeitsverhältnis auch wegen Krankheit sein:
- Bei häufigen Kurzerkrankungen
- Bei einer hohen Summe von Fehlzeiten, die jeweils über einen längeren Zeitraum gehen

Voraussetzung für eine krankheitsbedingte Kündigung ist:
- Eine negative Gesundheitsprognose, denn es ist davon auszugehen, dass auch zukünftig mit hohen Fehlzeiten zu rechnen ist
- Wirtschaftlicher Schaden durch Fehlzeiten, beispielsweise erhöhte Aufwendungen, um eine Vertretung zu organisieren, oder teurer Zukauf externer Dienstleistungen

6 Patientenorientierte Praxisführung

Patientenorientierung bedeutet, dass Sie und Ihre Mitarbeiterinnen konsequent und kompromisslos im Handeln und Denken den Patienten in den Mittelpunkt stellen. Nicht darüber nachzudenken, was für die Praxis das Beste ist, sondern was das Beste für den Patienten ist.

Es ist deutlich teurer und aufwändiger, neue Patienten zu gewinnen, als Stammpatienten zu halten. Denn es gibt für niedergelassene Ärzte nur wenige Werbemöglichkeiten. Stammpatienten mit einer patientenorientierten Praxisführung zufrieden zu stellen ist dagegen eine relativ einfache Maßnahme. Viele Patienten, die mit dem Praxisteam unzufrieden sind, wechseln die Praxis. Das merkt man häufig leider viel zu spät, um zu reagieren. Ein Anruf, um sie erneut zu gewinnen, hilft in der Regel nicht, denn mit ziemlicher Sicherheit haben die Patienten bis dahin jemand anderes gefunden und zu ihm oder zu ihr Vertrauen gefasst.

Zufriedene Patienten sind Multiplikatoren. Das effektivste Werbemedium einer Arztpraxis sind zufriedene oder noch besser begeisterte Patienten, die mit der Leistung des Praxisteams zufrieden sind.

> **Machen Sie Ihre Patienten zu Ihren Außendienstmitarbeitern!**

Leider sind auch unzufriedene Patienten Multiplikatoren, und zwar in noch höherem Maß als die zufriedenen. Das liegt am Wesen der Menschen, die eher bereit sind, über negative Dinge zu berichten als über Positives. Hören Sie sich einmal die Gespräche von Patienten in den Wartezimmern an: Hauptthema sind Krankheiten und Katastrophen, eigene oder fremde. Mit diesen Geschichten stehen die Menschen im Mittelpunkt des Interesses!

Oder besuchen Sie eine Party bzw. eine Tagung. Diejenigen, die vorher im Stau gestanden haben, werden ihre Erlebnisse in epischer Breite jedem erzählen. Sind sie jedoch reibungslos zum Zielort gekommen, ist das keine Silbe wert. Die Journalisten nennen das: »Bad news are good news!«

Daher werden besonders die Patienten, die unzufrieden mit dem Service einer Praxis sind, das bei jeder sich bietenden Gelegenheit weitertragen.

Der Preis einer Non-GKV-Leistung wird von zufriedenen Stammpatienten eher akzeptiert werden als von Patienten, die zum ersten Mal bei Ihnen sind. Auch Patienten, die tendenziell unzufrieden mit dem Praxisteam waren, werden kaum bereit sein, Geld für Non-GKV-Leistungen in dieser Praxis zu investieren.

Daher:

> »Geben Sie dem Kunden (Patienten) das Gefühl,
> ... dass Sie ihm zuhören.
> ... dass Sie ihn verstehen.
> ... dass Sie ihn sympathisch finden.
> ... dass Sie ihn respektieren.
> ... dass Sie ihm behilflich sein können.
> ... dass Sie ihn schätzen und achten.«
>
> *Michael Baber*
> *Integrated Business Leadership Through Cross Marketing*

Es gibt grundsätzlich drei Möglichkeiten, die Ihr Patient erleben kann:

1. **Er erhält weniger Service und Dienstleistung in Ihrer Praxis, als er erwartet.**
   In diesem Fall wird er bei nächster Gelegenheit die Praxis wechseln, denn er wird keinen Grund darin sehen, bei Ihnen zu bleiben.

2. **Er erhält genau das, was er erwartet.**
   Er wird mit Ihnen und Ihrem Team zufrieden sein. Weiterempfehlen wird er Sie kaum, denn Sie haben ihn nur zufrieden gestellt. Unter Umständen wird er sogar die Praxis wechseln, wenn er ein gleich gutes oder sogar besseres Angebot erhält.

3. **Er bekommt wesentlich mehr Service und Dienstleistung, als er erwartet.**
   Termine werden weitgehend eingehalten, das Praxisteam ist zuvorkommend und herzlich. Er spürt, dass er in der Praxis willkommen ist und dass man sich freut, wenn er zur Türe hereinkommt. In diesem Fall wird er Ihre Praxis bei jeder Gelegenheit loben und der beste Multiplikator für Sie werden. Auf keinen Fall wird er wechseln, denn er ist ein überzeugter und begeisterter Patient!

> **Zufriedene Patienten genügen uns nicht, wir brauchen »Fans« der Praxis!**

Top Service beginnt an der Rezeption und ist leider nicht selbstverständlich. Mürrische, unzufriedene Mitarbeiterinnen oder die herrische Erstkraft sind auch heute noch anzutreffen. Die Anmeldung ist jedoch der erste Anknüpfungspunkt für neue Patienten und daher eine entscheidende Stelle in jeder Praxis. Das Urteil neuer Patienten entscheidet sich in den ersten Sekunden ihrer Anwesenheit. Herrschen Hektik und Chaos oder sieht er lange Warteschlangen, schließt der Patient damit auf die medizinische Qualität der Praxis.

> **Für den ersten Eindruck gibt es keine zweite Chance!**

Es ist ratsam, die Anmeldung nur von einer versierten Praxisassistentin managen zu lassen. Die Auszubildende im ersten Ausbildungsjahr gehört nicht an die Anmeldung. Bestenfalls kann sie assistieren.

Aussagen wie »Das geht nicht!« oder »Das können wir nicht!« dürfen in Ihrer Praxis nicht fallen. Es gibt immer einen Weg, den Patienten entgegenzukommen oder Alternativen anzubieten. Außerdem sollten Ihre Mitarbeiterinnen in der Lage sein, positiv zu formulieren.

Unterbleiben sollte:	Die Alternative:
»Das weiß ich nicht, da müssen Sie den Chef fragen.«	»Ich werde mich für Sie informieren.«
»Am Mittwoch haben wir keinen Termin frei.«	»Wir haben am Donnerstag noch zwei Termine für Sie frei.«
»Ich habe im Moment keine Zeit.«	»Ich bin gleich für Sie da.«
»Ich bin hier nicht zuständig.«	»Frau xy hilft Ihnen gleich weiter.«
»Ich kann nichts dafür, dass Sie warten müssen.«	»Ich überlege, wie ich Ihnen helfen kann.«
»Ich weiß nicht, ich habe keine Ahnung.«	»Ich werde mich gleich informieren.«
»Rufen Sie doch später noch einmal an.«	»Ich rufe gleich zurück, wann passt es Ihnen?«
»Gehen Sie nach hinten durch.«	»Nehmen Sie bitte vor Raum xy Platz.«
»Frau xy, ins Sprechzimmer.«	»Frau xy, gehen Sie bitte zum Sprechzimmer.«
»Sie dürfen schon einmal Platz nehmen.«	»Nehmen Sie bitte in Sprechzimmer 1 Platz.«
»Wir können nicht zaubern.«	»Sie sehen ja, im Moment ist bei uns viel los. Ich bin trotzdem gleich für Sie da.«
»Das hat mich noch kein Patient gefragt.«	»Eine interessante Frage, ich muss darüber nachdenken.«
»Das hat uns noch kein Patient gesagt.«	»Das ist interessant, ich werde sehen, was wir für Sie tun können.«

Für eine professionelle Kommunikation ist der Ausspruch »Sie haben mich nicht richtig verstanden« ebenfalls wenig hilfreich. Wesentlich besser ist: »Ich habe mich wohl unklar ausgedrückt.« Es ist im Interesse einer funktionierenden Kommunikation unwichtig, wer die Schuld an Missverständnissen trägt. Wichtig ist einzig und allein das Ergebnis der Kommunikation, und dafür benötigen wir einen zufriedenen Patienten!

> »Der Erfolg Ihres Unternehmens wird von zwei Faktoren
> bestimmt: Von den Kunden und von dem Produkt.
> Wenn Sie sich um den Kunden bemühen, kommt er zurück.
> Wenn Sie sich um Ihr Produkt kümmern, kommt es nicht
> mehr zurück.
> So einfach ist das und doch so schwer.«
>
> *Richard Whiteley*

Daher wird jeder Patient aktiv zur Kenntnis genommen, denn jede Kommunikation beginnt mit der Wahrnehmung! Häufig betritt der Patient jedoch eine »Wuschel-kopfpraxis«. Beim Eintreten ist das Einzige, was er von den Mitarbeiterinnen an der Anmeldung erkennen kann, die Haarpracht. Die Blicke sind streng nach unten auf den Schreibtisch gerichtet. Man agiert nach dem Motto »Wer hochschaut, hat verloren«, denn dann muss man den eintretenden Patienten bedienen!

Es genügt jedoch schon ein kleines Lächeln der Mitarbeiterin, auch wenn sie gerade telefonieren sollte, um eintretenden Patienten zu signalisieren: »Sie sind bei uns willkommen. Schön, dass Sie da sind.« Lächeln ist ein entscheidendes Instrument der Kontaktaufnahme für alle Teammitglieder. Lächeln bedeutet:

- Ich bin dein Freund.
- Du kannst ganz beruhigt und entspannt sein.
- Du kannst dich auf mich verlassen.
- Schön, dass du da bist.
- Ich finde dich gut.
- Ich mag dich.

> »Wer nicht lächeln kann, darf keinen Laden aufmachen.«
>
> *Chinesisches Sprichwort*

Kennt die Mitarbeiterin den Namen des Patienten, spricht sie ihn gleich damit an. Für den Patienten bedeutet das: Ich muss wichtig sein, denn nur von wichtigen Menschen merkt man sich den Namen!

Falls Sie professionellen Umgang mit Kunden kennenlernen wollen, achten Sie bei einem Ihrer nächsten Hotelaufenthalte auf die Begrüßung des Personals. In allen guten Hotels ist der Service an der Rezeption vorbildlich!

> »Wir können unsere Vertriebsleistung im Inland um 25 Prozent steigern, wenn sich alle Beschäftigten angewöhnen, jeden Kunden, den sie sehen, freundlich zu begrüßen.«
>
> *Hilmar Kopper*
> *Aufsichtsratsvorsitzender der Deutschen Bank*

Jeder Patient bekommt die volle Aufmerksamkeit. Was nichts anderes bedeutet, als dass der Patient während des Gesprächs die absolute Nummer eins ist. Nebentätigkeiten wie Schreibarbeiten oder Telefonieren müssen unterbleiben! Der richtige Umgang mit dem Telefon wird später beschrieben.

Jede Routinefrage wird ernst genommen. Es ist unprofessionell, auf Fragen, die für die Mitarbeiterin selbstverständlich sind, herablassend zu antworten. Es gibt nämlich keine dummen Fragen – aber leider jede Menge dumme Antworten.

»Fräulein xy, brauchen Sie heute meine Chipkarte?«

»Aber Herr Sowieso, die haben Sie doch in diesem Quartal schon abgegeben!« (Sie Dummer!)

Bitte und Danke – diese Zauberworte gestalten jegliche Kommunikation sympathischer, angenehmer und zeugen von Respekt für den Gesprächspartner. Eine Unterhaltung, die so geführt wird, zeigt dem anderen eine hohe Akzeptanz seiner Person!

Die Frage »Waren Sie schon einmal in unserer Praxis?« kränkt jeden Stammpatienten. Ihre Mitarbeiterinnen können aber beileibe nicht jeden Patienten wiedererkennen, der jemals in der Praxis war. Hat die Angestellte keine Möglichkeit, durch Karte oder PC festzustellen, ob es sich um einen neuen Patienten handelt oder nicht, klingt es für einen Stammpatienten deutlich besser, wenn sie fragt: »Wann waren Sie das letzte Mal in unserer Praxis?« Neue Patienten werden sich nach dieser Frage als solche vorstellen.

Jede Beschwerde muss ernst genommen werden. Wir wissen aus Untersuchungen, dass nur jeder Zehnte, der Anlass zu einer Beschwerde hat, diese auch anbringt. Angst, sich lächerlich zu machen, und das Gefühl, doch nichts am Zustand ändern zu können, hindern die meisten Patienten an Kritik. Sie sollten dem Menschen, der sich beschwert, hohen Respekt zollen. Er spricht aus, was viele denken!

> »Der Widerspruch ist es, der uns produktiv macht.«
>
> *Johann Wolfgang von Goethe*

Sie erhalten durch die Beschwerde eine Möglichkeit, einen wenig produktiven Zustand zu verbessern.

Der Beschwerdeführer rechnet damit, eine Antwort im gleichen Stil und Ton zu bekommen, in dem er die Beschwerde angebracht hat. Darin liegt eine Chance für das Team. Durchbrechen Sie also die erwartete Reaktion des Patienten! Erst kurz schlucken, um sich zu fassen. Danach in aller Freundlichkeit erklären, dass man Verständnis hat und den Zustand ändern wird.

Alle Beschwerden sollten in folgender Reihenfolge behandelt werden:

1. Zuhören, ohne zu unterbrechen, ist Pflicht. Unterbricht man den Beschwerdeführer, kann die Situation eskalieren!

2. Danach mit eigenen Worten die Beschwerde noch einmal zusammenfassen und Verständnis zeigen. Sie werden überrascht sein, wie häufig viele Patienten bei einer Zusammenfassung positiver reagieren. Etwa so: »Nein, so habe ich das nicht gemeint!«

3. Vorschläge machen, wie man dem Beschwerdeführer entgegenkommen kann.

Auf gar keinen Fall sollte die Mitarbeiterin auf ihre eigenen Probleme aufmerksam machen:

- »Ich kann Sie ja verstehen, aber ich bin heute alleine an der Anmeldung.«
- »Ich kann auch nichts dafür, dass Sie warten müssen.«
- »Wir haben heute so viel zu tun.«
- »Das kommt durch die Grippewelle, wir sind völlig überfordert.«

Jede Einzelne dieser Ich-Botschaften spiegelt lediglich die wenig perfekte Organisationsstruktur. Darüber hinaus wird keine einzige Antwort den Patienten interessieren. Das Einzige, was ihn wirklich interessiert, ist die Lösung seines Problems!

Ein deutscher Unternehmer, Claus Wisser, hat es auf den Punkt gebracht: »Besonders allergisch reagiere ich, wenn einer meiner Mitarbeiter vom Kunden erwartet, dass dieser Verständnis für seine Probleme haben soll, statt dass er die Probleme des Kunden löst.«

Mir ist es vor einiger Zeit bei einer Veranstaltung in einem Tagungshotel passiert, dass ein Teil meiner Gäste zu Mittag keinen gedeckten Tisch vorfand. Auf meine Anfrage beim Personal, was man da machen könne, erhielt ich zur Antwort: »Bei mir ist nur für 50 Personen bestellt worden.« Das hat nun meine Frage überhaupt nicht beantwortet. Mit der Antwort »Eine dumme Situation, ich kann Sie verstehen. Ich kümmere mich gleich darum, dass alle Gäste einen Platz bekommen!« wäre ich mit Sicherheit absolut zufrieden gewesen!

Bei unsachlichen oder unklaren Beschwerden reagiert man am besten mit einer Gegenfrage, u. a. damit der Beschwerdeführer konkret wird: »Wie würden Sie das machen?« Oder: »Was schlagen Sie vor?« Mit diesen Fragen machen Sie den Beschwerdeführer erst einmal wichtig, nehmen ihn ernst und beziehen ihn in den Prozess mit ein.

Manche Beschwerden sind so unsachlich, dass man am liebsten selbst »in die Luft gehen« möchte. Spürt man den Ärger derart in sich hochsteigen, hilft es, sich zu dissoziieren. Man stellt sich vor, dass man von außen auf sich selbst in dieser Situation hinabsieht und sich einen guten Rat gibt, was man nun klugerweise tun sollte. Diese Technik ist in allen Situationen überaus hilfreich, wenn man befürchtet, dass Konflikte außer Kontrolle geraten können!

> »Handle klug, auch wenn du unklug behandelt
> wirst!«
>
> *Laotse, Tao Te King*

Ein anderes Negativbeispiel soll zeigen, wie man es auch nicht machen sollte. Ein Patient kommt zur Anmeldung und betont laut und deutlich, dass er trotz eines Termins nun schon über eine Stunde im Wartezimmer verbracht hat. Die resolute Erstkraft in jovialem Ton: »Aber Herr xy, wollen wir denn so kurz vor Feierabend anfangen zu lügen?«

Diskretion ist Pflicht für das gesamte Team. Darum gehören in den Anmeldebereich keine Stühle für wartende Patienten. Die Tür zum Wartezimmer muss immer geschlossen bleiben. Um den Kontakt zu den Wartenden nicht zu verlieren, ist es sinnvoll, eine Glastür mit Schließmechanismus einzubauen.

7 Praxisorganisation

Arztpraxen bestehen im Wesentlichen aus zwei Kompetenz- und Verantwortungsbereichen, die aus Zuordnungsgründen weiter unterteilt werden.

Der Servicebereich

■ Praxissteuerung oder Tagesmanagement
Diese zentrale und wichtigste Stelle der Praxis muss von einer versierten Kraft besetzt sein. Es ist die Stelle, die den ersten Patientenkontakt herstellt, sei es direkt oder am Telefon. Die Tagesmanagerin nimmt Anrufe entgegen und führt das Zeitmanagement, also Terminplan im PC und Warteliste. Sie ist für Ihre Fragen die erste Anlaufstelle. Sie darf daher die Anmeldung nicht verlassen, um andere Aufgaben wahrzunehmen.
  Elektronische Terminplaner wirken bei der Terminplanung nicht nur professioneller, sie sind es auch! Nur mit elektronischer Terminvergabe kann ein internes Callcenter eingerichtet werden, auch wenn man dieses nur stundenweise betreibt. Nur die elektronische Vergabe von Terminen ermöglicht es, Behandlungsketten zu definieren und Ressourcen (Räume, Geräte, Behandler) genau zu verplanen (siehe Kapitel *Das Terminsystem*).

■ Bei Gemeinschaftspraxen ist es häufig zweckmäßig, zwei Steuerungskräfte routinemäßig an der Anmeldung zu haben. Es muss dann genau definiert werden, wer welchen Arzt steuert. Die Tagesmanagerin dirigiert die Patientenströme durch die Praxis. Sie kann aufgrund ihrer Funktion Anweisungen an andere Teammitglieder geben!

In größeren Praxen oder Zentren wird die Tagesmanagerin alleine mit dem Managen der Praxisabläufe überfordert sein. Ihre Assistentin wird sie bei folgenden Aufgaben unterstützen: Karteikarten ziehen (falls noch vorhanden) und einsortieren, Räume besetzen, Räume vorbereiten etc.

■ Ein internes Callcenter ist für größere Praxen ein Muss. Die telefonische Erreichbarkeit wird deutlich verbessert und es können Büroarbeiten erledigt werden. Werden die Praxen noch größer, wird hier die gesamte Praxisverwaltung durchgeführt: Formularwesen, Materialwirtschaft, Qualitätsmanagement, Privatabrechnung, GKV-Abrechnung, Ablage bzw. elektronische Archivierung, Post, Kassenbuch, Schreibarbeiten (Zuweiserberichte) etc.

Der medizinische Bereich

■ Assistenz
Die Assistenz kann sich auch auf die ärztlichen Verrichtungen beziehen, so z. B. bei Operationen, Ergometrien, Gastroskopien etc. Bei einigen Fachrichtungen kann zudem eine direkte Assistenz im Sprechzimmer/Behandlungsraum sehr sinnvoll sein. Diese Fachgruppen benötigen keine unbedingte Diskretion im Arzt-Patienten-Gespräch (z. B. HNO-Ärzte, Orthopäden, Chirurgen etc.).

■ Therapie und Diagnostik
Dieser Arbeitsbereich umfasst z. B. die physikalische Therapie, Injektionen, Verbände, Infusionen, EKG, Langzeit-EKG, Blutdruckmessung, Röntgen, Allergietestungen oder Lungenfunktionsprüfungen. Diese medizinischen Verrichtungen kann die Mitarbeiterin weitgehend selbstständig ausführen.

Die Bereiche haben selbstverständlich im Rahmen ihrer Tätigkeit eine eigene Führungsfunktion, also den Kompetenzbereich, einen Entscheidungsspielraum sowie das Recht auf Initiative innerhalb des Kompetenzbereiches.

■ Der Schulungsbereich
Eine Tätigkeit mit Zukunft. Es gilt, die Selbstverantwortung der Patienten zu verbessern und den Umgang mit Medikamenten (Devices) zu optimieren. Einige Schulungen werden im Rahmen der DMPs vergütet. Andere sind im Selbstzahlerbereich angesiedelt. Viele Praxen arbeiten in diesem Gebiet mit Teilzeitkräften. Andere, wie z. B. diabetologische Schwerpunktpraxen, benötigen eine kontinuierliche Unterstützung durch Schulungskräfte (Diät- oder Diabetes-Assistenten).

Das Schaffen von Kompetenz- und Verantwortungsbereichen ist die unabdingbare Voraussetzung für eine funktionierende Praxisorganisation und ein effizientes Qualitätsmanagement! Ein Verzicht auf diese Struktur bedeutet immer Organisation per Zufall.

> Fehlen Stellenbeschreibungen, machen alle entweder alles oder nichts.
> Die Folge: 20 Prozent der Aufgaben werden doppelt erledigt und 20 Prozent gar nicht bearbeitet.

Einige Beispiele:

1. Die Anmeldung ist nicht besetzt, weil z.B. die Uhr für die BSG im Labor geklingelt hat.
   - Folge eins: Zwei Patienten warten einige Minuten an der Anmeldung. Vielleicht sogar ein neuer Patient, der behandelt werden möchte.
   - Folge zwei: Das Telefon klingelt einige Male und verstummt dann wieder.
   - Folge drei: Der Arzt fragt durch die Rufanlage nach einem Formular. Da ihn niemand hört, kommt er persönlich nach vorn. Er trifft auf dem Flur eine Mitarbeiterin an, die sich jedoch für nicht zuständig erklärt, da sie ja vorwiegend andere Dinge zu erledigen hat.
2. Die Praxis benötigt bei einem Notfall den Defibrillator. Ein seltener Fall, Gott sei Dank. Wenn er jedoch eintritt und das Gerät nicht einsatzbereit ist, eine Katastrophe!
3. Bei Hausbesuchen stellt der Arzt fest, dass einige Ampullen in der Tasche fehlen, die er zur Behandlung des Patienten dringend benötigt.
4. Ein Patient soll untersucht werden, aber wichtige Untersuchungsgeräte liegen nicht bereit.

Die Liste könnte noch seitenweise ergänzt werden. Solche organisatorischen Mängel sind mit definierten Kompetenz- und Verantwortungsbereichen oft vermeidbar. Stellenbeschreibungen helfen außerdem dabei, den erforderlichen Personalstand zu bestimmen. Falls Stellen oder Funktionen nicht ausgelastet sind, können Aufgaben aus anderen Bereichen und/oder neue Aufgaben (Patientenschulungen o. a.) dazugenommen werden.

Die Bereiche können einer »Jobrotation« unterworfen werden. Die Vorteile für die Praxis:

■ Die Mitarbeiterinnen sind vielseitiger einsetzbar, was z. B. im Krankheitsfall ein großer Vorteil ist.

■ Die Praxis ist weniger abhängig von Einzelnen. Kündigt eine Mitarbeiterin, sind andere über die Abläufe des Bereiches gut informiert.

■ Das Bereichsdenken der Mitarbeiterinnen wird verhindert, sie bekommen mehr Verständnis für die Arbeit der anderen.

Ich habe häufig Fälle erlebt, in denen Mitarbeiterinnen über Jahre ausschließlich für das Labor zuständig waren. Jeglicher Bezug zu anderen Bereichen wie z. B. der Anmeldung ging verloren. Es zählte einzig und allein der betreute Bereich. Verständnis für andere Tätigkeiten war von diesen Mitarbeiterinnen nicht zu erwarten!

Sinnvoll ist eine Rotation im Wochentakt. Sie sollte nach Neigung der Mitarbeiterinnen asymmetrisch durchgeführt werden. Es ist nicht zweckmäßig, eine Kollegin, die lieber im Labor arbeitet, zwei Wochen an der Anmeldung zu beschäftigen. Sie arbeitet sinnvollerweise vier Wochen im Labor und nur einige Tage als Tagesmanagerin.

In größeren Zentren ist eine Rotation zwischen dem medizinischen und dem Servicebereich häufig nicht mehr möglich. Die Tätigkeiten sind zu speziell und in beiden Bereichen zu anspruchsvoll geworden. So wird man in einem Medizinischen Zentrum eine Assistentin in der Endoskopie kaum noch an die Anmeldung (Servicebereich) setzen können oder wollen. Umgekehrt gilt das selbstverständlich genauso!

Erstkräfte werden bei einem System mit definierten Verantwortungsbereichen in Organisationen mit bis zu vier oder fünf Stellen überflüssig. An ihre Stelle tritt die Teamarbeit. Echte Teams arbeiten mit höherer Motivation und man kontrolliert und motiviert sich gegenseitig. Die Effizienz ist deutlich besser als die einer hierarchisch strukturierten Organisation. Dieses Wissen aus der Industrie kann auch für Arztpraxen genutzt werden. Das Stichwort ist *Lean Management*, also Abschaffung von (überflüssigen) Führungsebenen. Selbst im modernen Krankenhaus-Management ist das erkannt worden. Die Funktion der Oberschwester ist in einigen Häusern nicht mehr vorgesehen!

In Teams bilden sich durch die Herausforderungen und die Möglichkeiten des selbstständigen Arbeitens und Mitdenkens häufig Führungskräfte heraus. Sie entwickeln eigene Ideen und begeistern damit das gesamte Team. Führung muss also nicht zwangsläufig von übergeordneten Stellen kommen, zumindest nicht in Teamstrukturen!

Hierarchien sind besonders in großen Unternehmen sehr nützlich, da sie Autorität und Macht strukturieren sowie Verantwortung für die einzelnen Mitarbeiter definieren. Sie haben jedoch einen entscheidenden Schönheitsfehler:

Jede Hierarchie neigt zur Erstarrung.

Jede/jeder Vorgesetzte in Hierarchien wird sehr häufig die eigene Position stärken und absichern. Ich habe dieses Verhalten bei Erstkräften öfter beobachten können. Die Absicherung ihrer Position und ihrer Kompetenzen war ihnen wichtiger als die Effizienz der Praxisorganisation. Man blockierte sinnvolle Änderungen am Terminsystem oder war nicht bereit, z. B. die elektronische Karteikarte einzuführen. In einem Fall beispielsweise war es die Aufgabe der Erstkraft, die Ziffern in die Karte zu schreiben und später die Dokumentation von der Karte in den Computer zu übertragen. Beim neuen System hätten die Ärzte die Dokumentation während der Konsultation vollständig selbst erledigen können. Die Vision permanenter Verbesserung der Praxisorganisation war für diese Erstkraft zweitrangig. Leider verzichtete der Arzt auf die Verbesserung der Prozessqualität, um seine Angestellte nicht zu verärgern!

Erstkräfte werden selten das System an sich in Frage stellen. Kreativität und Innovationen sind daher von streng hierarchisch geführten Organisationen nicht immer zu erwarten!

Der Verzicht auf die Erstkraft bedeutet zudem auch, nicht mehr von ihr abhängig zu sein. Verlassen Erstkräfte die Praxis, entsteht häufig eine Lücke, die nur schwer wieder zu schließen ist, da sie ihr Know-how mitnehmen. Häufig haben diese Mitarbeiterinnen ihr Wissen mit niemandem geteilt, um ihre Position zu festigen.

Erstkräfte sind durch ihr »Herrschaftswissen« sehr dominant. Der Rest des Personals hat in der Regel kein Interesse an Eigeninitiative, denn dafür wird ja die Erstkraft bezahlt. Warum sollte eine junge engagierte Mitarbeiterin sich für die Praxis einsetzen? Im Gegenteil, sie wird über kurz oder lang das Unternehmen verlassen, weil es für sie auf Dauer unbefriedigend ist, nur als Befehlsempfänger zu fungieren!

Sucht Ihre Praxis Personal, werden Sie häufig Absagen von qualifizierten Bewerberinnen bekommen, da diese sich einer Erstkraft nicht unterordnen wollen! Gerade in diesen Praxen höre ich häufig die Klage, dass heutzutage kein gutes Personal mehr zu finden sei.

Daher: Echtes Teamwork ist effizienter, denn wer alleine arbeitet, addiert. Wer zusammenarbeitet, multipliziert!

Teamwork:
Schneeflocken sind zart und zerbrechlich.
Aber sieh nur, was sie erreichen, wenn sie zusammenhalten!

Dieses neue Organisationsprinzip funktioniert jedoch nur, wenn Arzt oder Ärztin die Fähigkeit haben, zu managen bzw. zu führen. Ich kenne einige Mediziner, die dazu absolut nicht in der Lage sind. Sie wollen die Praxisleitung gar nicht übernehmen. In diesem Fall ist eine Leitungskraft natürlich unumgänglich. Um dem Teamcharakter näherzukommen, ist es sinnvoll, diese Kraft dann »Teamleiterin« zu nennen. Diese sollte auch dazu fähig sein, kreativ neue Ideen zu entwickeln und das Team von den Vorteilen zu überzeugen.

In größeren Praxen oder Zentren ist die Positionierung einer Praxismanagerin ebenfalls unumgänglich. Diese Zentren haben wie beschrieben in der Regel die Bereiche des Service, also Anmeldung, Callcenter und Verwaltung, vom medizinischen Bereich getrennt.

Arzt-Patienten-Kommunikation

Der größte Teil der Arbeitszeit fast aller Ärzte wird durch Gespräche mit ihren Patienten ausgefüllt. Leider werden sie in der Ausbildung darauf wenig oder gar nicht vorbereitet! Lange Gesprächszeiten, tendenziell unzufriedene Patienten und mangelnde Compliance sind daher häufig die Folge. Gerade die oft unnötig langen Gespräche machen den ärztlichen Alltag nicht leichter. Denn einfach nur die Zeitspanne auszudehnen und dann zu glauben, so die Patientenzufriedenheit zu steigern, ist ein absoluter Trugschluss. Zeit mit Zuwendung gleichzusetzen, ist keine erfolgreiche Gleichung. Effektive Gespräche und zufriedene Patienten werden eher mit bestimmten Techniken, bewusstem, nützlichem Sprachgebrauch oder echter Zuwendung erzielt. Dazu später mehr!

Häufig beobachte ich bei Praxisberatungen durchschnittlich sehr lange Gesprächszeiten. Dagegen kenne ich auch viele erfolgreiche Mediziner, die nur vier bis sechs Minuten benötigen. Wohlgemerkt, das ist ein Durchschnittswert! Es sind darin sowohl Zehn-Minuten-Gespräche wie auch die Injektion in der Kabine enthalten. Die Qualität der Kommunikation ist dennoch hoch. In einigen Fällen habe ich Patientenbefragungen durchgeführt. Die Ergebnisse waren für diese Ärzte durchweg positiv.

Bei 60 Patienten am Tag bedeutet das:

> Falls Sie die Konsultationsdauer um zwei Minuten pro Patient reduzieren, können Sie ca. zwei Stunden am Tag einsparen.

Vielleicht ergibt sich damit die Möglichkeit, mehr Non-GKV-Leistungen anzubieten oder einfach nur mehr Zeit für Ihre Familie oder Ihr Hobby zu gewinnen.

Wichtig: Ziel ist nicht, Kontaktzeiten um jeden Preis zu reduzieren, sondern relativ kurze Gespräche bei hoher Effizienz und Akzeptanz der Patienten zu erreichen!

Enid Balint hat zu diesem Thema ein Buch veröffentlicht mit dem Titel: »Fünf Minuten pro Patient« (Enid Balint und J. S. Norell, Fünf Minuten pro Patient, Herausgeber Alexander Mitscherlich, Suhrkamp Verlag, ISBN 3-518-07278-1).

Darin kommt die Meinung zum Ausdruck, dass für ein Gespräch mit Patienten fünf Minuten ausreichten. Alle längeren Gespräche seien nur Zeitverschwendung und brächten keinen therapeutischen Erfolg.

Balint nennt diese Größe für das psychotherapeutische Gespräch in der ärztlichen Allgemeinpraxis! Um wie viel schneller sollte die Behandlung von Bagatellerkrankungen oder Routinekontrollen bei chronischen Erkrankungen vonstatten gehen!

Einer Tatsache begegne ich als Praxisberater immer wieder. Mediziner, welche einen langen Arbeitstag haben, haben in der Regel auch lange Kontaktzeiten. Hier gilt der Spruch: »Eine Arztfrau ist eine Witwe, deren Mann noch nicht gestorben ist.«

1 Die Organisation der Konsultation

1.1 Die Untersuchungsliege

Jedes Sprechzimmer benötigt eine Untersuchungsliege – das gilt zumindest für den Hausarzt, nicht für alle Fachärzte. Ich finde häufig schöne und elegante Sprechzimmer vor, die leider über keine Liege verfügen. Neben dem Sprechzimmer befindet sich in diesen Fällen häufig ein Untersuchungsraum mit Liege. Lange Wege sind dadurch vorprogrammiert.

Bei einigen Beratungen habe ich folgende Situation erlebt: »Frau xy, gehen Sie bitte nach nebenan und machen Sie sich schon mal frei.« Leider war der Untersuchungsraum besetzt! Eine Verzögerung war daher unumgänglich.

1.2 Zwei Sprechzimmer nutzen

Wie im Kapitel *Raumnutzung und Praxisablauf* später beschrieben, sollten Sie über mindestens zwei Sprechzimmer verfügen. Vor dem Wechseln des Raumes sollte das freie Sprechzimmer schon durch eine Mitarbeiterin besetzt worden sein. Vor Gesprächsbeginn haben Sie damit die Möglichkeit, sich auf den Patienten einzustellen (kalibrieren) und vorzubereiten.

Es ist verzichtbar, Patienten im Wartezimmer oder an einer Zwischenwartezone selbst abzuholen. Kommunikativ würde ein geringer Vorteil entstehen, jedoch ist der Zeitverlust überproportional hoch. Viel wichtiger ist eine effektive Gesprächsführung.

Besonders für neue Patienten ist es häufig schwierig, sich im Gespräch zurechtzufinden, da sie den Arzt noch nicht kennen und man sie gleich in ein Sprechzimmer führt, wo sie bereits erwartet werden. Haben sie dagegen ausreichend Zeit, sich im Raum zu orientieren, ihn kennenzulernen, bevor ihr Gesprächspartner dazukommt, kann das Gespräch für den Patienten in einer »sicheren« Atmosphäre stattfinden.

Umsatzfördernd für den Non-GKV-Bereich ist es, im Sprechzimmer Broschüren auszulegen, die in der Wartezeit eingesehen werden können!

1.3 Anamnese und Untersuchung parallelisieren

Das funktioniert leider nicht bei allen Erkrankungen, aber in vielen Fällen können Sie, wenn Sie anamnestisch die Marschrichtung erkannt haben, mit der Untersuchung beginnen und dabei weitere Fragen stellen. Die Dokumentation kann im Anschluss erfolgen, wenn sich der Patient wieder ankleidet!

1.4 Störungen vermeiden

Wie entstehen Störungen? Man versucht, mehrere Tätigkeiten unterschiedlichster Art gleichzeitig durchzuführen. Einerseits die ärztliche Tätigkeit, andererseits Managementaufgaben oder die Beratung anderer Patienten während der laufenden Konsultation. Zwei oder mehr Dinge gleichzeitig perfekt zu erledigen, ist aber leider unmöglich.

Computerprozessoren sind zum »Multitasking« fähig. Sie können mehrfach in jeder Sekunde das Programm wechseln, das sie bearbeiten. Das menschliche Gehirn ist dazu nicht in der Lage. Es hat ein »Drei-Sekunden-Fenster«. Das bedeutet, es kann sich immer nur nach drei Sekunden einer neuen Aufgabe widmen. Die Qualität des Gespräches leidet daher zwangsläufig, wenn Sie versuchen, zwei Dinge gleichzeitig zu tun!

Aus Sicht des Patienten wird die Störung als Herabsetzung seiner Wichtigkeit empfunden. Er ist der Meinung, dass für den Arzt andere Dinge im Moment wichtiger sind als er selbst. Leider trifft er damit den Nagel auf den Kopf! Nach der Störung wird der Patient versuchen, seine Wichtigkeit unter Beweis zu stellen, indem er weit vorher wieder ins Gespräch einsteigt und seine Krankheitsgeschichte intensiver und deutlicher darstellt. Zurück bleibt bei ihm trotzdem ein schlechtes Gefühl, zumal wenn versucht wird, verlorene Zeit durch ein verkürztes Gespräch zurückzuholen.

Sie werden nach der Störung den aktuellen Stand des Gespräches nicht immer kennen und vorsichtshalber einige Dinge wiederholen. In jedem Fall müssen Sie sich nach der Unterbrechung auf Ihr Gegenüber neu kalibrieren, und das kostet Zeit. Das ungute Gefühl haben Sie nach einer Störung ebenfalls, denn Sie wissen um die Situation des Patienten. Wenn Sie nun »Gas geben«, verlieren Sie ihn, also werden Sie ihm häufig mehr Raum im Gespräch geben als nötig.

Unterbrechungen kosten in jedem Fall viel Zeit. Aus meiner Erfahrung kann ich Ihnen garantieren, dass Sie pro Gespräch ca. zwei Minuten einsparen, wenn Sie konsequent Störungen vermeiden. Alle Mediziner, die relativ kurze Kontaktzeiten haben, arbeiten mit störungsfreien Konsultationen!

Fazit: Die Konsultation wird nicht mehr gestört! Ausnahmen wie z. B. echte Notfälle sollten Sie in einer Teambesprechung (siehe Kapitel *Strukturierte Mitarbeiterführung*) festlegen.

> Störungsfreie Konsultationen sind ein
> Qualitätskriterium für die Praxis!

Falls eine Störung des Gespräches doch unvermeidlich sein sollte, weisen Sie bitte Ihr Team an, vor dem Betreten des Raumes unbedingt anzuklopfen. Leider erlebe ich es bei Praxisberatungen immer wieder, dass Mitarbeiterinnen wie die berühmten »Elefanten im Porzellanladen« ins Sprechzimmer gestürmt kommen. Das ist gelinde gesagt eine Zumutung für Ihre Gesprächspartner.

2 Ein günstiges Gesprächsklima schaffen

2.1 Barrieren auf dem Schreibtisch

Viele Ärzte bauen bewusst oder unbewusst »Schutzwälle« zwischen sich und den Patienten auf. Das sind z. B. Bilder der Familie, Aufbewahrungsbehälter für Schreibutensilien, Ablageschalen (möglichst hoch gestapelt), Blutdruckmessgeräte, Stapel von Akten und Zeitschriften sowie sonstige Utensilien. Diese Barrieren verhindern den wichtigen Rapport zwischen Arzt und Patient. Unbewusst nimmt der Patient das wahr und die Kommunikation wird nachhaltig gestört, weil er spürt, dass er auf Distanz gehalten werden soll (»Komm mir bloß nicht zu nahe«). Mit den Jahren werden die Barrieren, die aufgebaut werden, leider immer höher.

Schauen Sie sich einmal kritisch Ihren Schreibtisch an und bauen Sie die Kommunikationshemmnisse ab!

Bilder der Familie sind ein wichtiger Anker, besonders an stressreichen Tagen. Nur sollten diese nicht auf dem Schreibtisch aufgestellt werden. Sie sind dann nicht nur Barrieren, sondern auch für die Patienten nicht einsehbar. Hängen Sie die Bilder doch einfach an die Wand. So sind sie für jeden zu sehen. Es sei denn, Sie haben bei diesen Fotos irgendetwas zu verbergen.

2.2 EDV und Kommunikation

Wie im Kapitel *EDV-Einsatz in der Arztpraxis* beschrieben wird, ist es sinnvoll, den Bildschirm maximal im 45-Grad-Winkel zum Patienten aufzustellen. Das ist im Übrigen der gleiche Winkel, den Sie beim Schreiben in die Karteikarte verwenden. Bei dieser Position brauchen Sie Ihren Körper nämlich nicht von Ihrem Patienten abzuwenden. Gerade das Abwenden wird bewusst oder unterbewusst als Unterbrechung des Gespräches empfunden. Man ist dem Patienten nicht mehr zugewandt!

Lassen Sie die EDV nicht zu einem dominanten Bestandteil Ihrer Konsultation werden! Sie sollten beim Einsatz der EDV den gleichen oder besser geringeren Zeitbedarf haben als bei der Nutzung der guten alten Karteikarte. Ärzte, die ihren PC sinnvoll nutzen, haben deutlich weniger Dokumentationsaufwand als diejenigen, die noch Papier verwenden (siehe Kapitel *EDV*). Die Äußerung vereinzelter Patienten,

»Der Doktor schaut nur noch auf den Bildschirm«, muss Sie nicht irritieren. Häufig sind es unzufriedene Patienten, die auf diesem Weg ihren Unmut anbringen.

Bei solchen Äußerungen sollten Sie trotzdem Ihren Arbeitsstil hinterfragen. Die Frage ist, ob Sie durch den PC einen Mehraufwand haben oder nicht. Falls das so sein sollte, ist die Nutzung der EDV zu optimieren. In den meisten Fällen sind es fehlende oder schlechte Standardbefunde (Textbausteine, Makros) im System, die einen hohen Arbeitsaufwand während des Gespräches erfordern.

Die Verwendung von Flachbildschirmen ist im Sprechzimmer anzuraten, da sie deutlich kleiner sind.

2.3 Die partnerschaftliche Gesprächsposition

Die meisten Ärzte sitzen während des Gespräches hinter ihrem Schreibtisch, d. h. dem Patienten gegenüber. Der Schreibtisch ist eine Barriere zwischen Arzt und Patient. Schreibtische sind potenzielle Kommunikationshemmnisse. Ich, der Chef, sitze dahinter, und du (der Bittsteller) sitzt davor. Sinnvoller ist es, den Patienten neben dem Schreibtisch zu positionieren, um einen guten und tragfähigen Rapport zu bekommen.

Die Forderung, die an jede Arzt-Patienten-Kommunikation gestellt werden muss, ist, diese partnerschaftlich zu gestalten. Therapien können nicht angeordnet werden, sondern nur in Zusammenarbeit mit dem Patienten gelingen (Compliance). Nur durch partnerschaftliche Kommunikation ist die Mitarbeit des Patienten gewährleistet! Eine im Jahr 1988 von Hall et al. durchgeführte Metaanalyse von 41 Studien zeigte eine klare Korrelation zwischen der Partnerschaftsidee der Therapeuten und der Zufriedenheit der Patienten, also letztlich auch deren Bereitschaft zur Zusammenarbeit mit den Therapeuten.

Ideal ist es, dem Patienten direkt gegenüberzusitzen (evtl. neben dem Schreibtisch). Kleinere Untersuchungen sind dadurch einfacher und schneller durchzuführen. Um diesen Anforderungen nachzukommen, ist es sinnvoll, eine effektive Gesprächsposition einzunehmen.

Position 1 zeigt die klassische Gesprächsposition in der Praxis:

A

P

Vorteil: Der 45-Grad-Winkel für die EDV-Nutzung wird erreicht.

Nachteil: Kommunikationskiller können aufgebaut werden. Der Schreibtisch wirkt kommunikationshemmend. Der Bildschirm ist immer im Blickfeld des Patienten und häufig sind die Bildschirme monströs groß und wirken damit bedrohlich.

Immer häufiger trifft man folgende Konstellation an (Position 2):

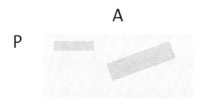

Vorteil: Der Schreibtisch wird für eine partnerschaftliche Gesprächsposition optimal genutzt. Kleinere Untersuchungen können schnell und ohne Positionswechsel durchgeführt werden.

Nachteil: Bei der Dokumentation muss man sich vom Patienten abwenden, und das ist ein spürbarer Einschnitt ins Gespräch. Viele Patienten spüren, dass nun ihr Part zu Ende ist, weil sich der Arzt wegdreht. Es gibt damit keine Möglichkeit, die Dokumentation geschickt ins Gespräch einzubauen. Besser ist es daher, den Bildschirm auf der anderen Seite des Schreibtisches aufzustellen!

Weitere Positionen, die den Kontakt verbessern können:

      (Position 3)   (Position 4)

Der einzige Unterschied zu Position 2 ist, dass der Schreibtisch an einer Wand steht. Das hat zur Folge, dass sich der Bildschirm nun nicht mehr an einer gefährlichen oder unangenehmen Stelle befindet. Alle Vorteile von Position 2 kommen zum Tragen und Kommunikationshemmnisse können nicht mehr aufgebaut werden.

Position 4 ist genauso zu sehen. Hier beschränkt sich allerdings das Equipment auf das Nötigste und Wesentliche für das Gespräch. Diese Position ist gerade für kleinere Räume empfehlenswert, da sie sehr wenig Platz benötigt.

Eine der besten Möglichkeiten, die wirklich alle Vorteile bietet, ist die Nachfolgende. Einziger Nachteil ist ein erhöhter Platzbedarf.

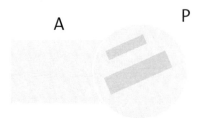

Diese Aufstellung bietet die idealen Bedingungen: Zum einen eine optimale Gesprächsposition und zum anderen eine gute Möglichkeit, Verwaltungsaufgaben etc. durchzuführen.

3 Die Struktur des Gesprächs

Bei meinen Beratungen halte ich mich für ca. eine Stunde während der Konsultationen im Sprechzimmer auf. Dazu wird das Einverständnis der Patienten eingeholt. In der Regel verhalten sich die Patienten sehr kooperativ. Ich habe daher in den letzten Jahren einige tausend Gespräche mitverfolgen können.

Ich beobachte sehr häufig, dass sich viele Ärzte schwertun, die Gesprächsführung zu übernehmen, außer im Diagnose- und Therapiegespräch. Bezeichnenderweise habe ich in solch einem Fall von einem Ihrer Kollegen diesen Ausspruch gehört: »Die Patienten brauchen heute wieder sehr viel Zeit.« Dieser Arzt überließ die Gesprächsführung eindeutig den Patienten, insbesondere während des Gesprächsbeginns und am Ende!

> Gelungene Gesprächsführung bedeutet, immer
> ein Ziel zu haben!

Mit Freunden und Bekannten kann man ein Schwätzchen halten und belanglos plaudern. Bei Patientenkontakten ist das wenig hilfreich, denn im Mittelpunkt stehen Qualität und Effizienz des Gespräches.

3.1 Der Einstieg in das Gespräch

Häufig fehlt ein gezielter Gesprächseinstieg, der die Konsultation schnell auf den Punkt bringt. Die Frage »Wie geht's uns denn heute?« bringt das Gespräch nicht weiter. Besser ist die Frage: »Was führt Sie heute zu mir?«

Falls Sie mit der EDV-Warteliste arbeiten, haben Sie alle nützlichen Informationen, um das Gespräch gezielt zu eröffnen. Idealerweise hat Ihre Mitarbeiterin in dieser Liste den Anlass des Besuchs eingetragen. Dadurch verkürzt sich die häufig sehr aufwändige Eröffnungsphase im Gespräch.

3.2 Das diagnostische Gespräch

Das diagnostische Gespräch besteht natürlich zunächst einmal aus der Anamnese. Die größeren, technischen Untersuchungen sollten Sie, um dem Patienten Ängste zu nehmen, erklären. Tun Sie das nicht, bleibt eine Unsicherheit beim Patienten zurück und er wird immer wieder auf die Untersuchung zu sprechen kommen. Arbeiten Sie mit den fünf »W-Fragen«:

- Warum wird untersucht, was ist das Ziel?
- Was wird untersucht, welches Organ?
- Womit wird untersucht, welche Geräte kommen zum Einsatz, wie funktionieren die Geräte und welche Möglichkeiten bieten sie?
- Wie wird untersucht, wie läuft die Untersuchung ab, Ort und Dauer?
- Wer ist der Untersucher und welche Erfahrungen haben Sie mit ihm gemacht?

Das Diagnosegespräch sollte sinnvollerweise mit positiven Formulierungen geführt werden. Leider wird in unserem Kulturkreis das Prinzip dieser Formulierungsmöglichkeit nur unzureichend genutzt. Das am meisten gebrauchte Wort der deutschen Sprache ist »nicht«. Normalerweise wird es immer dann benutzt, wenn man etwas verbieten will. Genau wie »müssen« ist es häufig in unserer Erziehung eingesetzt worden: »Tu dies nicht, mache das nicht, geh da nicht hin und spiele nicht mit Klaus.« Besser wäre es gewesen, wenn man uns gesagt hätte: »Mach das besser so, gehe da hin, spiele doch mit dem Peter.« Verbote eröffnen keine neuen Möglichkeiten und Perspektiven.

Exakt dieselben Sprachmuster verwenden wir heute, um positive Mitteilungen zu geben. Wir erzeugen damit die gleichen schlechten Gefühle, wie wir sie schon als Kinder gekannt haben.

Aussage	Das wird verstanden	Das ist besser
»Ihr Blutdruck ist nicht schlecht.«	Gut scheint er auch nicht zu sein.	»Super, Ihr Blutdruck ist sehr gut.«
»Die Wunde ist nicht schlecht verheilt.«	Gut ist sie nicht verheilt.	»Die Wunde verheilt gut.«
»Das ist nicht gefährlich.«	Harmlos ist das wohl nicht.	»Das ist völlig harmlos.«
»Das tut nicht weh.«	Angenehm ist es wohl nicht.	»Das ist ganz okay und schnell erledigt.«
»Alles kein Problem.«	Einfach scheint es nicht zu sein.	»Das haben wir beide schnell und einfach erledigt.«

»Ihre Entwicklung ist nicht verkehrt.«	Gut ist meine Entwicklung anscheinend nicht.	»Alles entwickelt sich sehr gut.«
»Sie haben Glück, Ihr Befund ist negativ.«	Ein negativer Befund, auch das noch.	»Sie können zufrieden sein, der Befund ist sehr gut.«
»Was Sie machen, ist nicht falsch.«	Richtig ist das wohl nicht, was ich mache.	»Sie machen das sehr gut.«
»Davor brauchen Sie keine Angst zu haben.«	Gelassen kann ich dabei nicht sein.	»Das geht schnell und einfach.«
»Kein Grund zur Panik.«	Oh, oh, Panik.	»Sie können der Sache gelassen entgegensehen.«

Ich könnte noch sehr viele ähnliche Formulierungen aufzählen. Zwei besonders Herausragende möchte ich erwähnen, weil diese mich besonders beeindruckt haben:

- »Sie bekommen jetzt eine Spritze, das ist nicht so schrecklich schön!« Ihrem Kollegen war sicherlich nicht bewusst, was er dem Patienten damit sagte.
- Eine Patientin kommt aus dem Gespräch mit ihrer Hausärztin zurück zur Anmeldung. Sie hält einen Zettel (Therapieempfehlung) in der Hand, schaut recht zweifelnd und fragt die Mitarbeiterin: »Sagen Sie, soll ich das machen, was Frau Doktor mir empfohlen hat?« Antwortet die entscheidungsfreudige Mitarbeiterin: »Wieso nicht? Sie haben doch nichts zu verlieren!«
Eine wirklich bemerkenswerte Aussage. Die Patientin schaute nach dieser Auskunft jedenfalls ziemlich irritiert!

3.3 Das Therapiegespräch

Es ist notwendig, das Therapiegespräch positiv zu führen, um die Mitarbeit des Patienten sicherzustellen. Ziel ist es, positive Ausblicke zu geben und Möglichkeiten aufzuzeigen. Auch bei Erkrankungen mit einer schlechten Prognose gibt es für jeden Patienten Chancen, etwas für sich selbst zu tun, sei es durch Allgemeinmaßnahmen oder sonstige Therapien. Es ist Ihre Aufgabe, diese positiven Facetten herauszuarbeiten und positive Botschaften mitzugeben!

Das Therapiegespräch hat drei wesentliche Aspekte:

- Das Therapieziel zu erklären. Kennt der Patient das Ziel, kann er mitarbeiten, um es zu erreichen. Beispiel: »Wenn wir es schaffen, Ihr LDL-Cholesterin unter 100 mg/dl zu senken, wird Ihre Prognose bedeutend besser.«
- Das System erklären, womit das Ziel erreicht werden soll. Es reicht nicht, zu erklären, dass z. B. die Tablette den Blutdruck senkt. Wichtig ist es, die Wirkungsweise transparent zu machen. Beispiel: »Sie bekommen nun einen AT1-

Blocker. Dieses Medikament erweitert Ihre Blutgefäße. Dadurch sinkt Ihr Blutdruck und Ihre Organe werden geschützt!«

■ Den Zeitraum der Therapie erklären. Insbesondere bei chronischen Erkrankungen ist das wichtig. Einige Patienten beenden ansonsten die Therapie, wenn ihre Werte im Normbereich sind.

3.4 Der Gesprächsabschluss

Der Abschluss des Gesprächs ist nun die letzte Herausforderung. Wie beendet man den Dialog? Viele Ärzte tun sich dabei sehr schwer. Einige versuchen, das Ende des Gespräches mit einer Frage einzuläuten, etwa so: »Dann wäre ja alles klar, Herr xy, oder nicht?« Die Hoffnung beruht darauf, dass der Patient zustimmt und sich verabschiedet. In den meisten Fällen tut er das nicht, weil er ja aufgefordert wurde, noch etwas Unklares zu finden.

Andere Ärzte meinen, der Patient müsse selbst das Gespräch beenden. Es sei unhöflich, wenn der Arzt das macht. Ich habe dazu eine andere Auffassung. Wenn der »Auftrag« des Patienten erledigt ist, haben Sie das Recht, ihn zu verabschieden. Entscheidend ist es auch an diesem Punkt, die Gedanken Ihres Gegenübers zu lenken. Bevor Sie den Patienten verabschieden, fassen Sie das Gespräch bitte immer noch einmal in einigen Worten kurz zusammen. Dies ist für Ihre Gesprächspartner nicht nur die Chance, unklare Sachverhalte nachzufragen, es ist auch ein Signal, dass das Gespräch gleich vorüber sein wird. Danach erfolgt die gekonnte Verabschiedung in drei Schritten:

1. Geben Sie Ihrem Patienten immer eine Botschaft mit, wie er sich im Interesse seiner Erkrankung (oder Gesunderhaltung) verhalten soll. Das ist medizinisch sinnvoll und neben dem Rezept die Gegenleistung dafür, dass er Ihre Praxis aufgesucht hat!
2. Setzen Sie einen Zeitrahmen. Damit lenken Sie die Gedanken schon zum nächsten Kontakt. Sie beschäftigen ihn mit seiner Zukunft.
3. Wenn die ersten beiden Schritte gemacht sind, können Sie sich aktiv verabschieden. Die Patienten werden das akzeptieren, denn sie sind gedanklich mit der Botschaft und dem Zeitrahmen beschäftigt.

Einige Beispiele:
■ Zum Nachinfarktpatienten: »Gehen Sie regelmäßig zur Koronarsportgruppe und ernähren Sie sich wie besprochen. Bitte machen Sie einen Termin in zwei Monaten mit unserer Anmeldung aus. Ich wünsche Ihnen alles Gute – auf Wiedersehen.«
■ Zum Fußpilzpatienten: »Halten Sie Ihre Füße trocken und cremen Sie sie täg-

lich mit dem Pilzmittel ein. In einer Woche sollten dann Ihre Füße wieder in Ordnung sein. Alles Gute – auf Wiedersehen.«

■ Zum Osteoporosepatienten: »Bewegen Sie sich viel und ernähren Sie sich kalziumreich, wie in der Broschüre beschrieben. Damit tun Sie das Beste für Ihren Körper. Bitte denken Sie daran, mit unserem Team an der Anmeldung einen Termin in drei Monaten auszumachen. Ich wünsche Ihnen alles Gute – auf Wiedersehen.«

4 Allgemeine Tipps zur Gesprächsführung

4.1 Wertschätzung

Geben Sie Ihrem Gesprächspartner Wertschätzung. Das ist einer der größten Nutzen, den Sie einem Menschen im Gespräch geben können. Bezeugen Sie Ihr Interesse an ihm und er wird es Ihnen danken und Ihr Stammpatient werden. Für den Erfolg der Praxisführung ist, so leid es mir tut, das sagen zu müssen, die medizinische Seite erst in zweiter Linie wichtig. Ihre medizinischen Fähigkeiten können von Ihren Patienten nicht beurteilt werden. Die Kriterien für die Auswahl der Praxis sind andere. In erster Linie wollen sie verstanden, akzeptiert und ernst genommen werden. Es sind also kommunikative Kriterien, die alle Menschen anwenden! Falls Sie eine hohe Patientenbindung erreichen wollen, bieten sich dazu folgende Möglichkeiten:

■ Geben Sie Ihrem Patienten Wertschätzung und bezeugen Ihr Interesse an ihm und Sie werden einen zufriedenen und dankbaren Patienten haben.

■ Geben Sie ihm Aufmerksamkeit und Beachtung. Beachtung kommt übrigens von *Achtung*. Zeigen Sie ihm, dass Sie ihn als Mensch achten.

■ Zeigen Sie ihm das auch mit Ihrer Körpersprache im Gespräch. Seien Sie zugewandt und demonstrieren das dann bitte auch. Auch wenn das Gespräch für Sie langweilig sein sollte, demonstrieren Sie das nicht, indem Sie z. B. Ihre Augen defokussieren und durch Ihr Gegenüber hindurchblicken (»die toten Augen von London«). Ihre Gesprächspartner werden das mit ziemlicher Sicherheit bemerken!

■ Wie zuvor beschrieben, lassen Sie keine Störungen zu, denn das ist ein Affront für jeden Patienten. Haben Sie in dieser kurzen Zeit also alle Sinne und die volle Konzentration für Ihren Gesprächspartner.

■ Werden Sie ein Meister des Zuhörens. Das klingt leichter, als es ist, bringt jedoch bei jedem Gesprächspartner viel Erfolg. Fallen Sie Ihrem Patienten nicht ins Wort, weil Sie zu wissen glauben, was er sagen will. Lassen Sie ihn seine Sätze und Gedanken zu Ende bringen und behandeln Sie ihn nicht als Kleinkind, dem man die Sätze soufflieren muss.

- Üben Sie die »hohe Schule« des Zuhörens, das aktive Zuhören. Sprache teilt nicht nur sachlichen Informationsgehalt mit. Der Informationsgehalt liegt meist nur bei ca. 20 bis 30 Prozent. Die Worte Ihrer Patienten beinhalten mehr. Sie informieren Sie über deren Gefühlsregungen, Bedürfnisse, Appelle oder Werte. Diese nicht wortwörtlich artikulierten Botschaften zu erkennen und die Bedeutung mit Ihren eigenen Worten zurückzugeben, nennt man aktives Zuhören. Durch diese Rückmeldung erkennen Ihre Patienten, dass ihre unterschwelligen Gefühle, Bedürfnisse oder Appelle wahrgenommen werden. Sie spüren, dass Sie an ihnen interessiert sind und Verständnis für sie aufbringen. Diese Technik erfordert etwas Empathie und einen geringen Zeitaufwand. Der Mehraufwand wird jedoch kompensiert, wenn Ihr Patient sich verstanden und gut aufgehoben fühlt. Patienten, die so fühlen, garantieren langfristig den Praxiserfolg. Sie sind die Multiplikatoren, die Werbung für Sie und Ihre Praxis machen! Die beste Literatur zu diesem Thema ist das Buch von Thomas Gordon, »Patientenkonferenz«.
- **Verstärken Sie das Gesagte Ihrer Patienten:** »Was bedeutet das für Sie?« »Wie sieht das im Alltag aus?« »Können Sie ein Beispiel geben?« Mit diesen Anmerkungen zeigen Sie Ihr Interesse und bestätigen die Wichtigkeit seiner Person.
- **Zeigen Sie Anteilnahme:** »Ich kann Sie verstehen.« »Ich sehe das genauso.« »Ich fühle mit Ihnen.« Diese Aussagen demonstrieren, dass Sie mit ihm auf einer »Wellenlänge« sind und dass Sie sich verstehen.
- Bei Missverständnissen im Gespräch ist der Satz »Da haben Sie mich falsch verstanden« sehr unklug. Denn das ist eine klare Schuldzuweisung und bedeutet nicht anderes als: »Du bist zu dumm, um mich zu verstehen.« Ein professioneller Kommunikator nimmt die Schuld immer auf sich, denn er hat sich nicht den mentalen Fähigkeiten, dem Wissen oder der momentanen Aufnahmefähigkeit seines Gegenübers angepasst!

Überhaupt ist es relativ gleichgültig, wer sich den Patzer im Gespräch geleistet hat. Wichtig ist lediglich das Ergebnis, und das wird gleich besser, wenn Sie bemerken: »Da habe ich mich wohl unklar ausgedrückt.« Mit dieser Aussage ist der Ball wieder im Spiel und das gewünschte Ergebnis kann erreicht werden!

> Ein professioneller Kommunikator fühlt sich immer für
> das Ergebnis seiner Kommunikation verantwortlich!

4.2 Zuwendung

Eine Zahl, die Sie nachdenklich machen sollte: 96 Prozent der Patienten suchen sich ihren Arzt aus aufgrund der Zuwendung, die sie erhalten. Diese Facette der ärztlichen Tätigkeit kann man nicht hoch genug einschätzen: einerseits für eine gute Medizin, andererseits für eine erfolgreiche Praxisführung. Denn trotz aller Skandale um Abrechnungsbetrug oder Kunstfehler stehen die deutschen Mediziner im Sozialprestige immer noch ganz oben – und das mit weitem Abstand vor anderen Berufsgruppen. Ihre Zuwendung wird also immer auf dankbare Patienten treffen.

Sie haben zwei Möglichkeiten, Zuwendung zu geben, und sollten die nutzen, die Ihrer Natur am nächsten kommt. Denn »aufgesetzte« Zuwendung wird als solche erkannt!

Verbale Zuwendung ist Pflicht, taktile Zuwendung ist die Kür. Berühren Sie Ihre Patienten, und wenn es »Ihr Ding« ist, nehmen Sie Ihre Patientin auch einmal in den Arm, z. B. beim Hinausgehen aus dem Sprechzimmer. Oder legen Sie beim Abhören die freie Hand auf die Schulter. Zuwendung ist keine Frage der Zeit, denn die Zeit, die mit Zuwendung verbracht wird, wird überproportional wahrgenommen und lohnt daher auf jeden Fall. Ich kenne Ärzte, die Meister der taktilen Zuwendung sind. Ihre Konsultationen sind zeitlich denkbar knapp bemessen. Da ich mir nicht über die Zufriedenheit der Patienten im Klaren war, habe ich Befragungen im Anschluss an die Konsultation durchgeführt. Das Ergebnis war mehr als eindeutig: Alle Patienten waren überaus zufrieden mit ihrem Arzt und hatten keineswegs das Gefühl, »Fünf-Minuten-Medizin« erlebt zu haben!

Jeder Mensch ist einmalig. Jeder Mensch empfindet das auch so. Er ist in der Welt, in der er lebt, der Mittelpunkt und alles dreht sich um ihn. Bestätigen Sie diesen Standpunkt und geben Sie ihm genau dieses Gefühl, nämlich dass er im Mittelpunkt des Gespräches steht.

Niemand will wie alle anderen behandelt werden, sondern etwas Besonderes sein. Beachten Sie daher die Individualität des Patienten und er wird es Ihnen danken. Das hat nichts mit ausufernder Gesprächsführung zu tun. Es geht nur um kleine Gesten, die ihm zeigen, dass Sie ihn respektieren und achten, denn das ist genau das, was jeder braucht.

Stecken Sie Ihren Patienten daher auch in keine Schublade, denn das würde seinem Wunsch nach individueller Behandlung zuwiderlaufen.

Haben Sie beim nächsten Gespräch einen »ungeliebten« Patienten, so stellen Sie sich darauf ein. Es ist wenig effektiv, wenn Sie schon mit »einem dicken Hals« den Raum betreten, denn dann ist der Erfolg des Gespräches für beide mehr als in Frage gestellt. Schon um Ihrer selbst willen sollten Sie sich auf diesen Patienten positiv einstellen (kalibrieren), soweit das möglich ist! Auf dem Weg zum Sprechzimmer geben Sie sich die Aufgabe, drei Dinge zu finden, die positiv sind. Ich bin ganz sicher, dass es diese drei Dinge bei jedem Menschen gibt, die Frage ist nur, ob Sie in dieser Situation genügend Zeit dafür haben. Aber auch wenn Sie nur eine Sache gefunden haben, kann das sehr viel an Ihrer Einstellung zu diesem Patienten ändern.

Sie haben damit eine gute Chance für ein erfolgreiches Gespräch, und vor allen Dingen geht es Ihnen mit dieser Einstellung deutlich besser! Im Übrigen sieht man auch an diesem Fall, wie wichtig es ist, vor dem Betreten des Sprechzimmers zu wissen, wer dort wartet.

Patienten wichtig zu machen, ist immer eine gute Strategie. Denn alle Menschen streben danach, wichtig zu sein. Bringen Sie Ihren Patienten in diesen Zustand und er wird glücklich und zufrieden sein!

Warum sonst erzählt eine Patientin im Wartezimmer dramatisch über ihre Erkrankungen? Und die Nächste berichtet über ihre Krankheit, die natürlich weitaus schlimmer ist. Es gibt ihnen das gute Gefühl, wichtig zu sein und im Mittelpunkt zu stehen. Genauso wie die Berichte über Verkehrsstaus, Unfälle oder Katastrophen, die viele Menschen gerne erzählen. Mit solchen Geschichten steht man schließlich im Mittelpunkt, und das ein Zustand, den jeder liebt! Oder schauen Sie sich einmal beim Einkaufen im Supermarkt um. Warum haben auch der Langzeitarbeitslose oder der Rentner ein Telefon am Gürtel? Aus dem einfachen Grund: Sie unterstreichen damit ihre Wichtigkeit!

Geben Sie also Ihren Patienten genügend Gesprächsanteil und lassen Sie sie ausreden. Falls ein Patient meint, er müsse sich behaupten, dauert es länger! Machen Sie den Patienten mit folgenden Dingen wichtig:

- Nennen Sie so oft es geht den Namen des Patienten. Jeder Mensch hört seinen Namen gern und ist somit auch gleich wichtig!
- Stellen Sie viele Fragen, das bezeugt Ihr Interesse an ihm!
- Machen Sie sich Notizen. Damit erhält das von Ihrem Gesprächspartner Gesagte eine wesentlich höhere Bedeutung. Da Sie sowieso dokumentieren müssen, bietet es sich an diesen Punkten des Gespräches förmlich an, den PC oder die Karte zu nutzen!
- Antworten Sie nie »wie aus der Pistole geschossen«. Auch wenn Sie die Antwort schon kennen, schlucken Sie einmal, bevor Sie antworten. Das erweckt den Anschein, als ob Sie sich mit dem Gesagten ausgiebig beschäftigen.
- Geben Sie jedem Patienten im Gespräch das Gefühl, dass er nun die absolute Nummer eins ist und Sie jetzt nur für ihn da sind. Das ist nicht immer einfach, aber für den Erfolg des Gespräches unerlässlich.
- Für Ihren Patienten sind Sie der wichtigste Gesprächspartner des Tages. Er hat sich besonders auf dieses Gespräch vorbereitet. Geben auch Sie ihm das Gefühl, dass er Ihr wichtigster Gesprächspartner ist, auch wenn es sich um banale Erkrankungen des Alltags handelt!
- Nehmen Sie seine Sorgen, Nöte und Probleme ernst, auch wenn sie Ihnen klein und unbedeutend vorkommen. In der Welt Ihres Patienten nehmen diese Dinge

einen übergroßen Raum ein, der ihm zu schaffen macht. Respektieren Sie diese Tatsache, und Sie werden einen bleibenden Eindruck hinterlassen, nach dem Motto: »Hier werde ich ernst genommen!«

- Nehmen Sie Ihren Patienten als Person ernst. Lassen Sie ihn nicht spüren, dass er nur ein »Wirtschaftsfaktor« ist. Sie würden ihn damit mehr als verletzen und wahrscheinlich auch verlieren. Zeigen Sie auch Privatpatienten, dass Sie ein persönliches Interesse an ihnen haben. Aussagen wie »Selbstverständlich kümmern wir uns um Sie, Sie sind schließlich Privatpatient« sind wenig förderlich.

- Hüten Sie sich davor, den Patienten unwichtig zu machen mit Aussagen wie: »Sie sind ja nur Kassenpatient«; »Wir müssen uns beeilen, ich habe heute noch viele andere Patienten« oder »Ich habe noch viele schwierige Fälle«. Diese Patienten sind kaum noch zu Stammpatienten zu machen. Sie werden über kurz oder lang die Praxis wechseln, wenn sie jemanden finden, der kommunikativ geschickter mit ihnen umgeht!

5 Bewusste Wortwahl

Es gibt einige Worte, die Arzt-Patienten-Gespräche blockieren können.

5.1 Warum

Da ich auch als Trainer für Pharmareferenten tätig war, habe ich bei einem Begleitbesuch mit einem neuen Außendienstmitarbeiter folgende Situation erlebt. Bitte versetzen Sie sich hierbei in die Rolle des Arztes:

Pharmareferent: »Nun, Herr Doktor, hier habe ich unser Präparat xy, kennen Sie es?«

Arzt: »Ich kenne es schon und die Substanzklasse setze ich auch sehr häufig ein. Ihr xy jedoch eher selten.«

Pharmareferent: »Herr Doktor, warum setzen Sie es so selten ein?«

Arzt: »Ich lasse mich nicht ausfragen, und Leute, die so fragen, brauchen bei mir gar nicht erst wieder zu erscheinen!«

Den Unmut Ihres Kollegen können Sie sicher nachvollziehen. Die Warum-Frage klingt immer wie eine Beschuldigung und weckt damit negative Emotionen. Der Pharmareferent hatte mit seiner Frage ganz sicher eine positive Absicht. Er wollte lediglich die Hinderungsgründe des Arztes erfahren, um darüber diskutieren zu können.

Mit einem anderen Vorgehen wäre er erfolgreicher gewesen, nämlich mit einer Was-Frage: »Was müsste unser Präparat xy leisten, damit Sie es häufiger einsetzen?«

Bei dieser Frage stehen die Leistungsmerkmale des Präparates im Mittelpunkt und nicht die Handlungsweise Ihres Kollegen!

Ähnlich dürfte es Ihren Patienten ergehen, falls Sie Warum-Fragen einsetzen, denn dieses Fragewort ist immer problembezogen. Wenn Sie in das Problem hineinfragen, bekommen Sie lediglich Rechtfertigungen und keine Lösungen. Außerdem klingt »warum« immer wie ein Vorwurf, der, auch wenn es um die Sache geht, sehr persönlich beim Gesprächspartner ankommt!

Beispiele: »Warum sind Sie zur letzten Kontrolluntersuchung nicht bei uns gewesen?« Antwort: »Ich hatte so viel zu tun.«

»Warum haben Sie Ihr Blutdruckmittel nicht mehr eingenommen?« Wahrscheinliche Antwort: »Ich habe geglaubt, ich brauche es nicht mehr zu nehmen.« Oder: »Ich habe es vergessen.«

Diese Antworten bringen Sie und Ihre Patienten nicht weiter. Eine Lösungsfrage ist zweckmäßiger: »Was müsste geschehen, damit Sie die Tabletten regelmäßig einnehmen?« Oder: »Wie können wir sicherstellen, das Sie zur nächsten Kontrolluntersuchung zu uns kommen?«

Damit hat Ihr Gegenüber die Möglichkeit, selbst die Lösung zu finden, und das ist allemal sinnvoller, als ihm Ihre Lösung vorzugeben.

Selbstverständlich ist es vernünftig, die Frage an die mentalen Fähigkeiten der Patienten anzupassen.

5.2 Aber

Das Wort »aber« hat eine ähnlich problembezogene Bedeutung wie »warum«. Mit diesem Wort verhindern Sie, dass die Botschaft ankommt, die Sie im zweiten Satzteil anbringen wollen.

Beispiel: »Herr xy, es ist gut, dass Sie sich jetzt mehr bewegen, aber Sie müssen noch mindestens zehn Kilogramm abnehmen.« Hört der Patient »aber«, versteht er lediglich, dass irgendetwas mit dem ersten Teil der Botschaft nicht in Ordnung ist. Er versteht es als Kritik und wird versuchen sich zu rechtfertigen. Ihre Botschaft, er soll noch das Gewicht reduzieren, kommt nicht mehr an, weil er mit der Rechtfertigung beschäftigt ist.

Konsequenz ist: Das Wort »aber« streichen und durch das Wort »und« ersetzen: »Herr xy, es ist gut, dass Sie sich jetzt mehr bewegen, und wenn Sie nun noch zehn Kilogramm abnehmen, werden Sie mindestens hundert Jahre alt.«

5.3 Müssen

Dieses Wort bedeutet für den Patienten Druck. Beispiel: »Frau xy, Sie müssen mit dem Rauchen aufhören.« Die gute Frau wird alles andere tun, als ein Anti-Raucher-

Programm zu starten. Dieses Wort haben ihre Eltern in ihrer Kindheit oft benutzt und sie hat schlechte Erfahrungen damit gemacht!

Sinnvoller ist es, Vorteile der Verhaltensänderung herauszuarbeiten, z. B. die Verhütung von Lungenkarzinomen oder allmorgendlichen Hustenattacken! Damit wird die Chance etwas größer, dass Frau xy etwas unternimmt.

Das Gleiche gilt für die Pharmakotherapie: »Herr xy, Sie müssen diese Kortisontabletten einnehmen.« Ihre Chance bei Herrn xy wird deutlich besser, wenn Sie die Vorteile des Präparates erklären und was er damit erreichen kann!

5.4 Versuchen

»Versuchen« ist ein weiteres Wort, welches wenig Nutzen verspricht. »Herr xy, Sie müssen versuchen, zehn Kilogramm abzunehmen.« Die Antwort: »Ja, das mache ich, Frau Doktor.« Diese Antwort kann der Patient leicht und schnell geben. Immerhin hat er dies schon mindestens zwanzig Mal versucht und es hat nie funktioniert. Versuchen kann er es ja noch einmal – nur tun wird er es nicht!

> »Tu es oder tu es nicht.
> Es gibt keine Versuche.«
>
> *Meister Yoda, »Star Wars«*

5.5 Sorgen machen und Angst haben

Leider werden diese Aussagen häufig dann eingesetzt, wenn Ärzte etwas Positives mitteilen wollen: »Da brauchen Sie keine Angst haben.« Auf einer tiefer liegenden Wahrnehmungsebene kommt das Wort »Angst« jedoch punktgenau negativ an, denn Sie machen ja erst auf die Angst aufmerksam. Besser ist es doch, wenn Sie den Patienten sagen, was sie tun sollen, etwa so: »Sie können ruhig und gelassen sein. Die Untersuchung wird von Frau Dr. Meier durchgeführt. Sie hat eine große Erfahrung damit und ich kenne sie schon seit Jahren, sie leistet wirklich sehr gute Arbeit. Alle Patienten, die ich ihr bislang geschickt habe, waren sehr zufrieden!« Wenn Sie kommunizieren, dass Ihre Patienten ruhig und gelassen sein sollen, wissen sie, was sie tun müssen. Sie haben Ihnen gewissermaßen einen Auftrag gegeben.

Wenn ich Sie jetzt bitte, nicht an rote Krokodile zu denken, was passiert dann? – Nun, Sie werden merken, dass Ihr Unterbewusstsein das Wort »nicht« nicht erkennt und daher diesen Auftrag nicht weisungsgemäß durchführen kann! Im Gegenteil, es schickt Ihnen höchstwahrscheinlich ein wunderschönes rotes Krokodil!

Wenn Sie auf Sorgen oder Ängste aufmerksam machen, dann richten Sie die Gedanken Ihrer Patienten auf Probleme aus. Falls Sie diese Dinge ansprechen, hat Ihr

Patient keine Chance, er muss an die negativen Aspekte denken. Lesen Sie nun die nächsten Sätze und überlegen im Anschluss, wie sie bei Ihnen ankommen: »Aber, aber, kein Grund zur Panik! Vor der Untersuchung müssen Sie keine Angst haben. Schwerwiegende Ereignisse sind dabei noch nie vorgekommen. Frau Dr. Meier hat alle Probleme, die auftreten könnten, im Griff. Ich sehe keinen Grund, warum Sie sich Sorgen machen sollten.«

Nun, wie war das?

5.6 »Weichmacher« und Konjunktive

Vermeiden Sie diese Ausdrucksform konsequent. Damit haben Sie die beste Gewähr für eine gute, stabile Compliance Ihrer Patienten.

Nach einer Untersuchung von Urquhart im Jahr 1994 ergaben sich erstaunliche Daten:

- Lediglich 6 Prozent der Patienten halten die Dosisintervalle weitgehend so ein, wie im Therapiegespräch empfohlen. Diese Patienten lassen sehr selten eine Dosis aus und nehmen sehr selten eine Extradosis ein.
- Nur 33 Prozent der Patienten werden als »ausreichend compliant« bezeichnet. Sie lassen selten eine oder mehrere Dosen aus oder nehmen selten eine Extradosis.

Ein Grund für die mangelnde Therapietreue ist mit Sicherheit auch die Verwendung dieser Kommunikationsstörer.

Solche Redewendungen suggerieren Ihren Patienten, dass Sie nicht hinter diesen Aussagen stehen. Sie werden kaum Anlass haben, Ihre Einnahme-Empfehlungen durchzuführen. Effektiver ist in jedem Fall, den Patienten Vorteile, Chancen und Möglichkeiten zu signalisieren, die sie haben, gesund zu werden oder gesund zu bleiben.

vermeiden	besser ist
»Sie sollten diese Tabletten täglich ein Mal einnehmen.«	»Einmal täglich genommen, schützen diese Tabletten Ihre Organe und Gefäße.«
»Kommen Sie doch vielleicht einmal im nächsten Quartal vorbei.«	»Kommen Sie bitte im nächsten Quartal zu Ihrer Routinekontrolle vorbei. Dann haben Sie die Sicherheit, alles getan zu haben.«
»Man sollte die Therapie lebenslang durchführen.«	»Diese Dauertherapie schützt Sie ein Leben lang weitgehend vor einem Herzinfarkt.«
»So sollten Sie das nicht sehen.«	»Es ist sinnvoller, wenn Sie das positiv sehen ...«
»Evtl. wäre es sinnvoll, eine Kur zu beantragen.«	»Eine Kur kann Ihnen helfen, stellen Sie doch einen Kurantrag.«
»Vielleicht schicken Sie einmal Ihre Frau zu mir.«	»Überzeugen Sie doch Ihre Frau, einen Termin bei mir zu machen.«

»Sie sollten das nicht so eng sehen.«	»Sie können das auch positiv sehen …«
»Sie sollten sich das nicht zu Herzen nehmen.«	»Sehen Sie das doch einmal anders …«
»Man sollte die Werte jedes Jahr ein Mal kontrollieren.«	»Einmal jährlich kontrolliert, haben wir die Werte voll im Griff.«
»Man sollte alle zwei Jahre den Check durchführen.«	»Mit dem alle zwei Jahre durchgeführten Check haben Sie die größte Sicherheit, gesund zu bleiben.«
»Vielleicht sollten Sie eine Knochendichtemessung durchführen.«	»Eine Knochendichtemessung bringt Ihnen Sicherheit.«
»Das Rezept müssen Sie eigentlich selbst abholen.«	»Bitte holen Sie das Rezept ab. Dann kann ich Sie noch einmal kurz anschauen.«
»Ich würde erst einmal abwarten.«	»Warten Sie noch zwei Wochen ab, dann können wir beurteilen, inwieweit sich alles verbessert hat.«

6. Der Umgang mit schwierigen Patienten

6.1 Vielredner

Ein besonderes Vorgehen erfordern die Vielredner. Sie sind in jeder Praxis bekannt und gefürchtet. Sie erzählen immer wieder die gleichen Geschichten und viele Ärzte meinen, die Höflichkeit erfordere, stets wieder zuzuhören. Ich finde, dass es Ihr Recht ist, diese Patienten zu unterbrechen, schließlich warten noch andere im Wartezimmer. Wenn Sie jedoch der Meinung sind, dass diese Patienten die Zuwendung des Zuhörens benötigen, dann bestellen Sie diese in den Randzeiten der Sprechstunden noch einmal ein.

Wie unterbricht man geschickt den Vielredner? Fakt ist, niemand wird gerne unterbrochen, und schon gar nicht, wenn man schon einige Zeit erzählt hat. Es ist daher wichtig, gleich am Beginn des Monologes einzuhaken. Der Anfang ist relativ einfach zu erkennen. Es beginnt meist mit: »Also, Frau Doktor, was ich noch dazu zu sagen habe …« Eine ähnliche Bedeutung wie »also« hat »Folgendes« oder »und zwar«! Wirklich gefährlich wird es, wenn Sie hören: »Dazu muss ich nun etwas weiter ausholen …« In allen Fällen senkt sich der »Tonarm« gnadenlos auf die Schallplatte, wenn Sie nicht gleich eingreifen!

Wie können Sie unterbrechen, ohne den Patienten zu verletzen? Sinnvoll ist es, etwas für ihn Positives zu sagen. Mein Vorschlag: Nennen Sie laut und deutlich seinen Namen. Der Name eines Menschen ist integraler Bestandteil seines Lebens und seiner Persönlichkeit. Er ist für ihn immer positiv besetzt. Wie zuvor schon beschrieben, hört jeder Mensch seinen Namen gern!

Die Unterbrechung kann so funktionieren: »Herr xy, was Sie nun von Ihrer Frau erzählen, bringt Sie nicht weiter. Im Interesse Ihrer Erkrankung ist es sinnvoll …«
Geht der Patient nicht sofort darauf ein und redet weiter, sagen Sie noch einmal seinen Namen, nur ein wenig lauter!

Nutzen Sie dieses Vorgehen – es ist in der Praxis erprobt und klappt bestimmt!

6.2 Besserwisser

Diese Patienten findet man vorzugsweise in bestimmten Berufsgruppen. Kennzeichnend für sie ist eine überdurchschnittliche Intelligenz, die sie jedoch nicht davor schützt, anderen auf die Nerven zu fallen. Sie haben in der Regel ein breites Allgemeinwissen und sind durch die Medien und das Internet über viele Dinge bestens informiert.

Vermitteln Sie diesen Patienten mit Worten und Gesten Ihre persönliche Wertschätzung, denn genau das ist es, was sie brauchen: Sie wollen anerkannt werden. Akzeptanz ihrer Person ist für sie ein noch größeres Bedürfnis als für andere Menschen! Loben Sie sie und bezeugen damit Ihre Anerkennung, dann kommen Sie diesem Grundbedürfnis entgegen.

Sollten Sie nicht einer Meinung mit ihnen sein, machen Sie klar, dass Ihre Einwände rein sachlicher Natur sind. Falls Sie Kritik an diesen Patienten haben, äußern Sie diese besser über Fragen und nicht über Aussagen. Gerade bei diesen Patienten ist es überaus sinnvoll, sie durch Fragen wichtig zu machen und in Entscheidungsprozesse miteinzubeziehen!

Beispiel: Eine Asthmapatientin ist der Meinung, einmal am Tag Kortison zu inhalieren reiche aus. Ihre Kortisonangst spielt dabei natürlich eine große Rolle, aber das gibt sie selbstverständlich nicht zu.

Möglichkeit 1: »Frau xy, haben Sie denn noch über den Tag verteilt Luftnot und benötigen dann ein Akutspray?« Antwort: »Ja!« »Wäre es dann nicht sinnvoll, den Entzündungshemmer wie im Beipackzettel beschrieben ein zweites Mal zu inhalieren?« (Nennen Sie das Präparat Entzündungshemmer und nicht Kortison, sonst weht Ihnen der Wind gleich ins Gesicht!)

Möglichkeit 2: »Frau xy, die Deutsche Atemwegsliga empfiehlt, die Entzündungshemmer zwei Mal am Tag zu inhalieren. Wie sehen Sie das?« Fremde Autorität zu nutzen kann manchmal sinnvoll sein.

6.3 Nörgler und Negativdenker

Nörgler und deren gehobene Form, die Negativdenker, sind Patienten, die Ihnen sehr viel Kraft und Zeit nehmen. Diese Menschen wollen keine Lösungen, sie wollen nur nörgeln. Sie kultivieren ihre Nörgelei an allem und beziehen ihre Energie letztlich aus dem negativen Denken. Die Zukunft wird immer negativ eingeschätzt, und weil ein schlechtes Ergebnis auch manchmal eintreten kann, fühlen sie sich damit bestätigt und verunsichern dadurch auch noch ihre gesamte Umwelt.

Erkennen kann man diese Menschen leicht an Aussagen wie: »Ich habe niemals Glück im Leben.« Oder: »Anderen gelingt immer alles, mir nicht.« Oder wie es Charlie Brown an Halloween sagte, als die Kinder nach dem Tür-zu-Tür-Gehen und Süßigkeiten-Erbitten in ihre Beutel blickten: »Und ich hab schon wieder einen Stein.«

Versuchen Sie niemals, diese Menschen umzuerziehen. Wenn Sie die Nörgelei wahrnehmen, hören Sie einfach weg und beschäftigen sich nicht damit. Sie würden sonst nur in Diskussionen verwickelt, die für Sie immer ergebnislos enden, Ihre Kraft in Anspruch nehmen und mit absoluter Sicherheit fruchtlos sind. Die Nörgler und Negativdenker würden durch diese Gespräche erst recht Energie tanken. Ändern werden Sie solche Menschen mit Sicherheit nicht. Diese werden Ihnen nur die Kraft nehmen, die Sie für andere Patienten dringender brauchen. Machen Sie ihnen klar, dass auch andere Ärzte schöne Praxen haben und gute Medizin machen können, und es wird Ihnen gleich besser gehen! Das Dumme an der Sache ist jedoch, dass Sie es auch mit dieser Methode nicht schaffen werden, diese negativ gepolten Mitmenschen aus Ihrer Praxis zu vertreiben. Nach meiner Erfahrung ignorieren diese Ihre Aufforderung und sitzen spätestens im nächsten Quartal wieder in Ihrem Sprechzimmer!

7. Kommunikation in der Medizin

Mehr zum Thema Arzt-Patienten-Kommunikation erfahren Sie in meinem Buch: »Kommunikation in der Medizin«, Ecomed Verlag 2003, ISBN 978-3609163253
   Inhalt:
➢ Selbstmanagement: Mehr Freude am Beruf
➢ Optimierung der Patientencompliance
➢ Effektive Sprache
➢ Organisation der Konsultation
➢ Schwierige Patienten
➢ NLP-Techniken: Effizientere Gespräche
➢ Umsatzsteigerung im Non-GKV-Bereich
➢ Mitarbeiterführung

Dazu die Rezension aus der Redaktion von Amazon.de:
   »Man mag das Wort Kommunikation kaum mehr hören. Die Ratgeberflut ist unerschöpflich, so als hätten Menschen bisher miteinander alles falsch gemacht oder

immer geschwiegen. Nun heißt es also *Kommunikation in der Medizin* und man möchte nicht glauben, dass es noch viel Neues zu erfahren gäbe – und wird überrascht.

Der Autor, ein erfahrener Kommunikationstrainer, holt den ärztlichen Leser dort ab, wo er ist, nämlich in seiner Praxis. Patienten, die immer nörgeln, alles besser wissen oder schlicht den zeitlichen Rahmen der Konsultation sprengen, sind ihm nicht unbekannt; ebenso wenig wie schlechte Compliance, Zeitnot, Stress, Probleme mit Mitarbeitern und wirtschaftlicher Druck. Aus dieser Kenntnis heraus hält er eine Fülle von kleinen und großen Ratschlägen bereit. Zum Beispiel, wie man einen Patienten unterbricht, ohne befürchten zu müssen, ihn zu verletzen und zu verlieren. Oder wie man Mitarbeiter motiviert. Auch wie man ein Gespräch zielgerichtet führt, warum man besser positiv fragt und geschlossene Frageformen verwendet, erfährt man. Denn auf die Begrüßung ›Wie geht's uns denn heute?‹ fällt einem Patienten in der Regel auch nicht mehr als eine Plattitüde ein: ›Muss ja …‹ Schließlich runden Entspannungstechniken und Übungen zum aktiven Zuhören und Führen des Gesprächs sowie Zitate bekannter Persönlichkeiten und Beispiele für eine bewusste und aufmerksam eingesetzte Kommunikation das Buch ab – zum Gewinn von Arzt und Patient.

Übrigens: Der Verfasser ist überzeugt von dem, was er klar und anschaulich schreibt, ohne in den manchmal etwas nassforschen Jargon vieler anderer Trainer zu verfallen.«

Stefan Rusche

Raumnutzung und Praxisablauf

Die geeignete Größe einer Arztpraxis ist von der Fach- bzw. Ausrichtung, der Anzahl der tätigen Ärzte und behandelten Patienten abhängig. Für eine Einzelpraxis sind in der Regel 130 bis 160 Quadratmeter ausreichend. Jeder weitere Arzt benötigt dann noch einmal ca. 30 bis 40 Quadratmeter, um einen sinnvollen und planbaren Praxisablauf zu ermöglichen. Bei dieser Größe können Reibungsverluste in der Praxisorganisation weitgehend vermieden werden und die Ärzte können sich auf ihre medizinischen Tätigkeiten konzentrieren. Das ist eine wichtige Voraussetzung, um wirtschaftlich erfolgreich zu sein, denn Ärzte erwirtschaften Gewinn zuerst einmal mit medizinischen Verrichtungen und nicht mit der Tätigkeit als Organisator oder Krisenmanager im Alltagsgeschäft. Bei ungünstigen räumlichen Voraussetzungen müssen diese nichtärztlichen Tätigkeiten jedoch häufig von ihnen erledigt werden!

Vorteilhaft für die Planung der Praxis ist selbstverständlich, frühzeitig Einfluss auf den Grundriss zu nehmen.

1 Grundlegende Kriterien

1.1 Zwei Sprech- oder Untersuchungsräume für jeden Arzt

Besonders gesprächsintensive Fachgruppen wie z.B. Hausärzte sollten über zwei Sprechzimmer für jeden Arzt verfügen. Idealerweise liegen diese Räume nebeneinander und verfügen über eine Verbindungstüre oder zumindest kurze Wege zueinander. Dieses patientenfreundliche Raumkonzept bietet vier entscheidende Vorteile, insbesondere dann, wenn der Arztbereich räumlich weitgehend vom Funktionsbereich getrennt ist:

■ Erhöhte Flexibilität

Häufig entstehen Verzögerungen, z.B. wenn sich ältere Patienten für eine Untersuchung frei machen bzw. nach dem Gespräch wieder ankleiden müssen. Hat man ein zweites, vollständig ausgestattetes Sprechzimmer (Liege, PC) zur Verfügung, in dem bereits der nächste Patient wartet, kann man kurzfristig den Raum wechseln und dabei den Patienten anbieten, sich in aller Ruhe zu entkleiden. Gerade ältere Patienten nehmen dieses Angebot sehr gerne an!

■ Vermeidung von Rüstzeiten

Verfügt man lediglich über ein Sprechzimmer oder müssen die Patienten erst aufgerufen werden, so entstehen jeweils Rüstzeiten von ca. einer Minute für jedes Gespräch. Auch die Zeit, die einige Patienten benötigen, um den Raum zu verlassen, kann bedeutend sein. Die angesprochene Minute ist ein unterer Wert. Häufig sind die Zeitverluste deutlich größer.

Falls man für einen Praxistag ca. 40 Gespräche annimmt und diese Zahl mit dem möglichen Zeitgewinn multipliziert, erhält man einen immensen Zeitgewinn, in dem man evtl. lukrative Leistungen erbringen kann (Vorsorgemaßnamen, Selbstzahlerleistungen etc.).

■ **Vermeidung ungeplanter Arzt-Patienten-Kontakte**

Bei der Nutzung von zwei Sprechzimmern wechselt der Arzt zwischen den beiden Räumen, solange er durch die EDV-Warteliste keine gegenteiligen Informationen erhält! Auf den Gang zur Rezeption bzw. den Informationsaustausch via Sprechanlage kann somit grundsätzlich verzichtet werden. Ungesteuerte Arzt-Patienten-(Pharma-)Kontakte können so vermieden werden (»Ach, Herr Doktor, wo ich Sie gerade sehe ...«).

■ **Optimierte Arzt-Patienten-Kommunikation**

Für neue Patienten ist es häufig schwierig, sich im Gespräch zurechtzufinden. Die Nutzung von zwei Sprechzimmern macht es diesen Patienten deutlich leichter (Kapitel *Arzt-Patienten-Kommunikation*).

1.2 Die EDV-Warteliste

Eine Effizienzverbesserung erreicht das Praxisteam durch die Befragung des Patienten nach dem Anlass des Praxisbesuches. Bei Wiederholterminen ist dieser sowieso bekannt, und am Telefon ist dies sehr einfach zu erfragen. Einige wenige Patienten werden es ablehnen, den Anlass zu nennen. Das ist natürlich legitim! Diese Ablehnung darf das Team jedoch nicht davon abhalten, diese wichtige organisatorische Frage bei jeder Anmeldung zu stellen. Der Anlass wird dann im Terminplaner bzw. der EDV-Warteliste vermerkt. Die EDV-Warteliste bietet folgende Vorteile:

■ Sie erleichtert die Zeitplanung, da man den Anlass des Besuches kennt und den voraussichtlichen Zeitbedarf daher realistischer einschätzen kann.

■ Ggf. können organisatorische Vorbereitungen getroffen werden.

■ Der Behandler kennt die Vorgeschichte des Patienten. Die Information erfolgt durch die elektronische Karteikarte, bevor man dem Patienten gegenübertritt.

■ Sie hilft bei der Gesprächseröffnung im Sprechzimmer, da man weiß, weshalb der Patient die Praxis aufsucht.

■ Durch die Informationen der Warteliste kann man den Patienten mit seinem Namen ansprechen.

- Sie ermöglicht eine nonverbale Information des Arztes, ohne die Anmeldung aufzusuchen.
- Keine Karteikarte als Organisationsmedium. Auf diese kann das Team nun verzichten.

> **Die EDV-Warteliste ist das wichtigste Organisationsmedium einer Arztpraxis.**

Beispiel:
Warteliste
10.55 Uhr

Nr.	Name	Zeit	Termin	Anlass	Raum
1	Effner, Elfriede	43		Warze	2
2	Becher, Maria	11	0	Urtikaria	1
3	Feisel, Corinna	30	0	Infusion	Kab. 1
4	Fleischer, Maria P.	21		Haarausfall	
5	Gerka, Lutz	30	10	Juckreiz	
6	Rupel, Dorothea	19	15	Heuschnupfen	
7	Meier, Angelika	11	5	Infusion	
8	Macek, Hans	7		Wundnachschau	
9	Elers, Hanna	2	0	Akupunktur	Kab. 3
10	Peters, Johannes	2	20	Reiseberatung	

Frau Effner ist seit 43 Minuten in der Praxis und hatte keinen Termin. Sie kommt wegen ihrer Warze und befindet sich in Raum 2. Frau Becher ist seit 11 Minuten in der Praxis und ist nun termingerecht in Raum 1.

Das Programm aktualisiert permanent diese Daten. Nach jedem Kontakt können Sie sich in der Warteliste informieren. Sie erkennen sofort den Anlass des Praxisbesuches. Durch Raumangabe wissen Sie, wo die Patienten auf Sie warten. Somit können Sie sich effektiv auf die betreffende Person und die Erkrankung einstellen.

Ist keine Raumangabe eingetragen, so sind diese Patienten noch nicht zum Gespräch für Sie vorgesehen.

Wenn Sie die Leistungsziffern eingegeben haben, wird der Patient aus der Liste gelöscht. Damit erhalten Sie die Gewähr, dass alle Leistungen auch tatsächlich abgerechnet werden.

Wird ein Sprechzimmer frei, kann es aufgrund der Daten der Warteliste von einer Mitarbeiterin vorbereitet und neu besetzt werden.

Die Warteliste ist zwingend notwendig, wenn Sie mit der elektronischen Karteikarte arbeiten, da das Organisationsmedium Karteikarte nicht mehr zur Verfügung steht. Einige Praxen, die mit Karten arbeiten, nutzen die Liste dennoch, wegen der enormen Transparenz für das gesamte Team!

Entscheidend für einen reibungslosen Praxisablauf ist es, die beschriebenen Arbeitskonzepte konsequent zu nutzen. Falls Organisationsprinzipien durchbrochen werden, birgt das für alle Beteiligten ein großes Maß an Fehlermöglichkeiten. Das sind dann jeweils die Situationen, bei denen in den Praxisteams vorprogrammierter Stress ausbricht.

Werden dagegen das Pendeln zwischen den Räumen und die Nutzung der Warteliste konsequent durchgeführt, ist ein systematischer und gleichmäßiger Praxisablauf weitgehend gewährleistet!

1.3 Die Anmeldung zentral einrichten

Der Anmeldebereich sollte einen bestmöglichen Überblick über die Räume haben. Das ist eine weitere Voraussetzung, um einen planbaren Ablauf zu gewährleisten.

Leider haben viele Praxen einen Anmeldebereich, der eine Übersicht nicht zulässt. Die Arbeitsweise, die zwangsläufig daraus resultiert, ist personal- und damit kostenintensiv und bietet im Tagesgeschäft zu viele Reibungspunkte für das gesamte Team! Genauso ist übrigens der Praxisbetrieb auf zwei oder mehreren Etagen zu sehen.

Der Anmeldebereich benötigt eine ausreichend große Theke, um einen zweiten Arbeitsplatz einzurichten. Sinnvoll ist dabei eine komplette Ausstattung inklusive zweitem oder falls erforderlich drittem EDV-Arbeitsplatz. Der Verwaltungs- bzw. Bürobereich ist im hinteren Teil der Anmeldung unterzubringen, um ein ungestörtes Arbeiten zu ermöglichen.

Wenn Sie, wie beschrieben, während der Sprechzeiten nur noch medizinisch tätig sind und die Praxisorganisation Ihren Assistentinnen überlassen, ist es wichtig, effiziente Kommunikationswege zur Anmeldung zur Verfügung zu haben.

Nach jedem Gespräch verbal mitzuteilen, dass der Patient noch einen weiteren Termin benötigt oder eine weitere Leistung am gleichen Tag erbracht werden soll, ist nicht sinnvoll. Jede verbale Kontaktaufnahme, direkt oder über die Sprechanlage/Telefon, unterbricht die Arbeit Ihrer Mitarbeiterinnen. Die Arbeitsqualität leidet darunter zwangsläufig. Es können sich Fehler einschleichen oder Gespräche zwischen Mitarbeiterin und Patienten werden gestört.

Außerdem wird die Intimität der Patienten verletzt, wie im folgenden selbst erlebten Beispiel. Rufanlage: »Die Patientin aus Raum 3 bekommt noch einen HIV-Test.« Alle anwesenden Patienten an der Anmeldung warteten gespannt, wer wohl nun aus Raum 3 hinaustreten würde!

Mitteilungen persönlich an die Rezeption weiterzugeben, ist vollkommen überflüssig. Der Weg zur Anmeldung und zurück ist nicht nur ein enormer Zeitfresser, er bringt zudem weitere Nachteile mit sich:

- Häufig werden Sie von Patienten (oder Pharmavertretern) angesprochen: »Herr Doktor, wo ich Sie gerade sehe ...« oder »Frau Doktor, nur eine Minute.« Manchmal sieht man sich auch genötigt, selbst ein paar Worte an die Wartenden zu richten: »Na, geht's der Familie gut?«
- Es kommt auch vor, dass die Patienten bei diesen Kontakten ihre Leiden schildern und Frau oder Herr Doktor für die Praxisorganisation völlig chaotisch reagiert: »Der Raum xy ist gerade frei. Gehen Sie schon einmal hinein, ich komme gleich.« Damit umgehen diese Patienten die vorgegebene Reihenfolge und jede Terminplanung wird somit unkalkulierbar.
- Ein Qualitätskriterium, die Diskretion, wird verletzt, wenn verbal Anweisungen an die Mitarbeiterinnen gegeben werden.
- Häufig wird in Arbeitsabläufe der Mitarbeiterinnen eingegriffen oder die Reihenfolge der nächsten Patienten geändert. Frust und Demotivation entstehen.

Effizienter ist die Nachrichtenübermittlung mit einem Laufzettel. Sie übergeben dem Patienten diese Information und er übergibt ihn der Tagesmanagerin. Diese kann dann ihren Job gezielt unterbrechen und alles Weitere für den Patienten planen. Der Laufzettel ist auch ein ideales Marketinginstrument, denn alle Leistungen, die in der Praxis angeboten werden, sind auf ihm vermerkt.

Interner Laufzettel

	Termin
Akupunktur	
Sauerstofftherapie	
Aufbaukur	
Check-up	
Impfen (T, D, P, Grippe)	
Gesprächstermin	
EKG	
Ergometrie	
Sonographie	
Gefäßdoppler	
Injektion	
Infusion	
Bestrahlung	
Labor	
Sonstiges	
Überweisung Facharzt für:	

Der Funktionsbereich erhält eine weitere EDV-Warteliste. Ist das ärztliche Gespräch mit dem Patienten beendet und wird unmittelbar danach eine Untersuchung im Funktionsbereich erforderlich, so setzen Sie den Patienten in die Warteliste des Funktionsbereiches und bitten ihn, im Wartezimmer oder einer Zwischenwartezone noch einmal Platz zu nehmen. Die Mitarbeiterinnen des Funktionsbereiches erkennen durch ihre Liste, bei welchen Patienten diagnostische oder therapeutische Maßnahmen erfolgen sollen.

Informationsfluss nach dem Gespräch
Der Arzt kommuniziert zur Anmeldung mittels:
Laufzettel   wenn der Patient die Praxis nach dem Gespräch verlässt.
Warteliste Funktionsbereich wenn der Patient noch Diagnostik oder Therapie bekommen soll.

1.4 Arzt- und Mitarbeiterinnenbereiche mit räumlicher Trennung

... um kurze Wege zu ermöglichen und ungesteuerte Arzt-Patienten-Kontakte zu vermeiden.

1.5 Gemeinsam genutzte Räume

... von Mitarbeiterinnen und Arzt zwischen den Arbeitsbereichen. Auch das vermeidet lange Wege für das gesamte Praxisteam.

1.6 Kabinenkonzepte

Für einige Fachgruppen ist die Nutzung von mehreren Kabinen sehr sinnvoll. In diesen können z. B. Akutsprechstunde, Wundnachschau, Akupunktur und sämtliche Kontakte stattfinden, die keiner Intimität bedürfen!

Es lohnt nicht, diese Kabinen für einen einzelnen Patienten aufzusuchen, dafür sind in der Regel die Wege zu weit. Die Tagesmanagerin sollte mindestens zwei oder besser drei Kontakte dort vorbereiten.

1.7 Der Sozialraum

Ein Sozialraum ist immer einzuplanen. Dieser Raum ist notwendig, um Ihren Mitarbeiterinnen die Möglichkeit zu geben, sich zurückzuziehen. Es sollte immer Zeit vorhanden sein, um z. B. am Vormittag eine kurze Pause einzulegen. Der Raum sollte zum Entspannen einladen und über geeignetes Mobiliar verfügen. Wäscheberge und Zeitungsstapel dagegen lassen allenfalls die Gemütlichkeit einer Abstellkammer entstehen.

Fehlt ein Sozialraum, macht es beispielsweise keinen guten Eindruck, wenn die Mitarbeiterinnen ihr Frühstück an der Anmeldung oder im Labor einnehmen.

1.8 Schulungsräume

Diese sind für sehr viele Fachgruppen interessant. Mehr darüber im Kapitel *Geschäftsfeld Patientenschulungen*.

2 Der Ablauf in Facharztpraxen

In Facharztpraxen kann der Ablauf vom bisher beschriebenen deutlich abweichen. Die umfangreiche Diagnostik, die notwendig ist, bevor ein Therapiegespräch stattfinden kann, ist eine häufige Ursache dafür.

Besonders für fachärztliche Praxen ist es sinnvoll, nur ein Gespräch pro Praxiskontakt zu führen, denn:

- Die Patienten erwarten von einem Facharzt eine fundierte Diagnostik und ein Gespräch.
- Die Patienten sind bis zu ihrem Gesprächskontakt erst einmal mit der Diagnostik beschäftigt.
- Es demonstriert die Professionalität des Teams, die Diagnostik eigenständig durchzuführen.

Um zu vermeiden, dass zwei Gespräche erforderlich werden, hat es sich in vielen Fällen bewährt, einen Anamnesebogen einzusetzen, der durch die Praxisassistentin und den Patienten ausgefüllt wird. Dieser Bogen wird dann einem Arzt vorgelegt, der die entsprechende Diagnostik anordnet. Damit wird in der Regel nur ein Gespräch pro Praxiskontakt erforderlich.

Ein Beispiel aus einer pneumologischen Praxis:

Anamnesebogen Praxis Dr. Kortmann und Dr. Rommelmann, Friedrichstr. 33, Düsseldorf		
Patientenwunsch	A	Allergietest
Überweisung	A li	Ergotermin
Kontrolle	A re	Metacholintest
Husten	NNH	EKG
Auswurf	SO_2	Polygrafie
Hämoptysen	Body-Spiro	Abhören
Luftnot	Body mit Lyse	Inhalation feucht-warm
Schnupfen	Videobronchoskopie	Inhalation mit Bird
Allergie	CO	Inhalation O_2

Schnarchen	Spiro	Einweisung Pariboy
Theo	BGA	Sputum spez. Keime
Letzte Pulmoröntgen	BGA mit Belastung	Sputum unsp. Keime
NNH Röntgen	BGA mit O_2 Inh.	Theophyllinsp. oben
Beschwerden seit		Theophyllinsp. unten
Befinden OK		
Temperatur		
Schmerzen		

Wird ein Wiederholkontakt erforderlich, so kann man im PC den notwendigen Diagnostikplan mittels Textbausteinen festlegen. Damit hat das Team die Chance, gleich nach Eintreffen des Patienten die Diagnostik durchzuführen.

3 Der Ablauf in Mehrarztpraxen und Zentren

Der Ablauf in Mehrarztpraxen und Medizinischen Zentren ist naturgemäß deutlich aufwändiger, bietet jedoch interessante und effiziente Konzeptionsmöglichkeiten. Die Grundprinzipien der Praxissteuerung sind selbstverständlich die gleichen wie in der Einzelpraxis oder der Gemeinschaftspraxis mit zwei Ärztinnen oder Ärzten (z. B. zwei Sprechzimmer nutzen). Werden die Einheiten jedoch größer, sollte man beachten, dass die Praxissteuerung zwei Ärzte gleichzeitig sehr gut managen kann. Die Steuerung von drei Ärzten gleichzeitig ist jedoch überproportional schwieriger. Daher sollte, wenn es möglich ist, mit maximal zwei Ärzten gleichzeitig und dafür im Schichtbetrieb gearbeitet werden. Außerdem würden beim Parallelbetrieb von drei Ärzten insgesamt sechs Sprechzimmer benötigt, um den Ablauf flüssig zu halten. Auch die Patientenströme, die gleichzeitig gesteuert werden müssten, wären um ca. 30 Prozent größer. Der Schichtbetrieb entzerrt also die gesamte Praxisorganisation!

3.1 Schichtbetrieb

In Praxen mit mehreren Ärzten Schichtbetrieb umzusetzen, bringt einige Vorteile. Auf der einen Seite sind das selbstverständlich betriebswirtschaftliche Aspekte. Ungenutzte Räume oder Geräte kosten Geld und bringen nichts ein. Räume und Geräte sollten daher besser ausgelastet werden. Der heute noch so häufig beobachtete Leerlauf in der Mittagszeit kann durch den Schichtbetrieb vermieden werden. Auch die nicht genutzten Nachmittage, häufig sind das der Mittwoch- und der Freitagnachmittag, können dann in den Praxisbetrieb einbezogen werden. Besonders in größeren Einzelpraxen erlebe ich es immer wieder, dass die Nachmittagsprechstunden in der

Vergangenheit deutlich reduziert wurden. Häufig waren es Budgetgründe, die dafür den Ausschlag gaben. Das hatte zur Folge, dass der Andrang in den verbliebenen sechs bis zwölf Nachmittagstunden pro Woche überproportional hoch war. Stellt man auf eine Nachmittagschicht um, kommen von 13 bis 19 Uhr dagegen 30 Wochenstunden zusammen. Das bedeutet ein deutlich verbessertes Angebot, besonders für die Terminpatienten. Die Erfahrung der letzten Jahre zeigt deutlich, dass diese Angebote von den Patienten sehr gerne angenommen werden. Obwohl es doch für diese eher ungewohnt ist, in der Mittagszeit die Arztpraxis aufzusuchen, gewöhnt man sich sehr schnell daran. Besonders für berufstätige Patienten kann es von großem Nutzen sein, z.B. in der Mittagpause die Praxis aufsuchen zu können. Auch eine große Umfrage der KBV bei 4315 Patienten, welche die Forschungsgruppe Wahlen im Juli 2006 durchgeführt hat, zeigt eine echte Akzeptanz der Nachmittagsprechstunde.

Bei freier Terminwahl: Wann würden Sie am liebsten einen Arzt aufsuchen?

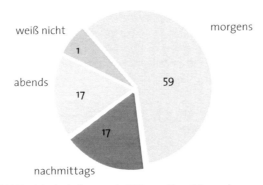

FGEW Telefonfeld: Versichertenbefragung der KBV 05–06/2006 (n=4315)

Es wurde dabei auch deutlich, dass insbesondere jüngere Patienten den Nachmittag präferieren. In der Gruppe der 18- bis 29-Jährigen waren das immerhin 27 Prozent.

Es gibt jedoch einen weiteren und entscheidenden Aspekt unternehmerischer, marktwirtschaftlicher Praxisführung: Es kann für ein modernes Dienstleistungsunternehmen nicht mehr sinnvoll sein, »verschachtelte« Sprechzeiten anzubieten. Der Patient ist letztlich auch ein Kunde. Ökonomisch gesehen ist, wie schon festgestellt wurde, jeder ein Kunde, der ein Bedürfnis hat. Und jede Praxis ist gezwungen, ökonomisch zu handeln, also Gewinn zu machen. Kunden dürfen daher nicht genötigt werden, zu überlegen, wann ihr »Dienstleistungsunternehmen Arztpraxis« geöffnet hat und welcher Wochentag gerade ist. Kunden sollte eine klare Struktur der Öffnungszeiten angeboten werden!

Daher sollten größere Praxen und Zentren z. B. einen 8-bis-18-Uhr-Service bieten. In dieser Zeit ist von 8 bis 13 Uhr die Praxis mit zwei Ärzten und von 13 bis 18 Uhr mit einem Arzt besetzt:

	5. KW	6. KW	7. KW	8. KW	9. KW
8–13 Uhr	Arzt A	Arzt C	Arzt B	Arzt A	Arzt C
	Arzt B	Arzt A	Arzt C	Arzt B	Arzt B
13–18 Uhr	Arzt C	Arzt B	Arzt A	Arzt C	Arzt A

Wächst das Unternehmen weiter, kann auch am Nachmittag der Schichtbetrieb aufgenommen werden:

	5. KW	6. KW	7. KW	8. KW	9. KW
8–13 Uhr	Arzt A	Arzt D	Arzt C	Arzt B	Arzt A
	Arzt B	Arzt A	Arzt D	Arzt C	Arzt B
13–18 Uhr	Arzt C	Arzt B	Arzt A	Arzt D	Arzt C
	Arzt D	Arzt C	Arzt B	Arzt A	Arzt D

Diese Konzepte bedeuten für jeden Arzt 25 Stunden Präsenzzeit in der Praxis! Heute arbeitet man in der Regel ca. 30 bis 35 Stunden in der Praxis. Das sind meist nur die angegebenen Sprechzeiten, die jedoch fast regelmäßig um 30 Minuten bis zu einer Stunde am Mittag und am Abend überschritten werden. Tatsächlich kommen also noch einmal ca. 4 Stunden in der Woche hinzu!

Der Arzt, der aktuell nicht in der Praxis arbeitet, kann z. B. Hausbesuche machen oder Büroarbeiten erledigen. Besonders das Thema Hausbesuche wird in den nächsten Jahren eine andere Bedeutung erhalten. Denn ein weiteres Ergebnis der zuvor erwähnten KBV-Umfrage ist, dass es für 61 Prozent der Befragten wichtig oder sehr wichtig ist, dass ihr Hausarzt auch Hausbesuche durchführt. Für die Einzelpraxis sind die Hausbesuche häufig nur lästige Pflicht.

> Für Großpraxen und Zentren werden Hausbesuche ein Mittel sein, ihre Marktposition zu verbessern.

Sie haben ja durch ihre personelle Aufstellung auch optimale Möglichkeiten dazu!

Auch die Einrichtung einer Samstagsprechstunde ist in Mehrarztpraxen deutlich einfacher möglich. Durch eine verringerte Wochenarbeitszeit im Schichtbetrieb hat immer ein Arzt die Möglichkeit, am Samstag präsent zu sein. Außerdem sieht die Vergütung über Regelleistungsvolumina eine Vergütung dieser Leistungen außerhalb des Leistungsvolumens (Budgets) vor. Von Patientenseite ist die Samstagsprechstunde sowieso gewünscht:

»Auch samstags einen Arzt aufsuchen zu können, wäre mir ...«

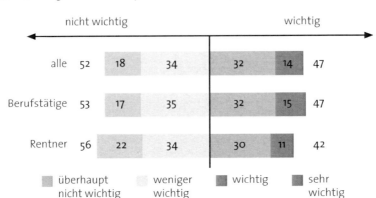

FGW Telefonfeld: Versichertenbefragung der KBV 05–06/2006 (n=4.315), rundungsbedingte Summenabweich.

In Praxen mit Schichtbetrieb empfiehlt es sich, ein weiteres »Sondersprechzimmer« einzurichten. Dieses wird nicht für den GKV-Regelbetrieb genutzt, sondern steht den Ärzten zur Verfügung, die aktuell keinen Schichtdienst verrichten. Diese können nach oder vor ihrem Schichtdienst dort eine Privat- oder auch Präventionssprechstunde durchführen.

Man muss sich natürlich darüber im Klaren sein, dass die Terminplanung für diese Konzeption langfristig angelegt sein muss. Chronisch kranke Patienten wollen selbstverständlich zu »ihrem« Arzt. Also müssen die Dienstpläne schon Monate im Voraus festliegen. Mit einer konsequenten elektronischen Terminplanung (Kapitel *Das Terminsystem/Elektronisches Zeitmanagement*) ist das sehr effektiv durchzuführen.
  Dagegen ist es nach meinen Erfahrungen für akut kranke Patienten mit eher banaleren Erkrankungen in der Regel nicht so bedeutend, wer sie aktuell behandelt.

3.2 Modernes Dienstleistungsunternehmen

Weg vom »Tante-Emma-Laden« und hin zu einem modernen Dienstleistungsunternehmen: Diese Ausrichtung wird für die meisten Praxen wichtig werden, um im regionalen Gesundheitsmarkt weiter attraktiv zu bleiben. Die Akzeptanz des Unternehmens wird dadurch deutlich verbessert, denn es können neue Sprechzeiten am Mittag und eine erweiterte Hausbesuchstätigkeit angeboten werden. Gerade in der Auseinandersetzung mit großen MVZ oder Ärztezentren an Kliniken wird das eine Voraussetzung sein, um weiterhin konkurrenzfähig zu bleiben! Außerdem würde sich die Arbeitszeit der Ärzte verkürzen zugunsten eines entzerrten und optimierten Praxisbetriebes.

Das Terminsystem
(oder: Mit unzufriedenen Kunden ist kein Geld zu verdienen!)

Fall 1: Stellen Sie sich vor, Sie suchen einen Steuerberater. Durch ein Telefonat erfahren Sie, dass eine Sprechstunde zwischen 14 und 18 Uhr stattfindet. Auf Ihre Nachfrage, ob mit Wartezeiten zu rechnen sei, erhalten Sie die Antwort: »Das können wir Ihnen noch nicht sagen, wir wissen nicht, wie viele Klienten kommen werden.«
Wie reagieren Sie?

Fall 2: Der Termin bei Ihrem Steuerberater ist um 15.30 Uhr. Sie sind natürlich pünktlich und finden sich sogar zehn Minuten vor Ihrem Termin in seinem Büro ein. Nach 70 Minuten Wartezeit werden Sie zum Steuerberater vorgelassen. Es ist nun schon das vierte Mal in Folge, dass Sie sich so lange gedulden mussten!
Wie ist Ihre Reaktion in diesem Fall?

Leicht zu erraten, wie Sie reagieren! Jedoch ergeht es 70 Prozent der Patienten in deutschen Arztpraxen jeden Tag genau so. Möglicherweise meinen Sie, dass viele Patienten gerne warten und die Praxis als Kommunikationsdrehscheibe oder sozialen Treffpunkt schätzen. Oder Sie vertreten die Ansicht, dass ein leeres Wartezimmer gegen die Qualität des Mediziners und seines Teams spricht. Aus vielen Patienteninterviews kenne ich allerdings den entscheidenden Kritikpunkt der Patienten an Ihrer Arztpraxis, und das sind die überlangen Wartezeiten. Fragen Sie Ihre eigenen Mitarbeiterinnen nach den häufigsten Patientenbeschwerden. Die Antwort wird eindeutig sein.

Ob ein leeres Wartezimmer schlechtes Marketing ist, darüber gibt es heute auch eine relativ klare Meinung der Patienten: Für die meisten Patienten steht ein professioneller Arbeitsstil des Praxisteams im Vordergrund!

Vielleicht meinen Sie jedoch, dass in Ihrer Praxis Termine nicht funktionieren können. Ich kann Ihnen versichern, dass es tatsächlich nur einen realen Grund gibt, der ein funktionierendes Terminsystem wirklich verhindert, und das ist eine ungünstige Relation von Kassensitzen (Ärzten) zu Patienten. Falls z. B. in einer Hausarztpraxis 1500 Patienten im Quartal von einem Arzt zu versorgen sind, stößt wirklich jedes Terminsystem an seine Grenzen. Hier bietet die Aufnahme eines Partners oder die Fusion mit einer kleineren Praxis die Lösung des Zeitproblems.

Es gibt jedoch auch Ärzte, die glauben, ihre Patienten wollten gar keine Terminvergabe. Sicherlich trifft dies auch auf einige Patienten zu. Ich bin mir aber sicher, dass es in jeder Praxis sehr viele Patienten gibt, die ein funktionierendes Terminsystem sehr zu schätzen wissen: Außendienstmitarbeiter, Freiberufler, leitende Angestellte oder selbstständige Handwerker. Diese Bevölkerungsgruppen können sich, genau wie Sie, lange Wartezeiten nicht leisten. Wenn Sie nun feststellen, dass Sie wenige oder gar keine Patienten haben, auf die diese Merkmale zutreffen, sollten Sie sich fragen, woran das liegt.

1 Vorteile von funktionierenden Zeitsystemen

■ Fakt ist, dass Praxen, die über ein gutes Zeitmanagement verfügen, einen hohen Anteil an Privatpatienten haben. Die zweite wichtige Gruppe, die bei einem schlecht funktionierenden Zeitmanagement wegbleibt, sind diejenigen, die den Medikamentenverbrauch statistisch senken können. Besonders die Patienten mit Bagatellerkrankungen decken sich auch auf Grund der langen Wartezeiten mit Medikamenten aus dem Supermarkt oder der Apotheke ein und vermeiden den Arztbesuch. Sie stimmen mit den Füßen ab, wenn sie praxisorganisatorische Mängel nicht tolerieren.

■ Praxen mit einem funktionierenden Terminsystem haben geringere Personalkosten. Ohne Termine haben Sie keine Angaben, wie viele Patienten die Praxis aufsuchen werden. Das bedeutet, Ihr Praxisteam muss für alle Fälle gewappnet sein und Sie müssen ausreichend Personal vorhalten. Kommen an einem Tag wenige Patienten, gibt es den unvermeidlichen Leerlauf.

■ Umsatzsteigerung im Non-GKV-Bereich. Innerhalb der GKV gibt es wenig Spielraum für Umsatzsteigerungen. Falls Sie eine Praxis mit hoher Fallzahl führen und sich Gedanken darüber machen, im Non-GKV-Bereich aktiver zu werden, müssen Sie die Praxisorganisation optimal strukturieren, um Zeitreserven zu gewinnen. Dazu benötigen Sie ein Terminsystem, das diesen Namen verdient. Insbesondere Patienten, die Non-GKV-Leistungen nachfragen, erwarten, dass ihre Behandlungszeiten eingehalten werden. Ist das nicht der Fall, werden sie kaum ein zweites Mal bereit sein, bestimmte Leistungen nachzufragen, für die sie dann auch noch in die eigene Tasche greifen müssen!

■ Umsatzsteigerung im GKV-Bereich. Wie später im Kapitel *Geschäftsfeld chronisch kranke Patienten* noch zu sehen sein wird, ist eine gleichmäßige Kontaktfrequenz dieser Patienten wichtig. Sie sollten jedem dieser Patienten den nächsten Termin mitgeben, um sicher zu sein, ihn im nächsten Quartal zu sehen. Insbesondere bei der Ziffer 03212 verlangt die Hausarztpraxis ein funktionierendes Zeitmanagement (Zuschlag zu den Versicherungspauschalen für Patienten mit schwerwiegender chronischer Krankheit).

2 Voraussetzungen

2.1 Terminpatienten haben Priorität

Bei einer telefonischen Terminanfrage ist in vielen Praxen Folgendes von der Mitarbeiterin zu hören: »Einen Termin haben wir leider heute nicht mehr. Aber kommen Sie in die Praxis und bringen Sie etwas Zeit mit.« Vielleicht folgt noch der Nachsatz:

»… wir schieben Sie dann dazwischen.«

»Etwas Zeit« ist dann beim Eintreffen des Patienten ein dehnbarer Begriff. Hat er sich erst einmal angemeldet, hört er den nächsten »Spruch«: »Nehmen Sie noch einen Augenblick im Wartezimmer Platz.« Spätestens beim Eintreten ins Wartezimmer wird dann der »kleine Augenblick« für den Patienten unkalkulierbar!

Wie ein Terminbuch in einer »Dazwischenschieber-Praxis« aussieht, kann ich Ihnen zeigen:

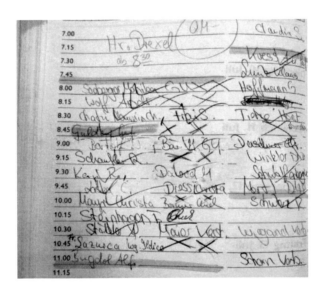

Hier trifft der Satz von Bob Dylan zu: »Ich akzeptiere das Chaos. Ich bin mir nicht sicher, ob es mich akzeptiert!«

Praxen, die so organisieren, planen keine Termine, sie schreiben auf und arbeiten ab!

Wenn der Grundsatz, dass Terminpatienten Priorität haben, nicht beachtet wird, ist das gesamte System in Frage gestellt. Kein Patient ohne Termin darf »dazwischengeschoben« werden. Das ist nur erlaubt, wenn dadurch die Terminpatienten nicht unnötig länger warten müssen.

2.2 Terminvergabe

Die Terminvergabe darf nur durch berechtige Mitarbeiter/innen durchgeführt werden. Vergibt jeder im System Termine, wird weder auf die Kompetenz geachtet noch Verantwortung für einen flüssigen, reibungslosen Patientenfluss zugeteilt! Es kommt jedoch auch vor, dass Ärzte Patienten zu Untersuchungen einbestellen, ohne das im Terminplan vermerken zu lassen. Terminkollisionen sind dann vorprogrammiert!

2.3 Zeitbedarf

Der voraussichtliche Zeitbedarf wird mitgeplant, z. B. für neue Patienten, Vorsorgeuntersuchungen, verschiedene technische Untersuchungen oder die normale Konsultation.

Eine Mitarbeiterin bekommt den Auftrag, eine Woche lang die Dauer zu messen, die die verschiedenen Kontakte benötigen. Damit hat die Tagesmanagerin eine wesentlich bessere Planungsgrundlage im Vergleich zu einem System, das nicht differenziert.

2.4 Arbeitsblöcke bilden

Nach Möglichkeit sollten Untersuchungen nicht aus der Sprechstunde angeordnet werden.

Beispiel: Falls bei Frau Müller nach dem Gespräch noch ein Allergietest durchgeführt werden soll, muss ein neuer Termin vergeben werden. Dann ist auch eine Mitarbeiterin anwesend, um diese Untersuchung im Arbeitsblock zu erledigen.

Sie sollten generell überdenken, ob alle Untersuchungen täglich durchgeführt werden müssen, da diese Arbeitsmethode einen hohen Personalstand erfordert. Vorsorgeuntersuchungen oder viele diagnostische Leistungen können in Arbeitsblöcken an zwei Werktagen geplant werden. Das trifft insbesondere auch auf delegierbare diagnostische Verfahren zu. Arbeitsblöcke bieten folgende Vorteile:

- Routinemäßiges Arbeiten steigert die Qualität jeder Leistung.
- Der Leistungserbringer muss sich nicht immer wieder neu »eindenken«.
- Rüstzeiten entfallen oder werden reduziert.

Einen Arbeitsblock nutzen fast alle Praxen, das sind die Laborleistungen.

2.5 Raumbelegungszeit

Die Raumbelegungszeit ist die Planzeit und nicht die Zeit der primären Verrichtung. Bei technischen Untersuchungen oder kleinen Operationen ist es notwendig, die Zeit inklusive Vorbereitung und Wiederherrichtung des Raumes zu verplanen und nicht die Dauer der Verrichtung.

3 Dringlichkeit und nach Zeitbedarf

1. Was ist wirklich dringend, was muss also unbedingt am gleichen Tag erledigt werden?
2. Was ist lukrativ und sollte daher erhöhte Priorität erhalten, und was kann evtl. delegiert werden?

Wichtige Fragen für eine erfolgreiche Praxisführung! Man kommt der Beantwortung ein Stück näher, wenn man das Zeitmanagement mehr systematisiert. Das kann man z.B. mit dem »Eisenhower-Prinzip« machen. Der ehemalige US-amerikanische Präsident ist der Namensgeber für dieses Vorgehen. Er hatte genau wie Sie jeden Tag ein anstrengendes Arbeitspensum zu bewältigen und darum bestimmte Prinzipien angewandt, um sich und seinen Mitarbeitern Prioritäten zu setzen und seine Arbeitstage zu ordnen. Nach dem Eisenhower-Prinzip sollten Sie Ihre Termine in A-, B-, C- und D-Prioritäten einteilen.

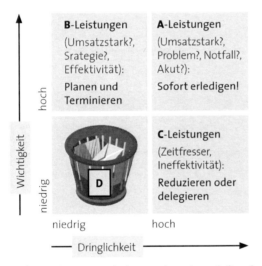

A- und B-Leistungen sind zunächst einmal die ökonomisch wichtigen, und die C- und D-Leistungen die weniger lukrativen.

A- und C-Leistungen müssen relativ zeitnah erbracht werden, wogegen B- und D-Leistungen nicht sofort erbracht werden müssen.

A-Leistungen: Das sind Leistungen, die unbedingt noch am gleichen Tag erbracht werden sollten. In vielen Praxen sind das die banaleren Erkrankungen. Diese sind nach dem System der Regelleistungsvolumina die eher lukrativen, da sie wahrscheinlich mit einem Kontakt im Quartal zu erledigen sind und keines weiteren Kontaktes mehr bedürfen.

Leider sind das nicht die chronisch kranken Patienten, denn diese erfordern deutlich mehr Kontakte, lösen jedoch das gleiche Regelleistungsvolumen aus. Das klingt zunächst einmal pervers – und das ist es wohl auch! Viele Grüße an die »Macher« dieses Systems.

Für diese kleineren Erkrankungen des Alltags hatten die meisten Praxen jedoch bislang keine Terminressourcen. Wozu sollte man diese auch haben? Medizinisch waren sie nicht so besonders wichtig. Das muss sich nun mit der Akutsprechstunde ändern. (Abschnitt 3.2)

A-Leistungen sind jedoch auch bestimmte Privatpatienten, nämlich die, die man nicht mit einem Termin vertrösten kann. Weiterhin sind es die medizinisch wichtigen Fälle, natürlich die echten Notfälle oder Patienten mit einer Schmerzsymptomatik.

B-Leistungen: Alle lukrativen Leistungen, die langfristig geplant werden können. Dazu benötigt man natürlich ein funktionierendes Terminsystem. Denn wenn sich die Patienten schon auf einen solchen Termin einlassen, der evtl. erst in einigen Wochen stattfinden wird, dann muss dieser natürlich exakt eingehalten werden!

C-Leistungen: Alles, was ohne Qualitätsverlust reduziert oder delegiert werden kann. Das sind z. B. der zwanzigste Quartalskontakt des Chronikers, der medizinisch überhaupt nicht notwendig wäre, oder der Hauttest, der schnell und einfach durch eine Mitarbeiterin durchgeführt werden kann.

D-Leistungen: Alles, was medizinisch völlig nutzlos und unökonomisch ist.

3.1 Die Terminsprechstunde

Die Terminsprechstunde für die langfristigen Termine findet in der Kernsprechzeit statt. Sie hat keinen erhöhten Zeitbedarf, dauert also voraussichtlich nicht länger als zehn Minuten. Allerdings ist es für jede Praxis sinnvoll, die durchschnittliche Dauer vorher genau zu messen. Diese Kontakte benötigen Intimität und sollten daher im Sprechzimmer stattfinden.

3.2 Die Akutsprechstunde

Die Akutsprechstunde findet ebenfalls im Sprechzimmer statt. Nur werden die Termine dazu erst ab dem frühen Morgen telefonisch vergeben, sie ist also keine »freie Sprechstunde«. Diese wäre nicht planbar! Den Patienten kann mitgeteilt werden, dass es sich um eine Sprechstunde handelt, die durchaus mit kürzerem Zeitaufwand kalkuliert ist: »Falls Sie sich kurz fassen können, kann ich Ihnen heute unsere Akutsprechstunde anbieten.«

Dieser Arbeitsblock ist sinnvollerweise dann einzuplanen, wenn die Praxis ein erhöhtes Aufkommen von Akutpatienten hat. Um herauszufinden, um welche Uhrzeit es sinnvoll ist, eine Akutsprechstunde einzurichten, sollte das Praxisteam über eine oder zwei Wochen eine Strichliste führen, zu welchen Uhrzeiten vermehrt Patienten ohne Termin erscheinen. Das wäre dann das ideale Zeitfenster für diesen Arbeitsblock.

Und bitte, nennen Sie dieses Zeitfenster niemals »Notfallsprechstunde«. Bei dieser Bezeichnung haben Patienten einen deutlich höheren Anspruch an das Gespräch. Sie sind schließlich Notfälle!

Für Fachgruppen mit vielen ungeplanten Patienten ist die Akutsprechstunde die ideale Lösung für diese Patientengruppe. Das hat mir kürzlich noch ein Hausarzt per E-Mail bestätigt:

Dr. med. Christian xxxxxxxx. [christian.xxxxxxx@web.de]
Guten Tag, Herr Welling,
ein gutes neues Jahr wünsche ich Ihnen und Ihrer Familie. Das vergangene Jahr hat mir den besten Umsatz aller Zeiten gebracht und die Patientenzahlen auf neue Höchstmarken geführt und nach mehr als zehn Jahren mal wieder die 1000 überschreiten lassen.

Der Grund für dieses Ergebnis ist für mich auch in dem Terminsystem zu suchen, was Sie entwickelt haben.

Seit 1,5 Jahren führen wir eine Terminsprechstunde morgens und nachmittags durch, an die sich jeweils eine Akutsprechstunde anschließt. Damit sind wir sehr flexibel.

Aus Rückmeldungen auch von neuen Patienten habe ich erfahren, dass in xxx viele Ärzte keine neuen Patienten mehr annehmen und auch für akute Fälle keine adäquate Sprechzeit anbieten. Mein Pluspunkt.

Auf diesem Wege danke ich Ihnen für Ihre guten Ideen und wünsche Ihnen viele weitere.

Ihr Christian X

Ob die Kontaktart Akutsprechstunde von Ihren Patienten angenommen wird, hängt davon ab, wie Sie ihnen dieses Angebot vorstellen. Die Patienten müssen informiert werden, welche Vorteile sie haben, falls sie sich telefonisch anmelden. Eine gute Möglichkeit dazu bietet ein Handzettel. Diese Information für die Einführung der Akutsprechstunde wird am Quartalsanfang jedem Patienten übergeben, der die Chipkarte einlesen lässt. Damit haben Sie die Gewähr für eine breite Informationsabdeckung!

Damit es für Sie schneller geht!

**Wir möchten unsere Praxisorganisation
für Sie ab sofort neu regeln:**

Akutsprechstunde

Krankheiten lassen sich nicht planen.
Deshalb haben wir für akute Erkrankungen
in unserem Terminkalender Zeit frei gehalten!

Rufen Sie uns am Morgen bis 8.30 Uhr an.
Wir nennen Ihnen einen günstigen Zeitpunkt.

**Patienten, die sich vorher anmelden,
haben in unserer Praxis Vorrang!**

Notfälle werden selbstverständlich
sofort behandelt.

Nicht alle Kontakte haben den gleichen Zeitbedarf. Das ist jedem klar. Nur leider werden in den meisten Praxen Termine im 15- oder 10-Minuten-Rhythmus vergeben. Meist benötigt man diese Zeit gar nicht, sondern sieht die verbleibende Zeit als Puffer für akute Patienten an. Leider begrenzt sich die Praxis durch dieses Vorgehen auf ca. 16 bis 20 Termine am Vormittag. Benötigt würden jedoch weit mehr Termine, um die Planungssicherheit zu erhöhen. In diesen Praxen bekommen die Patienten am Telefon dann den Standardspruch mitgeteilt: »Einen Termin haben wir leider nicht mehr … und bringen Sie Zeit mit!«

Dagegen kann die Anzahl der Termine erhöht werden, wenn man sich den tatsächlichen Zeitbedarf einmal genauer anschaut (siehe 2.3) und differenzierter an die Gestaltung eines Terminsystems herangeht.

Nachdem wir mit dem Eisenhower-Prinzip die Leistungen eingeteilt und zeitlich unterschieden haben, können wir nun den entsprechenden Plan dazu erarbeiten. Ein Beispiel aus einer Hausarztpraxis:

▦ A-Leistungen:	Problem, Notfall, Akut	▨ C-Leistungen:	Delegieren
▦ B-Leistungen:	Planen und terminieren		D-Leistungen

Kontrollpatient Kurzkontakt		Akupatient		Terminpatient		besondere Leistungen	
Verbandwechsel	5 min	Grippaler Infekt	5 min	Ultraschall	15 min	Reiseberatung	15 min
AU Folge	5 min	Verletzung	10 min	Akupunktur Gespr.	15 min	Osteopathie	15 min
Insektenstich	5 min	Rückenschmerz	10 min	Akupunktur-Nadel	5 min	Unterspritzen	15 min
Fäden ex.	5 min	Oberb.-beschw.	10 min	Gespräch	10 min		
Zecke entfernen	5 min	GU/Privat	15 min	GKV neu	10 min		
Abstrich	5 min	Thoraxschmerz.	15 min	Privat neu	20 min		
				GKV Kontrolle	10 min		
				Privat Kontrolle	20 min		
				Haarausfall	10 min		
				Basis-Check	15 min		
				DMP	10 min		

Die Erstellung dieses Plans ist eine echte Teamaufgabe. An allen Plätzen, wo man Termine vergibt (Anmeldung oder Backoffice), liegt dieser vor. Damit kann sogar eine medizinisch weniger versierte Mitarbeiterin Termine vergeben.

3.3 Langkontakte

Das sind alle Kontakte, die länger als zehn Minuten dauern. Es sind technische Untersuchungen, psychotherapeutische Gespräche oder Vorsorgeuntersuchungen. Werden diese Untersuchungen von Ärzten durchgeführt, sollten sie nicht während der Normalsprechstunde stattfinden. Sinnvoll ist es, für diese Kontaktart Arbeitsblöcke zu bilden.

4 Wo können bestimmte Leistungen besonders effektiv erbracht werden?

4.1 Kurzkontakte

Kurzkontakte sind eine weitere Möglichkeit, Ihre Arbeitszeit flüssig zu gestalten. Es sind Kontakte, die keiner Intimität bedürfen, z. B. die Abgabe von Wiederholrezepten oder kurze Fragen von Patienten. Diese sind im Allgemeinen schnell abzuhandeln. Um lange Wege zu vermeiden, sollten diese Kontakte im Stehen, d. h. in einer gesonderten Zone, am besten in der Nähe Ihrer Sprechzimmer, stattfinden. Sie benötigen dazu lediglich ein Stehpult und zwei oder drei Stühle. Hier warten die Patienten, die für diese Kontaktart eingeplant wurden.

Einige Patienten werden versuchen, durch die Kurzkontaktzone schnell zu Ihnen zu gelangen und dabei noch weitergehende Dinge anzusprechen. »Frau Doktor, da ich schon einmal hier bin, könnten Sie evtl. noch …« Diese Situation erfordert von Ihnen ein konsequentes Vorgehen: »Lieber Herr Müller, diese Sache ist mir sehr wichtig. Ich möchte mir das genauer ansehen. Bitte lassen Sie sich einen Termin geben oder melden Sie sich an der Anmeldung und warten Sie danach im Wartezimmer.« Wenn Sie betonen, wie wichtig Ihnen diese Sache ist, zeigen Sie dem Patienten, dass Sie ihn ernst nehmen. Sagen Sie bitte nie: »Dafür möchte ich mir mehr Zeit nehmen.« In diesem Fall wird der Patient genau mit dieser Erwartungshaltung zum nächsten Termin erscheinen.

Viele Kurzkontakte können Sie so aus den Sprechzimmern fernhalten, und das ist mitentscheidend für eine kurze Kontaktdauer. Denn selbst Bagatellangelegenheiten dauern im Sprechzimmer durch Begrüßungsrituale und bestehende Intimität deutlich länger. Ähnliches gilt für die Kontaktart »Kabinensprechstunde«, bei der jedoch diagnostiziert oder behandelt werden muss.

4.2 Die Kabinensprechstunde

Die Kabinensprechstunde ist ein Serviceangebot an die Patienten, das freiwillig genutzt werden kann. Es handelt sich bei den Erkrankungen, die hierfür in Frage kommen, um »Bagatellerkrankungen« oder »kleinere Erkrankungen des Alltags«. Diese haben einen geringen Zeitbedarf und benötigen keine Intimität. In Frage kommen dafür z. B. grippale Infekte, Heuschnupfen oder die Wundnachschau. Die Behandlung findet in Kabinen statt. Optimal sind zwei oder mehr Kabinen nebeneinander.

In der Kabinensprechstunde werden Sie von einer Praxisassistentin begleitet, die entweder vor oder in der Kabine die gesamte Dokumentation durchführt. Die Anwesenheit der Mitarbeiterin stört nicht, da es durch die Kabinenstruktur sowieso keine Intimität gibt! Verfügt die Praxis über keine Kabinen, können es auch Funktionsräume sein. Es sollten in jedem Fall Räume sein, die nicht zum längeren Verweilen einladen!

Der Arbeitsblock »Kabinensprechstunde« ermöglicht es Ihnen, viele Patienten aus der Kernsprechzeit und den Sprechzimmern fernzuhalten. Es sind genau jene Kontakte, die in der Regel jedes Terminsystem überfordern, da diese »dazwischengeschoben« werden und Terminpatienten dadurch länger warten müssen. Der Vorteil für die Patienten liegt in einer kurzen Wartezeit.

Die Kabinensprechstunde findet im Anschluss an die Normalkontakte, z. B. von 12 bis 13 Uhr, statt. Saisonbedingt kann die Kabinensprechstunde früher beginnen, daher sollte die Tagesmanagerin in den entsprechenden Monaten keine langfristigen Termine zwischen 11 und 12 Uhr vergeben.

Auch hier sollten Ihre Patienten wissen, was sie erwartet und welchen Vorteil sie haben, falls sie sich auf die Kabinensprechstunde einlassen.

Damit es für Sie schneller geht!

**Wir möchten unsere Praxisorganisation
für Sie ab sofort neu regeln:**

Kabinensprechstunde

Krankheiten lassen sich nicht planen.
Deshalb haben wir für die
»kleinen Erkrankungen des Alltags«
in unserem Terminkalender ausreichend Zeit freigehalten!

Rufen Sie uns am Morgen bis 9.00 Uhr an.
Wir nennen Ihnen dann einen günstigen Zeitpunkt
zwischen 11.00 und 13.00 Uhr.

In dieser Zeit spricht Herr Dr. X mit Ihnen in der Kabine
und wird Ihnen schnell helfen können!

Notfälle werden selbstverständlich
sofort behandelt.

Die Patienten müssen das Angebot der Kabinensprechstunde nicht annehmen. Sie können auch ins Sprechzimmer, haben dann jedoch eine längere Wartezeit.

Einige Ihrer Kollegen berichten, dass sie täglich 10 bis 15 Patienten ohne Qualitätsverlust, jedoch mit einem deutlichen Zeitgewinn in der Kabinensprechstunde behandeln können!

4.3 Die Telefonsprechstunde

Dies ist eine weitere Möglichkeit, die Kernsprechzeit zu entlasten. Sie halten damit viele Störungen aus der Sprechstunde fern. Die Patienten sollten gebeten werden, z. B. ab 12.30 Uhr anzurufen. Dabei ist natürlich die Wahrscheinlichkeit, ein Besetztzeichen zu hören, sehr hoch! Besser ist es, selbst zurückzurufen. Der Rückruf erfolgt in einer freien Pufferzeit oder eben in der Telefonsprechstunde.

Alle Terminmodule können nur dann effizient genutzt werden, wenn die Patienten bei akuten Erkrankungen am frühen Morgen anrufen und den Anlass ihres Besuches mitteilen. Die Tagesmanagerin hat den Auftrag, jeden Patienten zu fragen, weshalb er in die Praxis kommen möchte. Am Telefon ist das in der Regel unproblematisch. Schwieriger ist das naturgemäß an der Anmeldung, besonders dann, wenn noch weitere Patienten anwesend sind. Nach meinen Erfahrungen geben die meisten Patienten aber selbst dort bereitwillig Auskunft.

> Je mehr Sie nach Kontaktarten differenzieren und
> je mehr Kontaktmodule Sie nutzen, umso besser
> wird Ihr Terminsystem funktionieren!

Ist die Tagesmanagerin über den Anlass des Besuchs informiert, kann sie die richtige Kontaktart in einem differenzierten Terminplan anbieten.

Alle EDV-Systeme bieten die Möglichkeit, Bemerkungen zum Termin zu hinterlegen. Diese Bemerkungen werden später in die Warteliste übernommen!

Sie sollten auch eine Kaffee- oder Teepause vorsehen, denn wer kann schon sechs oder sieben Stunden ohne Pause konzentriert arbeiten? In dieser Zeit stimmen Sie sich mit Ihrem Team ab und werden danach wieder fit für den Rest des Vormittags sein.

Pufferzeiten sind immer einzuplanen. Sie machen das Praxisteam flexibler, um auf bestimmte Anforderungen zu reagieren. Diese Puffer dürfen keinesfalls vorher belegt werden!

Pufferzeiten variabel einsetzen! Das bedeutet, dass zu bestimmten Zeiten weniger Termine vergeben, dagegen mehr Pufferzeiten vorgesehen werden. Ausweiten sollte man die Pufferzeiten u. a.:

- in einigen Praxen generell an Montagen
- in Vertretungszeiten für andere Praxen
- nach verlängerten Wochenenden (Feiertage)
- in Grippezeiten

Wie die beschriebenen Terminmodule in die Praxis umgesetzt werden können, zeigt ein Beispiel meines Kollegen Siegfried Kröger. Er hat es für die Hausarztpraxis eines Einzelkämpfers mit 1600 Fällen konzipiert. Die Mitarbeiterinnen hatten zuvor eine durchschnittliche Kontaktdauer von knapp zehn Minuten gemessen. Voraussetzung für ein solches System ist selbstverständlich das pünktliche Eintreffen des Arztes am Morgen.

08.00 – 08.30	Kabinensprechstunde + Sonografie	= ca. 6 Patienten
08.30 – 10.00	Terminsprechstunde	= ca. 10 Patienten
10.10 – 11.15	Akutsprechstunde	= ca. 12 Patienten
11.10 – 12.00	Kabinensprechstunde (+ telefonieren)	= ca. 12 Patienten
15.00 – 16.00	Akutsprechstunde	= ca. 11 Patienten
16.00 – 17.30	Terminsprechstunde	= ca. 11 Patienten

Die Kabinensprechstunde wurde am Morgen so früh eingeplant, weil viele Pendler in dieser Zeit die Praxis frequentierten. Die Terminsprechstunde gleich danach, weil zu dieser Zeit kaum Akutpatienten in die Praxis kamen. Das Dorf erwachte eben später.

Mit einem gut strukturierten Zeitmanagement schafft es die Praxis nun, immerhin ca. 62 Patienten über den Tag verteilt zu verplanen und pünktlich zu behandeln.

Ähnliche Modelle sind selbstverständlich für Mehrarztpraxen oder den Schichtbetrieb ebenfalls möglich.

5 Elektronisches Zeitmanagement

Die manuelle Terminvergabe wird mehr und mehr durch elektronische Systeme abgelöst. Bisher herrschte häufig das Vorurteil, elektronische Systeme würden weniger Übersicht bieten. Das ist heute nicht mehr der Fall. Ein gutes System bietet inzwischen z. B. Wochenübersichten für Behandler, Geräte oder Räume!

Die Vorteile im Einzelnen:

- Professioneller Arbeitsstil am Bildschirm. Es wirkt professioneller, wenn die Praxisassistentin mit einigen Mausklicks einen Termin anbieten kann. Früher wurde nach vielem Hin- und Herblättern ein Termin gefunden.
- Kein unansehnliches Papier. Schauen Sie sich in der zweiten Jahreshälfte Ihren (Papier-)Planer an. In vielen Praxen ist der Kalender dann ein erschreckender Anblick.
- Termine können durch Überschreiben verändert werden. Es ist nicht mehr notwendig durchzustreichen oder auszuradieren.
- Es können Berechtigungen vergeben werden (Kompetenz und Verantwortung). Es ist nicht sinnvoll, allen Teammitgliedern Zugang zum Terminverwaltungssystem zu geben. Selbst bei manueller Terminvergabe kann bei Falscheinträgen häufig kein Verursacher ausfindig gemacht werden.
- Keine unübersichtlichen und sperrigen Pläne an der Anmeldung. Einige Anmeldungen haben wenig Arbeitsplatz zur Verfügung. Sperrige Pläne hindern dann nur noch mehr.

- Jedes Teammitglied hat Einsicht in die Pläne. Ein unschätzbarer Vorteil für die Mitarbeiterinnen im Funktionsbereich, jedoch auch für den Arzt, denn auch für ihn kann es hilfreich sein, in die Pläne direkt Einblick zu nehmen.
- Schnelle Übernahme der Daten in die Warteliste. Über die Vorteile der Warteliste ist schon oft berichtet worden. Führen Sie Ihre Termine elektronisch, haben Sie die Daten mit einem Mausklick in die Warteliste übernommen.
- Nicht sichtbar wird der Anlass des Besuches vermerkt. Auch dieser wird in die Warteliste mit übernommen.
- Man kann von mehreren Terminals aus Termine vergeben. Das ist für ein Callcenter eine wichtige Voraussetzung, aber auch, falls zwei Mitarbeiterinnen die Anmeldung steuern. Ein Plan auf Papier ist dann häufig hinderlich, weil er dauernd ausgetauscht werden muss.
- Optische Erkennung des Kassenstatus.
- Der Behandler kann auch Termine aus dem Sprechzimmer heraus vergeben. Das kann bei bestimmten Selbstzahlerleistungen (Behandlungsketten) oder bei VIP-Patienten sinnvoll sein.

Neue, aktuelle Zeitverwaltungssysteme bieten sogar noch deutlich mehr:

- Serientermine können definiert und vergeben werden. Beispiel Akupunktur: Das Programm sucht die nächsten fünf oder zehn freien Termine im Akupunkturraum selbsttätig heraus. Im System sind dann die Dauer der Akupunktur, die Abstände zwischen den Behandlungen etc. bereits vordefiniert.
- Kombitermine können definiert und vergeben werden. Früher musste die Mitarbeiterin bei der Terminvergabe, teilweise sehr aufwändig, viele Möglichkeiten prüfen und zusammenstellen. Heute suchen die Systeme die Ressourcen (Behandler, Geräte und Räume) selbsttätig zusammen. Besonders für Facharztpraxen ist das eine echte Arbeitserleichterung. Interessant ist auch, dass Ressourcen nicht mehr doppelt belegt werden können. Besetzte Räume oder Geräte gehören somit weitgehend der Vergangenheit an!
- Bei Ausfall eines Behandlers erstellt das System auf Knopfdruck eine Telefonliste der Patienten, die informiert werden müssen.
- Fällt ein Patient aus, der für eine aufwändige Untersuchung vorgesehen war, bietet das System sofort eine Telefonliste der Patienten an, die evtl. vorgezogen werden können.
- Sagen Patienten Termine ab, wird dies im System mit dem Grund der Absage vermerkt. Patienten, die häufig Termine absagen oder einfach nicht zum Termin erscheinen, werden somit systematisch erfasst!
- Dienstpläne können eingerichtet und verwaltet werden. Aufgrund der Dienstpläne stellt das System die Kombi- und Serientermine zusammen.

■ ISDN-Rufnummererkennung wird möglich. Das System erkennt die Rufnummer des Patienten und schlägt selbstständig die elektronische Patientenakte auf. Somit entfällt die ungünstige Frage bei der Terminvergabe: »Waren Sie schon einmal in unserer Praxis?«

■ Statistische Auswertungen zu Terminen und Behandlungszeiten werden möglich. Das ist für das Qualitätsmanagement der Praxis und die gesamte Terminplanung ein echter Fortschritt.

In der Regel bieten alle großen Systemhäuser diese Möglichkeiten an. Kann Ihr System das nicht, sollten Sie über einen Programmwechsel nachdenken.

6 Einführung von Terminsystemen

Falls Sie noch kein Terminsystem führen und die Argumente Sie überzeugt haben, Ihr Zeitmanagement zu optimieren, sollten Sie schrittweise vorgehen.

1. **Für die Kernsprechzeit und die Langkontakte Termine vergeben.**
   Alle Langkontakte erhalten Termine. In der Kernsprechzeit sollten Sie zu Beginn für jede Stunde nur zwei Terminpatienten einplanen. Später können Sie mehr Termine vergeben. Allein durch diese Umstellung erkennen Ihre Patienten die Vorteile dieses Systems und werden vermehrt Termine nachfragen. Unangemeldete Patienten muss die Tagesmanagerin darüber informieren, dass mit Wartezeit zu rechnen ist. Für den nächsten Besuch kann dann ein Termin vereinbart werden, um Wartezeiten zu reduzieren!

2. **Die Patienten bitten, sich immer telefonisch anzumelden, und dabei den Anlass des Besuches erfragen.**
   Das gilt für alle Kontakte und ist eine absolute Notwendigkeit für ein funktionierendes Zeitmanagement. Ansonsten kann es vorkommen, dass Sie unerwartet einen höchst komplizierten Fall in Ihrer Akut- oder Kabinensprechstunde vorfinden. In seltenen Fällen geben die Patienten den Mitarbeiterinnen keine Auskunft. Immerhin hat das Team damit die Information, dass es voraussichtlich etwas länger dauern wird!

3. **Die Zeitdauer der verschiedenen Kontakte messen.**
   Wenn Durchschnittszeiten vorliegen, kann die Tagesmanagerin damit besser planen.

4. **Telefonsprechstunde durchführen.**

5. **Kurzkontaktzone einrichten und aktiv anbieten.**

6. **Über Akut- und Kabinensprechstunde informieren und diese durchführen.**

Die ersten drei Schritte können Sie in einem Zug durchführen. Die weitere Umsetzung folgt aber erst, wenn der vorangegangene Schritt gut funktioniert.

Eines bleibt noch festzuhalten: *Das* Terminsystem gibt es nicht! Es sind jeweils viele individuelle Praxisbelange zu berücksichtigen.

EDV-Einsatz in der Arztpraxis

1 Nutzen der EDV

1.1 Die elektronische Patientenakte

Durch die erleichterte Dokumentation ist die elektronische Patientenakte eine echte Entlastung im Patientengespräch. Das Erfassen der erforderlichen Daten für die Dokumentation sowie der persönlichen Notizen ist deutlich schneller möglich als in der herkömmlichen Papierform. Diese Aussage wird von fast allen konsequenten Nutzern der EDV bestätigt. Selbst wenn man keine Zehn-Finger-Technik beherrscht, arbeitet man deutlich schneller als mit der klassischen Dokumentation. Evtl. hat man somit mehr Zeit für den Patienten. Ein weiterer Vorteil ist die größere Transparenz und Übersichtlichkeit der elektronisch verwalteten Daten.

Die entscheidende Basis für die Nutzung der elektronischen Patientenakte ist etwas Vorarbeit bei der Definierung der Befunde (Textbausteine). Aus meiner Erfahrung weiß ich, dass für Hausärzte z. B. ca. 30 Standardbefunde ausreichen. Fachärzte benötigen erheblich weniger! Die Erstellung dieser Makros lohnt auf jeden Fall, denn:

> Zeit (Geld) gewinnen setzt Zeit (Geld) investieren voraus.

Eine wichtige Voraussetzung für die Einführung der elektronischen Patientenakte ist, dass alle Konsultationsräume der Praxis mit einem kompletten EDV-Arbeitsplatz inklusive Drucker ausgestattet werden. Sinnvoll ist ein Tintenstrahl- oder Laserdrucker, da diese geräuscharm und schnell arbeiten. Rezepte, die aus dem Gespräch resultieren, werden direkt während des Gespräches ausgedruckt und den Patienten übergeben. Arbeitsunfähigkeitsbescheinigungen und alle Formulare, die im Durchschreibverfahren angelegt sind, werden unterschrieben und zum Ausdruck an der Rezeption den Patienten mitgegeben.

Finden Konsultationen im Kabinenbereich statt und ist kein PC vorhanden, können Sie einen Laufzettel (Abschnitt 7 dieses Kapitels *Laufzettel zum Hausbesuch*) nutzen, um Daten des Patienten zur Verfügung zu haben oder Daten an die Mitarbeiterinnen weiterzugeben. Dieser Laufzettel wird, wie der Name schon sagt, auch für die Hausbesuche genutzt. Bei einigen Systemen finden Sie ihn unter »Laufzettel für Hausbesuche« im Hauptmenü. Die Nutzung eines Laptops für die Hausbesuche empfiehlt sich nicht unbedingt. Der Arztkoffer ist schwer genug und der Datenaustausch zwischen Laptop und Server nach dem Hausbesuch gestaltet sich häufig problematisch.

Ein häufig genanntes Argument gegen den Einsatz des PCs im Sprechzimmer ist, dass Patienten dessen Nutzung während des Gespräches als sehr unpersönlich empfänden. Dieses Argument wird in der Regel von Ärzten genannt, die der Technik selbst eher skeptisch gegenüberstehen. Sie generalisieren damit ihre eigenen Bedenken gegenüber moderner und zeitsparender Datenverwaltung und rechtfertigen diese Bedenken damit! Was dabei nicht berücksichtigt wird, ist, dass man bei der Nutzung der Karteikarte ebenfalls den Blickkontakt verlassen muss, um die Dokumentation durchzuführen!

Der Bildschirm sollte im 45-Grad-Winkel zum Patienten aufgestellt werden. Damit ist der »Rapport« zum Patienten auch während der Eingaben gewährleistet. Ins Sprechzimmer gehören natürlich nur Flachbildschirme (Kapitel *Arzt-Patienten-Kommunikation*). Ein Laptop erweist sich als ungünstige Lösung, da man immer mit der Tastatur an den Bildschirm gebunden ist. Bei einem PC hat man dagegen die Möglichkeit, den Bildschirm unabhängig von der Tastatur aufzustellen.

Der ICD 10 ist mit einer guten Software deutlich einfacher zu handhaben!

Kennen Sie die meistgestellte Fragen in Arztpraxen? Für Praxen, die noch über eine Karteikartendokumentation verfügen, ist die Antwort klar: »Wo ist die Karte von ...?« Denn das gesamte Kartenmanagement ist häufig sehr umständlich und kompliziert.

- Die Karten werden oft nach verschiedenen Ablagemöglichkeiten archiviert:
  - GKV-Kassen (evtl. auch verschiedene)
  - private Kassen
  - Altarchiv (inaktive Patienten)
  - Altarchiv mit Zweit- und Drittkarten, falls sich zu viele Befunde angesammelt haben.

  Werden Karten gesucht, gibt es immer verschiedene Möglichkeiten, wo sie abgelegt sein können: Aktuelles Quartal oder Altablage, Laborkarten, Hausbesuchskarten, im Arztzimmer oder im Büro, wenn die Karten für die Verwaltungsakte benötigt werden (Versicherungsanfrage o. Ä.).

- Der Platzbedarf der Karteischränke ist sehr groß. Dazu kommen noch die Altarchive, die häufig in Nebenräumen der Praxis zu finden sind.

- Karteikarten können verloren gehen oder gestohlen werden. Elektronische Datensätze bieten deutlich mehr Sicherheit. Im Folgenden wird noch aufgezeigt, wie groß diese bei modernen Systemen ist!

- Dazu kommt noch, dass die Karten nicht unbedingt alphabetisch korrekt zurücksortiert werden.

Falls Sie mit Papier dokumentieren, müssen die Praxisassistentinnen viele Daten aus den Gesprächen in die EDV nachpflegen. Das nimmt eine Mitarbeiterin ca. zwei bis drei Stunden am Tag in Anspruch. Zusätzlich benötigt das komplette Kartenmanagement weitere zwei bis drei Stunden am Tag. Ich habe die durchschnittliche Zeit gemessen, die eine Mitarbeiterin benötigt, um eine einzige Karte zu suchen und diese später wieder einzusortieren. Pro Karte wurden durchschnittlich jeweils 40 Sekunden für das Suchen und noch einmal 20 Sekunden für das Einsortieren benötigt!

Das bedeutet für eine Praxis mit 1200 Patienten im Quartal folgenden Zeitbedarf für das Kartenmanagement (dazu habe ich eine Kontaktfrequenz von drei Patientenkontakten im Quartal unterstellt): 3600 x 1 Min. = 3600 Minuten. Dazu kommen noch einmal ca. 1500 Vorgänge der Praxisassistentinnen, wie EKG, Spirometrie oder sonstige Diagnostik, Wiederholrezepte, Laborkontakte oder Nachfragen nach den Laborergebnissen. Das ergibt noch einmal 1500 Minuten; insgesamt also 5 100 Minuten oder 85 Stunden. Bei 60 Arbeitstagen im Quartal sind das fast 1,5 Stunden pro Tag. Wenn nun noch zwei bis drei Stunden für das Übertragen der Daten aus der Konsultation dazugerechnet werden, ist man sehr schnell bei einer Halbtagskraft, die nur für das Kartenmanagement benötigt wird.

Nutzen Sie diese Halbtagskraft intelligenter, z. B. für Patientenschulungen oder Qualitätsmanagementfunktionen (z. B. QMB). Dabei wird entweder Geld verdient oder die Struktur der Praxis verbessert. Beim Kartenmanagement dagegen sind Ihre Mitarbeiterinnen lediglich Kostenfaktoren!

Eine Halbtagskraft mit überflüssigen Arbeiten zu beschäftigen, bedeutet immerhin Kosten in Höhe von ca. 15 000 € p. a.!

> Wer die Arbeit mit dem Computer in der Konsultation ablehnt, nimmt unnötig hohe Personalkosten in Kauf.

Auch aus Gründen des Regressschutzes sollten alle Daten elektronisch geführt werden.

Bei der Nutzung der elektronischen Karteikarte treten die Vorteile der Datenfernübertragung von Labordaten voll zutage. Die Werte müssen nicht mehr aus diversen Laborblättern einzeln zusammengesucht werden. Man findet sie auf dem Bildschirm systematisch angeordnet wieder. Sie können Ihren Patienten z. B. Labordaten grafisch im Zeitverlauf auf dem Bildschirm zeigen und sogar ausdrucken. Außerdem entfällt für die Mitarbeiterin das mühsame und zeitaufwändige Einlegen der Laborblätter in die Karteikarte.

Die Nutzung der elektronischen Karteikarte ist auch im Hinblick auf vernetzte Strukturen anzustreben.

Wollen Sie Daten aus einer vernetzten Praxis abrufen, müssen diese im System verfügbar sein.

Eine doppelte Buchführung – Karte und PC – ist aus Kostengründen abzulehnen.

Die sinnvolle Nutzung von Disease-Management-Programmen erfordert, alle Daten elektronisch zu führen.

1.2 Internetnutzung in der Praxis

Die Internetnutzung erleichtert die tägliche Arbeit in der Praxis. Viele Datenbanken und Suchmaschinen sind nützliche Informationsquellen! Dabei muss man entscheiden, ob der Internet-PC ins Praxisnetzwerk integriert werden soll. Es besteht immerhin die Möglichkeit, dass Viren die Praxisprogramme infizieren könnten. Die Ärztekammern und die KBV sehen mittlerweile die Notwendigkeit, im Praxisalltag das Internet im Praxisnetz zu nutzen. Sie geben dazu jedoch einige Sicherheitsempfehlungen:

- Es wird dringend empfohlen, ein VPN (virtual private network) für den Weg ins Internet zu nutzen. Falls man eine solche »getunnelte« (Intranet-)Verbindung nutzt, ist man weitgehend vor externen Zugriffen aus dem Internet geschützt. Anbieter von VPN-Zugängen sind z.B. DGN, Telemed oder auch die Telekom. (Weitere PC-Sicherheitsempfehlungen gleich im zweiten Abschnitt dieses Kapitels und auf den Seiten der Ärztekammern und KVen!)
- Den Zugang zum Internet schalten Sie bitte über einen Router. Dieser ist auch ein Mosaikstein in Ihrem Sicherheitsnetz. Eine weitere Firewall sollte auf jedem Desktop installiert sein, und zwar mit aktueller Antiviren- und Antispyware-Software.
- Sorgen Sie bitte dafür, dass Ihr Betriebssystem regelmäßig Sicherheitsupdates des Herstellers erhält.
- Falls Sie ein WLAN-Netzwerk nutzen, muss es unbedingt mit einer WPA2-Verschlüsselung gesichert sein. Generell sollten Sie ein Funknetz in Ihrer Praxis jedoch meiden, denn WPA2 ist zwar eine sehr gute Verschlüsselung, jedoch auch diese kann natürlich umgangen werden.
- Die preiswerte Möglichkeit, über das Internet zu telefonieren (VoIP), sollten Sie meiden. »Voice over IP« ist aus Datenschutzgründen für Arztpraxen völlig ungeeignet.

> Wer heute die Arbeit mit dem Computer
> verweigert, ist der Analphabet von morgen.

Das wird besonders bei der Nutzung des Internets deutlich. Einige Patienten, besonders chronisch Kranke, sind über viele spezielle medizinische Belange heute besser informiert als ihre Ärzte.

Nur über das Internet haben Sie z. B. die Möglichkeit, tagesaktuell über die Preise von Arzneimitteln informiert zu werden!

1.3 Der Umgang mit Fremdbefunden

Falls Sie die Original-Fremdbefunde von anderen Ärzten oder Kliniken aufbewahren und nach dem Einscannen nicht vernichten wollen, empfiehlt sich folgendes Vorgehen: Die Schriftstücke werden von Ihnen gesichtet und dann von einer Mitarbeiterin ins System eingescannt. Vorher vermerkt die Praxisassistentin oben rechts auf dem Befund das Einscanndatum. Die Originalbefunde werden dann nach dem Scanndatum sortiert und in einem Ordner archiviert. Bitte die Dokumente nicht mehr in Karteikarten ablegen. Ansonsten führt man doch wieder ein aufwändiges Kartensystem. Werden die Befunde nach Datum abgelegt, können sie nach zehn Jahren Lagerzeit ordnerweise vernichtet werden. Eine Ausnahme bilden Röntgenunterlagen, diese müssen 30 Jahre lang aufbewahrt werden.

Die Rechtsprechung zur Archivierung gescannter Unterlagen ist mittlerweile jedoch eindeutig. Originale können vernichtet werden, wenn das System einen Hashcode erzeugt hat. Diese gespeicherten Hash- oder Streuwerte sind eindeutige Erkennungsmerkmale eines gespeicherten Dokumentes. Selbst wenn nachträglich nur ein Buchstabe oder eine Zahl des Dokumentes verändert wird, würde das den Hashcode verändern. Man kann diese Codes wegen ihrer enormen Aussagekraft auch als elektronischen Fingerabdruck bezeichnen.

Kommentare zur Rechtsprechung bestätigen dieses Vorgehen. Zum Beispiel der »Kommentar zur Musterberufsordnung der deutschen Ärzte (MBO)« von Ratzel/Lippert (3. Auflage, Berlin 2002), § 10 Rn. 6, vertritt die Ansicht, dass die elektronische Dokumentation auf einem nicht veränderbaren Datenträger legitim ist. Er bezieht sich dabei auf § 10, Absatz 5 der MBO: Aufzeichnungen auf elektronischen Datenträgern oder anderen Speichermedien bedürfen besonderer Sicherungs- und Schutzmaßnahmen, um deren Veränderung, Vernichtung oder unrechtmäßige Verwendung zu verhindern. Ärztinnen und Ärzte haben hierbei die Empfehlungen der Ärztekammer zu beachten.

1.4 Diagnostik und EDV

Beim Neukauf eines diagnostischen Gerätes, z. B. für EKG, Lungenfunktionsprüfung usw., sollten Sie überdenken, ob es nicht sinnvoll ist, dieses ins Netzwerk einzubinden. In der Regel sind die Kosten für EDV-gestützte Diagnostikgeräte genauso hoch, evtl. sogar geringer als bei konventionellen Geräten. Sie ersparen sich einen erhöhten Verwaltungsaufwand. Versicherungsanfragen können z. B. per Mausklick zusammengestellt werden!

1.5 EDV und Regresse

Bei Auseinandersetzungen mit der KV sind Ihre eigenen Statistiken nützliche Argumentationshilfen. Sie sind nicht mehr den häufig schlechten Daten der Kassen oder KVen ausgeliefert. Regresse oder Honorarkürzungen abzuwehren, ist daher mit eigenem Datenmaterial einfacher, falls die Software Medikamente und Diagnose verknüpfen kann.

2 Datensicherheit

Die Festplatte ist, bis auf den Lüfter, das einzige mechanische Bauteil in einem Computer. Mechanische Bauteile haben eine höhere Fehlerquote als elektronische. Sie verschleißen schneller. Der Festplattencrash ist vielen PC-Nutzern nur zu bekannt. Sinnvoll ist es daher, den Server mit zwei sich permanent spiegelnden Festplatten auszustatten, um den Verlust einer Festplatte verschmerzen zu können. Aus Sicherheitsgründen sollten Festplatten im Server spätestens nach fünf Jahren ausgetauscht werden. Apropos Server: Viele Ärzte sparen sich die Investition in einen echten Server und nutzen einen normalen PC. Dieses Vorgehen birgt einige Risiken, da ein vollwertiger Server deutlich sicherer arbeitet.

In einigen Praxen übersteigt die gespeicherte Datenmenge sehr schnell die Terrabyte-(TB-)Grenze. Aber auch schon vorher kann es sinnvoll sein, einen eigenen Netzwerkspeicher (NAS = Network Attached Storages) einzurichten. Würde man bei einer Datenmenge von 1 TB die Daten auf DVDs (4 GB) kopieren wollen, wären dazu immerhin 250 DVDs notwendig. Der Kopiervorgang wäre extrem arbeitsaufwändig und ziemlich unsicher. Sehr schnell werden Datensätze beim Abspeichern übersehen oder nicht komplett übernommen. Außerdem wäre später die Suche nach bestimmten Daten auf den DVDs sehr aufwändig. Bei einer vollständigen Speicherung auf einem Gerät ist das dagegen ein kurzer und überschaubarer Vorgang!

Externe Netzwerkspeicher (NAS) arbeiten heute mit einer Speicherkapazität von einigen TB. Verteilt wird diese Datenmenge auf bis zu vier Festplatten. Da alle Daten gespiegelt vorliegen, kann das System sogar den Absturz einer Platte verkraften, ohne Daten zu verlieren!

Bei kleineren Datenmengen kann die tägliche Sicherung der aktuellen Daten mittels Bandlaufwerk durchgeführt werden. Die größte Datensicherheit erzielt man dabei durch Nutzung eines Bandes für jeden Wochentag. Deutlich einfacher und kostengünstiger ist hier jedoch die Sicherung mittels CD-ROM/DVD/Zip-Laufwerk. Die evtl. notwendige Wiederherstellung der Daten auf die Festplatte gestaltet sich deutlich einfacher und eine CD kostet nur einige Cent. Für ein gutes Streamerband dagegen müssen Sie bis zu 50 € hinblättern. In der Regel garantieren die Hersteller dieser Bänder nur, dass bis zu vierzigmal überschrieben werden darf, da die Qualität der Bänder bei häufiger Nutzung nachlässt!

Die Komplettsicherung der Praxisdaten sollte zusätzlich jeden Monat auf CD-ROM oder DVD erfolgen. Auf diese Weise haben Sie eine höhere juristische Sicherheit, besonders dann, wenn ausschließlich elektronisch dokumentiert wird. Es wird häufig empfohlen, diese Sicherungskopie bei einem Notar zu hinterlegen. Es genügt jedoch, sie in einem verschlossenen Umschlag aufzubewahren. Diesen Umschlag schicken Sie per Post zu sich nach Hause. Durch den Poststempel (Datum) können Sie bei verschlossenem Umschlag bei einer evtl. juristischen Auseinandersetzung jederzeit das Erstellungsdatum der Daten nachweisen!

Bei Stromausfall erhalten Sie Sicherheit, wenn Sie einen Stromunterbrecherschutz (USV = unterbrechungsfreie Stromversorgung) am Server installieren. Es gibt zwei Arten von Geräten, die diesen Schutz bieten. Ein preiswertes Gerät kostet ca. 300 € und sichert bei Stromausfall alle Daten vom Arbeitsspeicher auf die Festplatte. Danach schaltet es den Server ab. Somit sind alle Daten gesichert. Etwa doppelt so teuer ist ein Gerät, das für ca. eine Stunde Energie liefert, um bei Stromausfall weiterarbeiten zu können.

Die USV ist nichts anderes als ein Akku. Alle Akkus haben eine unschöne technische Eigenart: den Memory-Effekt. Das bedeutet, dass diese nach längerem Gebrauch ohne regelmäßig entladen zu werden nicht mehr funktionsfähig sind. Die aktuellen PC-Systeme verfügen daher über eine Anzeige, die den Zustand der USV abbildet. Falls Ihre Software nicht über diese Möglichkeit verfügt, machen Sie ab und an einen Funktionstest und ziehen den Stecker des Servers aus der Streckdose. Nur tun Sie das bitte nach der Sprechstunde und nach einer Datensicherung!

Ein Bildschirmschoner, der sich automatisch nach einer Minute aktiviert, sichert jeden Arbeitsplatz vor Fremdbenutzern. Aufgehoben werden kann die Sicherheitsschaltung durch eine kurze Tastenkombination.

Das Betriebssystem benötigt ein Systempasswort aus acht Stellen. Diese Stellen müssen aus den drei Systemen Buchstaben, Zahlen und Sonderzeichen bestehen! Scheidet ein informierter Mitarbeiter aus, muss der Code natürlich gewechselt werden!

Damit die Zeichenkombination sicher ist, sollte sie völlig abstrakter Natur sein, z.B. »G&kp3Hpk«. Merken kann man sich solche Gebilde kaum, zumal ja nach einiger Zeit das Passwort gewechselt werden soll. Ich tue mich meist sogar beim Wechsel meiner EC-Karte schwer, mir die neue Kombination zu merken. Wie soll das bei acht Stellen funktionieren? Tipp: Nehmen Sie einen Satz und verwenden dann immer den ersten Buchstaben der Worte. Eine leicht zu merkende Kombination wäre dann B+Zkhn8$ (Brot und Zigaretten kosten heute noch 8 Dollar).

Im Arbeitsvertrag der Mitarbeiterinnen muss unmissverständlich vermerkt werden, dass keine Kopien der Patientendaten für private Zwecke angefertigt werden dürfen. Darüber hinaus dürfen keine privaten CD-ROMs, DVDs oder Disketten auf den Praxiscomputer aufgespielt werden (Virenschutz)! Ein Missachten dieser Bestimmung zieht automatisch die fristlose Kündigung nach sich. Außerdem sollten im Rahmen Ihres Qualitätsmanagements regelmäßig dokumentierte Sicherheitsunterweisungen für den Datenschutz stattfinden.

3 Hardware

Wie schon beschrieben, sollte der Server über zwei parallel laufende Festplatten verfügen. Die Kapazität der Platten ist heute keine Preisfrage mehr. Werden Arbeitsplätze intensiv genutzt oder ist der Platz für den Bildschirm sehr eng bemessen, z.B. an der Anmeldung, empfiehlt sich der Einsatz von Flachbildschirmen. Auch in den Konsultationsräumen sollten Flachbildschirme verwendet werden (Kapitel *Arzt-Patienten-Kommunikation*). Die Vorteile dieser Geräte liegen in der Schonung der Augen, einem geringen Platzbedarf und einer energiesparenden Arbeitsweise. Auf der anderen Seite schlägt ein etwas höherer Anschaffungspreis zu Buche.

Die Technik der Arbeitsplatz-PCs muss nicht dem hohen Standard des Servers entsprechen.

Seit dem 1.6.1998 gibt es für alle PCs die neue Norm EN 60601-1. Sie besagt, dass alle Rechner, die in bis zu 1,5 Meter Entfernung zum Patienten aufgestellt sind, mit einem bestimmten Netzteil und Gehäuse ausgestattet sein müssen. Diese Computer dürfen nur maximal 0,5 Milliampere Ableitstrom haben. Bei einem Unfall durch Stromschlag haftet sonst der Betreiber, und das sind Sie. Sind diagnostische Geräte an den PC angeschlossen, so dürfen diese inklusive PC nicht mehr als 0,5 Milliampere aufweisen!

Wo kauft man die Hardwarekomponenten? Lohnen sich Billiganbieter oder Sonderangebote? Im ersten Moment ist diese Frage mit einem klaren »Ja« zu beantworten. Die Einsparung gegenüber einem Komplettangebot des Softwarelieferanten kann ganz erheblich sein.

Der Nachteil, der sich regelmäßig daraus ergibt, wird erst bei Installationsproblemen deutlich, so z.B. bei der Einrichtung der Datenfernübertragung etc. In diesen Fällen lehnen die Softwarebetreuer jede Verantwortung ab und schieben den schwarzen Peter auf die nicht von ihnen gelieferte Hardware!

Unter dem Strich lohnt die Einsparung nach meiner Erfahrung nicht, will man sich später viel Ärger ersparen.

4 Software

Folgende Bedingungen muss die Software erfüllen:

1. Installationsbestand: Möglichst viele Systeme, ansonsten läuft man Gefahr, auf ein aussterbendes System gesetzt zu haben. Bietet ein Softwarehaus mehrere Systeme an, ist es sinnvoll, das führende System zu installieren.

2. Regionaler Service: Die Qualität sollten Sie sich von ortsansässigen Kollegen bestätigen lassen! Die Unterstützung der Softwarehäuser vor Ort ist regional unterschiedlich. Anbieter A kann im Ort X ein »gutes« Unternehmen beschäftigen und im Ort Y ein »schlechtes«. Die Hotline muss kostenlos und gut erreichbar sein. Hört man meist ein Besetztzeichen oder findet sich in endlosen Warteschleifen mit schlecht animierter Musik wieder, spricht das gegen den Anbieter.
   Die technische Unterstützung sollte sich in der Nähe der Praxis befinden, sonst sind hohe Rechnungen durch die weite Anfahrt zu erwarten. Erfragen Sie bei Ihren Kollegen auch die Servicebereitschaft des Unternehmens.

3. Softwarepflege: Diese Kosten müssen in die Überlegungen miteinbezogen werden. Auch hier gibt es günstige und weniger günstige Anbieter!

4. Das System sollte komplett sein bzw. die Kosten weiterer Module müssen bekannt sein, so z.B. das Archivierungsprogramm.

5. Terminsystem inklusive Warteliste. Die Warteliste muss nach Behandler oder Praxisbereich trennen können.

6. Vernetzungsmöglichkeit für die Diagnostik, GDT-Daten.

7. Multimedia-Anwendungen und Online-Fähigkeit (Soundkarte und Modem für entsprechende PCs berücksichtigen).

8. Das Textverarbeitungsprogramm muss Patientendaten bzw. den Praxisnamen automatisch einsetzen!

9. Patientenrecall inklusive Serienbriefmodul!

10. Statistiken: Versicherungsstatus, Alter, Geschlecht, Kontakte im Quartal von Patienten; Medikamente und Heilmittel; die teuersten Patienten sowie die Richtgrößen; Ziffern, Labor, Budget, Fallzahl, Verknüpfung von Medikamenten und Diagnosen (Praxisbesonderheiten bzw. Regressschutz), Tagesstatistiken, AUs, Einweisungen und Überweisungen.

11. Die Privatabrechnung muss auch als Einzelrechnung oder für einen definierten Zeitraum möglich sein.

12. PAD-Schnittstelle (zur Übermittlung der Daten an eine Abrechnungsstelle).

13. Das alte Programm soll als Archiv (evtl. DOS-Fenster) weiter aufgerufen werden können.

Diese Punkte sollten Sie sich unbedingt schriftlich bestätigen lassen und dabei evtl. Aufpreise beachten.

5 Wechsel des Softwarehauses

Ein Wechsel der Software ist genau zu überdenken. Selbst beim gleichen Softwarehaus ist der Aufbau neuer Programme völlig anders. Alle Teammitglieder müssen sich auf neue Bildschirmmasken und Abläufe einstellen. Außerdem werden Schulungen notwendig und das Team benötigt einige Wochen Einarbeitungszeit, bis die gewohnte Routine wiederkehrt.

Ein anderer Punkt ist der Datentransfer, der sich beim gleichen Systemhaus einfacher gestaltet, weil ihm die Organisation der Daten auf der Festplatte bekannt ist. Trotzdem gibt es auch in diesem Fall keine hundertprozentige Gewähr für die vollständige Übernahme der Daten. Eine gute Alternative ist dagegen www.sysconit.com. Die Firma Syscon bietet zu gleichen Kosten eine Konvertierung an wie die Praxis-Softwarehäuser. Dort können Sie jedoch eine Testkonvertierung durchführen. Sie müssen also nicht die Katze im Sack kaufen!

Die BDT-Schnittstelle ist leider auch keine gute Alternative, da die meisten Systemhäuser sie nur halbherzig pflegen. Nach der Einführung der Schnittstelle 1992 wurde im Februar 1994 eine neue Fassung verabschiedet, die leider noch nicht von allen Softwarehäusern umgesetzt worden ist. Wer optimiert schon gerne die Software, die benötigt wird, um den Kunden zu verlieren?

Einige Anbieter haben die Schnittstelle nicht freigeschaltet oder sie gehört nicht zur Basissoftware. Beim Wechsel entstehen in diesem Fall noch einmal hohe Kosten.

6 Umfrage zur Anwenderzufriedenheit

Häufig hört man als Berater Klagen über die Praxis-EDV. Verlässliche Vergleichsdaten über die verschiedenen Systeme gibt es jedoch nicht. Besonders beim Service gibt es deutliche Qualitätsunterschiede. Diese kommen auch deshalb zustande, weil es sich in der Regel um regionale Supportunternehmen handelt, welche im Auftrag der Softwarehäuser tätig sind.

Unser *HCC Better Care*-Team führt daher bei unseren Veranstaltungsteilnehmern eine jährliche Umfrage durch, wie diese mit ihren Programmen zurechtkommen. Das hat gegenüber einer Online-Umfrage einige Vorteile:

■ Es sind nicht nur die EDV-Spezialisten, die daran teilnehmen.
■ Es werden alle Teilnehmer gebeten, den Fragebogen auszufüllen. Bei einem anderen Vorgehen sind es in der Regel die Unzufriedenen, die mitmachen, um ihren Unmut zu äußern.
■ Es können keine Manipulationen (Mehrfachabstimmungen) getätigt werden.
■ Die Seminare zur Praxisführung eignen sich besonders für eine solche Umfrage, weil die Teilnehmer genau die sind, die für eine EDV-Befragung interessant sind, nämlich unternehmerisch tätige und handelnde niedergelassene Ärzte.

Hier die Ergebnisse aus dem Jahr 2008:

Gesamt-note	System	(Schul-)Note 2008 2,22	Hotline 50% Qualität 50% Erreichbarkeit	Note	regionaler Support	Note
1	EI Softland	1,63	1 EI	1,51	1 EI	1,71
2	Turbomed	1,90	2 Data AI	1,63	2 Data AI	2,10
3	Data AI	1,95	3 Duria	1,92	3 Quinci	2,28
4	Pie Data	2,00	4 Easymed	1,92	4 S 3	2,42
5	Quinci	2,01	5 Quinci	2,05	5 MCS	2,45
6	Duria	2,06	6 S 3	2,23	6 Easymed	2,48
7	MCS	2,23	7 Pie Data	2,38	7 Pie Data	2,57
8	Medistar	2,25	8 Turbomed	2,40	8 Medistar	2,64
9	Easymed	2,35	9 David	2,48	9 Doc	2,73
10	Albis	2,37	10 MCS	2,49	10 Duria	2,73
11	Doc	2,44	11 Medistar	2,61	11 M 1	2,82
12	M 1	2,46	12 Doc	2,62	12 Turbomed	2,46
13	S 3	2,50	13 M 1	2,75	13 David	2,95
14	David	2,92	14 Albis	2,78	14 Albis	2,98

kleine Anwenderzahl

große Anwenderzahl

Die Frage lautete: »Wie zufrieden sind Sie mit Ihrem Programm insgesamt (Schulnoten 1 bis 5)?« Wie zu sehen, waren die Anwender von EL Softland die zufriedensten.

Weitere Ergebnisse betreffen den Support-Bereich. Man erkennt sehr schnell, dass die großen Softwarehäuser deutlich schlechter abschneiden. Vielleicht sollten die Marktführer den Bereich Qualitätsmanagement etwas ernster nehmen. Wir von *HCC Better Care* könnten sehr schnell zeigen, in welchen Bereichen die schwarzen Schafe der regionalen Subunternehmer der Softwarehäuser sitzen!

7 Laufzettel zum Hausbesuch

(Nutzung für Hausbesuche oder Akutsprechstunde)

Schmitz, Werner, 18.01.1959, AOK
54293 Trier, Rheinstr. 105, Tel. 06507/420716

CAVE:

Dauerdiagnosen:
Allergische Rhinokonjunktivitis, chron. Reflux, art. Hypertonie, chron. Asthma

Akutdiagnosen:
Bronchitis, akute Bronchitis, Schwindelattacken unklarer Genese

letzte Medikation:
PROVAS N2, Tabletten; ATMADISC Doppelpack N1

Leistungen:
603-2 (;).

Diagnosen:
Rezept:

Befunde:
Leistungen:
Anweisungen:
nächster Hausbesuch:

Preisliste

Die Ärzteschaft klagt über sinkende Honorare und Einnahmen aus der kassenärztlichen Tätigkeit. Auf der anderen Seite nimmt man für Leistungen kein Geld, obwohl man dazu verpflichtet ist. So hat der 73. Deutsche Ärztetag vor über 30 Jahren
schon beschlossen, dass alle Atteste honorarpflichtig sind. In der Praxis ist jedoch
kaum ein Arzt dazu bereit, diesen Beschluss umzusetzen!

Darüber hinaus beklagt man sich über die Mentalität der Patienten, dass, sobald sie
den Fuß über die Schwelle der Arztpraxis setzen, alles kostenlos sein müsse. Diese
Denkweise wird man kaum ändern können, wenn man nicht klar kommuniziert,
dass gewisse Leistungen Geld kosten. Ein Aushang kann diese Einstellung ändern:

Preisliste

Leistung	GOÄ-Ziffer		€
Attest, einfach Schule, Sozialamt, Kindergarten, AU	70		5,--
Attest mit Krankheits- und Befundbericht, ärztliches Zeugnis Kur-, Rentenantrag, Anwalt, Altenheim, Arbeits-, Sozialamt, Versicherung etc.	75	(keine gut- achterlichen Leistungen)	17,--
Schriftliche gutachterliche Äußerung, ohne Untersuchung Versicherung, Anwalt etc.	80 oder 85	(Untersu- chungen wer- den gesondert berechnet)	61,20 102,--
Kindergartenuntersuchung	1, 8, 70, 384		30,--
Sporttauglichkeitsuntersuchung einfach	1, 8, 70		30,--
Sporttauglichkeitsuntersuchung groß	1, 8, 70, 652, 605, 605a		70,--
Führerschein Klasse II	1, 8, 250, 3550, 3592, 3511, 80, 95, 96		60,--
Kontrolle nach FS-Entzug	1, 250, 3592, 359, 5, 3595, 3558, 3550, 7		23,--
Impfberatung für Auslandsreise	1 oder 3		10,-- 20,--
Reiseimpfung	z. B. 375, 377 mit 1 bzw. 5 oder 375, 1		10,-- 20,--
Wunschleistungen			
Privatrezept	2		5,--
Ruhe-EKG	651		20,45
Belastungs-EKG	652		56,24
Lungenfunktionstest	605, 605a		30,68

Diese Liste ist von Ärzten gemeinsam erarbeitet worden. Sie wollten sich nicht mehr gegenseitig unterbieten und ein gerechtfertigtes Honorar für diese Leistungen verlangen. Ich kann Ihnen daher nur empfehlen, sich mit Ihren Kollegen zusammenzusetzen und etwas Ähnliches zu erarbeiten.

1 Führerscheinuntersuchung

In der Regel wird diese Untersuchung benötigt, um nachzuweisen, dass man den zukünftigen Beruf ausüben kann und darf. Durch eine gewissenhafte Untersuchung des Gesundheitszustandes erhält der Kunde die Bestätigung dafür. Er verdient also später einmal sein Geld durch diese Untersuchung, daher ist dieser Preis absolut angemessen. Außerdem können die Kosten steuermindernd angesetzt werden!

2 Sportuntersuchung

Einige Patienten benötigen diese Untersuchung für das Fitnesscenter oder den Sportverein. Dort zahlen sie bis zu 700 € im Jahr an Beitrag. Trotz ihrer Budgetprobleme rechnen einige Hausärzte bei diesen Patienten die Untersuchung über die GKV ab. Das ist nicht nur Betrug, sondern fördert die Mentalität der Bevölkerung, bei Ärzten alles ohne Bezahlung bekommen zu wollen.

3 Reiseimpfung

Viele Patienten zahlen locker 4000 € für exotische Reisen. Steht jedoch die Reiseimpfung an, soll der Hausarzt die Impfung kostenlos als Service anbieten.

4 Gutachten für Lebensversicherungen

Vor dem Abschluss einer Lebensversicherung bedarf es eines Gutachtens über den Gesundheitszustand des Versicherungsnehmers. Beim Abschluss eines Vertrages erhält der Versicherungsvertreter einige 1000 € Provision. Sie sollen das Gutachten jedoch für 20 oder 30 € erstellen, obwohl Sie dafür haften! Häufig legen die Versicherungen einen Verrechnungsscheck bei, in der Hoffnung, der Arzt werde ihn akzeptieren.

Ich empfehle Ihnen eine andere Vorgehensweise: Faxen oder mailen Sie der Versicherung (das ist billiger als ein Brief und geht schneller), dass Sie bereit sind, das Gutachten zu erstellen.

An
Versicherungsgesellschaft ABC AG
Policenweg 21

12345 Leben   Wermelskirchen, 08.08.2009

Betr. Ihre Versicherungsnummer 12345678
Versicherungsnehmer: Sabine Meier
Ihre Anfrage vom 01.08.2009

Sehr geehrte Damen und Herren,
vielen Dank für Ihre Anfrage. Gerne bin ich bereit, das Gutachten zu erstellen. Bitte bestätigen Sie mir die Kostenübernahme:

schriftl. gutachterliche Äußerung nach Aktenstudium GOÄ 80 x 3,5	€ 61,20
schriftl. gutachterliche Äußerung mit Mehraufwand je Arbeitsstunde GOÄ 85 x 3,5	€ 102,-
Schreibgebühr je Seite GOÄ 95	€ 3,50
Schreibgebühr je Kopie GOÄ 96	€ 0,17
Porto und Auslagen § 10 GOÄ	€

Gewünschte Untersuchungen werden nach GOÄ gesondert berechnet!
Gerne erwarte ich Ihre Antwort.
Ihr

Parallel dazu zahlen Sie den Verrechnungsscheck auf Ihr Konto ein. Nach meinen Erfahrungen akzeptieren die meisten Versicherungen Ihre Forderung. Nur einige Billigversicherer lehnen ab. Kommt die Ablehnung mit der Aufforderung, den Scheck zurückzusenden, teilen Sie mit, dass das leider nicht möglich sei, da Ihnen Kosten in Höhe von 28 € entstanden seien. Schließlich haben Ihre Mitarbeiterin und Sie Zeit investiert!

Dann fragen Sie höflich an, wohin Sie die restlichen 2 € überweisen sollen. Zugegeben, das Vorgehen eignet sich nicht dazu, über Nacht Reichtümer anzusammeln. Es zeigt jedoch den Sachbearbeitern der Versicherungen, dass man mit Ärzten nicht alles machen kann.

Eine andere interessante Variante habe ich bei einem Ihrer Kollegen kennengelernt. Ich möchte Ihnen auch diese vorstellen:

An
Versicherung ABC AG
Policenweg 21

42287 Leben   28.08.2009

Betr. Versicherungsnummer 123456789, Sabine Meier
Ihre Antwort vom 15.08.2009

Sehr geehrte Damen und Herren,

vielen Dank für Ihre Antwort auf meine Anfrage. Leider sind Sie nicht bereit, meine berechtigten Forderungen zu akzeptieren, zumal ich auch für meine gutachterlichen Äußerungen langfristig geradestehen muss.

Mir und meinem Team sind Kosten in Höhe von 29,45 € entstanden. Die Differenz in Höhe von 55 Cent lege ich in Form von Briefmarken bei.

Ihr

Einige Versicherungen werden Ihre Patienten darüber informieren, dass sie nicht bereit sind, diesen Preis zu akzeptieren. Sie sollten Ihre Patienten dezent darauf hinweisen, die Wahl ihrer Versicherung noch einmal zu überdenken. Denn wenn diese sich bei diesen niedrigen Summen schon kleinlich verhält, wie sieht das erst im Schadensfall aus?

Telekommunikation

1 Das Telefon

Die Praxisassistentinnen sollten das Telefon maximal zwei Mal klingeln lassen. Warten Patienten endlos lange, bis die Praxis sich meldet, hinterlässt das keinen guten Eindruck. Ein neuer Patient, der zwei Mal vergeblich versucht hat, einen Termin zu bekommen, wird sich vermutlich gleich an eine andere Praxis wenden.

Ein Problem stellen dabei die einfachen Telefonanlagen dar. Wenn drei Leitungen vorhanden sind, aber nur ein Telefonapparat angeschlossen und dieser besetzt ist, hört der Anrufende ein Freizeichen, obwohl telefoniert wird. Abhilfe schafft die Investition in eine gute Telefonanlage.

Viele Praxen sind telefonisch sehr schlecht zu erreichen. Zu Beginn des Quartals und in den Morgenstunden zwischen 8 und 11 Uhr ist es oft besonders schwer, eine Mitarbeiterin ans Telefon zu bekommen. Abhilfe kann geschaffen werden, indem man das Telefon in ein Backoffice oder Callcenter schaltet. Hier läuft der Anruf zuerst auf, und erst wenn dort gesprochen wird, wird der Anrufer zur Anmeldung weitergeleitet. Die Mitarbeiterin im Callcenter arbeitet mit einem Headset. Dadurch kann sie weiter verschiedene Büroarbeiten erledigen (Briefe schreiben, DMPs bearbeiten, Scanner bedienen etc.). Es ist wenig hilfreich, diese Kollegin an der Anmeldung arbeiten zulassen, denn für viele Patienten ist nicht erkennbar, dass die Mitarbeiterin telefoniert. Dadurch wird sie trotzdem weiterhin von ihnen angesprochen.

Voraussetzung für die Einrichtung eines Backoffice ist selbstverständlich die Nutzung eines elektronischen Terminplaners (Kapitel *Das Terminsystem*). Es empfiehlt sich, einen zweiten PC an diesem Arbeitsplatz einzurichten, denn leider arbeitet der Scanner (Archivprogramm) sehr ressourcenintensiv im EDV-System, andere Arbeiten sind dann parallel dazu kaum auszuführen. Soll die Mitarbeiterin also Termine vergeben, während sie Dokumente einscannt, kann sie das mit einem zweiten PC deutlich einfacher erledigen.

Ein Callcenter zu bestimmten Uhrzeiten einzurichten, kann durchaus schon für Praxen ab 1200 Patienten im Quartal sinnvoll sein. Für größere Praxen oder Zentren mit mehreren Ärzten ist das Backoffice eine absolute Notwendigkeit!

Hintergrundgeräusche am Telefon, z. B. durch laute Drucker oder Gespräche, machen generell keinen guten Eindruck und deuten auf Hektik und schlechte Organisation hin.

Ruft ein neuer Patient an, entscheidet er sich in den ersten Sekunden, welchen

Eindruck die Praxis auf ihn macht. Wird er professionell, kompetent und freundlich begrüßt, wird er sich gut aufgehoben fühlen. Die Begrüßungsformel ist entscheidend!

1. Als Erstes sollte ein Gruß erfolgen. Aus Untersuchungen weiß man, dass die ersten Silben am Telefon nicht klar erfasst werden, ein »guten Morgen« oder »guten Tag« jedoch als Gruß erkannt wird.
2. Danach erfolgt die Nennung des Praxisnamens. Arbeitet mehr als ein Arzt im Team, ist es nicht sinnvoll, alle Namen aufzuzählen. Effektiver ist in diesen Fällen z. B. die Bezeichnung »kardiologische« oder »internistische Gemeinschaftspraxis«.
3. Als Abschluss wird der eigene Name genannt. Dadurch wird die Kommunikation persönlicher und ein Stück Anonymität überwunden.

Beispiel: »Guten Tag, hier ist die orthopädische Gemeinschaftspraxis Rathausplatz, mein Name ist Stephanie Schmidt.« Der häufig verwandte Zusatz »Was kann ich für Sie tun?« ist am Telefon weniger empfehlenswert. Er wirkt mittlerweile ziemlich abgedroschen, da man ihn zu häufig hört und er oft unglaubwürdig klingt. Leider wird die Begrüßungsformel im Laufe der Zeit manchmal hektisch und schnell »heruntergeleiert«.

Es ist daher gut, ab und an einen Kontrollanruf durchführen zu lassen. Wir von *HCC Better Care* bieten Ihnen dazu einen anonymen Kommunikationscheck Ihrer Praxis an. Besonders interessant ist dabei auch die Reaktion Ihrer Mitarbeiterinnen. Reagieren sie professionell bei der Akquirierung eines potenziellen Kunden? Wie gibt man die benötigten Informationen weiter? Schickt man eine Praxisbroschüre etc. zu? Bei unserem Kommunikationscheck erhalten Sie dazu auch Benchmarkdaten!

Hat die Mitarbeiterin erst einmal den Namen des Anrufers erfahren, sollte sie ihn gleich notieren und im weiteren Gespräch immer wieder benutzen. War die Namensnennung undeutlich, muss gleich nachgefragt werden: »Können Sie Ihren Namen bitte buchstabieren?« Viele Menschen sind verletzt, wenn ihr Name falsch ausgesprochen wird!

Mit der Nennung des Namens wird Vertrauen geschaffen und die Kommunikation ein Stück persönlicher und näher, denn der eigene Name ist für jeden Menschen ein wichtiger Bestandteil seines Lebens!

Rufen ältere Patienten an, die schlecht hören, sollten Sie nicht lauter sprechen, sondern einfach nur langsamer und deutlicher. Sind Sie gezwungen, am Telefon eine Weile zuzuhören, macht es sehr viel Sinn zu zeigen, dass man zuhört. Der Gesprächspartner nimmt das durch ein »Ja«, »Mmh«, »Achja« oder »So« wahr. Diese »Telefonlaute« zeigen Ihrem Gegenüber, dass Sie alles mitbekommen und verstehen.

Hat Ihre Mitarbeiterin einen neuen Patienten am Telefon, sollte sie so tun, als ob sie ihn schon kennen würde – natürlich nicht plump vertraulich. Durch dieses Tun-als-ob erreicht man ein völlig anderes und sympathischeres Gesprächsklima. Versuchen Sie es einmal bei einem Ihrer nächsten Telefongespräche. Ich verspreche Ihnen, Sie werden überrascht sein!

Noch etwas Wichtiges: Beim Telefonieren wird mehr überbracht als reiner Sachinhalt. Die Stimme gibt durch Tonhöhe und Schwankungen Gefühle, Stimmungen und Werte etc. unterschwellig weiter. Die positiven Botschaften sollten deshalb aktiv gefördert werden. Das geht ganz einfach, wenn beim Telefonieren gelächelt wird. Die Stimme klingt dann freundlich, klar und selbstbewusst.

Versuchen Sie es einmal selbst in einem ruhigen Augenblick. Sprechen Sie einen Satz ganz normal, um ihn danach mit einem Lächeln zu wiederholen. Die Stimme wird dadurch einen freundlicheren und sympathischen Klang erhalten. Achten Sie auch bei Radiomoderatoren mal auf den Klang der Stimme. Bei vielen, die uns gleich sympathisch sind, kann man bei genauem Hinhören das Lächeln »hören«.

Mein Tipp: Neben dem Telefon in der Anmeldung einen kleinen, natürlich bronzierten Spiegel anbringen. Die Tagesmanagerin oder die Mitarbeiterin des Callcenters hat die Pflicht, einen kurzen Blick hineinzuwerfen, um ihre Mimik zu kontrollieren, bevor sie ein Telefonat entgegennimmt.

2 Der Anrufbeantworter

Für viele Patienten ist der Anrufbeantworter der erste Anknüpfungspunkt zur Praxis. Er bietet sich daher als Marketinginstrument geradezu an. Hört der Anrufer jedoch als Erstes die Information: »Sie rufen außerhalb unserer Sprechzeiten an (Sie Dummer!). Unsere Sprechzeiten sind von Montag bis Freitag ...«, hat er sehr schnell das Gefühl, nicht erwünscht zu sein. Ein patientenorientiertes Praxisteam sollte einen adäquaten Text bereithalten. Das erreichen Sie jedoch nur mit differenzierenden Ansagetexten.

- In der Mittagspause: »Liebe Patienten, wir haben zurzeit Mittagspause und sind ab 15.30 Uhr wieder für Sie da. Unsere Sprechzeiten sind ... In dringenden Notfällen ... Wir freuen uns ab 15.30 Uhr auf Ihren Anruf.«
- Am Abend: »Liebe Patienten, unser Praxisteam hat Feierabend. Unsere Sprechzeiten sind ... In dringenden Notfällen ... Wir freuen uns morgen früh auf Ihren Anruf. Ihr Praxisteam Dr. xy.«

■ Ab Freitagnachmittag: »Liebe Patienten, unser Praxisteam ist bereits im Wochenende, um ab Montagmorgen wieder ganz für Sie da zu sein. Unsere Sprechzeiten … In dringenden Notfällen … Wir freuen uns am Montagmorgen ab 8 Uhr auf Ihren Anruf.«

Noch einige Tipps zur Ansage:

■ Ärzte sollten die Texte selbst sprechen. Mit der eigenen Stimme am Telefon ist schon ein erster Kontakt zum Patienten hergestellt.

■ Auf keinen Fall die eigene Telefonnummer wiederholen (hier ist der Anschluss 02196 123456). Das ist völlig überflüssig, da der Patient ja genau diese Nummer gewählt hat und weiß, dass er mit dem Anrufbeantworter Ihrer Praxis verbunden ist.

■ Während des Ansagetextes sollten keine Nebengeräusche wie PC-Drucker oder Telefon zu hören sein. Das verbreitet den Eindruck von Hektik, Unruhe und damit schlechter Organisation der Praxis.

■ Sprechen Sie ruhig und langsam, damit Sie gut zu verstehen sind und der Patient nicht noch einmal anrufen muss.

■ Hören Sie die Texte von Zeit zu Zeit selbst ab. Gerade die Kassetten neigen dazu, im Laufe der Zeit an Qualität zu verlieren, da die Bänder durch die häufige Nutzung verschleißen.

■ Falls Sie auf Notrufnummern verweisen, wiederholen Sie diese noch einmal! Damit ermöglichen Sie Ihren Patienten, sich diese Nummern zu notieren.

■ Geben Sie Ihren Anrufern keine Möglichkeit, Texte aufzusprechen. Ansonsten kann es vorkommen, dass Sie am Montagmorgen trotz des Hinweises auf die Notfallnummer eine dringende Anforderung zum Hausbesuch auf Band haben. Viele ältere Menschen tun sich sehr schwer mit der heutigen Kommunikationstechnik.

■ Falls Sie eine Homepage im Netz haben, lohnt ein Hinweis darauf auf dem Band.

■ Außerdem sollte die Arbeitsplatzbeschreibung klipp und klar festlegen, wer verantwortlich für den Anrufbeantworter ist.

3 Das Servicetelefon

Eine gute Möglichkeit, die Patientenfreundlichkeit Ihrer Praxisorganisation zu verbessern, ist eine 24-Stunden-Bestellmöglichkeit für Rezepte. Dieser Service ist sicher nicht für jeden Patienten attraktiv. Einige werden jedoch die Möglichkeit, Rezepte »rund um die Uhr« bestellen zu können, schätzen. Sie ist ein weiterer Baustein in

Ihrer Palette von Serviceangeboten. Der Vorteil für den Patienten liegt darin, dass das Rezept fertig gedruckt an der Anmeldung vorliegt, die Wartezeit wird damit verkürzt. Wenn Sie den Patienten noch persönlich sehen wollen, wird das Rezept in der Kurzkontaktzone unterschrieben und abgegeben.

Auch für die Bestellung von Überweisungen ist dieses Vorgehen ideal!

Der Vorteil für Ihre Praxisorganisation liegt in der Entlastung der Anmeldung oder des Backoffice während der Kernsprechzeit. Je größer die Praxis ist, umso eher werden sich Patienten an der Anmeldung stauen, die nur auf die Ausstellung eines Rezeptes warten. Sie vermeiden also Hektik und bieten Intimität für Patienten, die sich anmelden wollen.

Im Übrigen sind Ansammlungen von mehreren Patienten an der Anmeldung kein Zeichen von guter Praxisorganisation (Kapitel *Auftritt der Praxis*).

Die Einführung dieses Serviceangebotes geschieht durch die Tagesmanagerin, die lediglich geeigneten Patienten diesen Handzettel bei der Rezeptabholung übergibt.

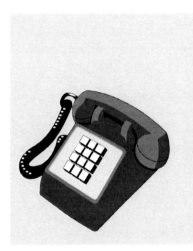

Damit es bei der Rezeptabholung schneller geht!

Sie können, wenn Sie möchten, unseren Anrufbeantworter für Rezept- oder Überweisungswünsche rund um die Uhr nutzen. Nennen Sie bitte:

Namen, Vornamen, Adresse

Medikament, Stärke und Menge

Das Rezept kann am Folgetag ab 11.00 Uhr abgeholt werden!

Der Anrufbeantworter hat die Nummer 0221/9999999

Das Servicetelefon darf selbstverständlich nicht unter der normalen Praxisnummer erreichbar sein.

Da Sie wahrscheinlich über einen ISDN-Anschluss verfügen, gibt es sicher noch eine freie Telefonnummer dafür. Haben Sie kein ISDN, tut es auch der Faxanschluss, der in fast jeder Praxis vorhanden ist. Es muss lediglich noch eine Faxweiche zwischengeschaltet werden.

Eine weitere gute Servicemöglichkeit bieten die elektronischen Medien. Den Patienten kann eine Medikamentenbestellung via E-Mail angeboten werden. Sie geben dabei an, in welcher Apotheke sie das Präparat abholen möchten. Die Praxis faxt dann das fertige Rezept in die Apotheke. Damit kann die Bestellung am nächsten Tag vom Patienten direkt dort abgeholt werden. Am Monatsende werden der Apotheke die gesammelten Originalrezepte zugesandt. Dieser Service erspart den Patienten den Gang in die Praxis, falls deren Chipkarte schon eingelesen ist!

Dieses Vorgehen ist selbstverständlich rechtlich problematisch. Ich habe es trotzdem aufgenommen, weil ich es sehr gut funktionierend in einigen Praxen vorgefunden habe.

Ist eine Fallzahlsteigerung sinnvoll?

Es gibt zwei Möglichkeiten, den Gewinn zu steigern. Zum einen ist dies die Kostenreduktion, zum anderen die Umsatzsteigerung. Grundsätzlich ist die Umsatzsteigerung selbstverständlich primär interessanter. Es stellt sich aber immer die Frage, ob Umsatzsteigerungen innerhalb der GKV überhaupt machbar sind. Sei dem Jahr 2009 sind sie auf jeden Fall wieder möglich, da zu diesem Zeitpunkt die morbiditätsbezogenen Regelleistungsvolumina eingeführt wurden. Es werden bei der Festsetzung der Höhe des Regelleistungsvolumens die Zahl und die Morbiditätsstruktur der vier zurückliegenden Quartale als Basis der Berechnung gewählt. Das bedeutet nichts anderes, als dass zum ersten Mal seit langer Zeit das Morbiditätsrisiko wieder auf die Kassen übergeht und nicht mehr von der Ärzteschaft zu tragen ist. Die Versicherer sperren sich naturgemäß erst einmal gegen dieses Vorgehen. Auf jeden Fall werden die stringenten Budgets über kurz oder lang abgeschafft und die Fallzahl wird wieder eine größere Rolle spielen. Warten wir also ab, wie die neue Vergütungsstruktur funktionieren wird.

Folgende Beispielrechnung auf der Basis einer Hausarztpraxis mit 1000 Fällen bei einem Fallwert von 50 € kann verdeutlichen, was eine Fallzahlsteigerung bedeuten könnte:

Die Praxis setzt im Quartal 50 000 € bzw. 200 000 € p. a. um. Unterstellt man 55 Prozent Kosten, ergeben sich 110 000 € Kosten bzw. 90 000 € Gewinn vor Steuern.

Schafft es die Praxis, eine Fallzahlsteigerung von 5 Prozent zu realisieren, stellt sich die Einnahmesituation wie folgt dar:

52 500 € im Quartal, 210 000 € p. a.

Nun werden die Kosten bei 5 Prozent mehr Patienten kaum steigen. Bis auf ein wenig Verbrauchsmaterial werden die fixen Kosten weitgehend gleich bleiben. Es wird keine weitere Mitarbeiterin benötigt und es wird auch kein Raum mehr angemietet. Die Kosten werden also bei ca. 110 000 € bleiben, der Gewinn dagegen auf 100 000 € steigen.

Ergebnis: Eine Fallzahlsteigerung von 5 Prozent bedeutet eine Gewinnsteigerung von 11 Prozent! Die Umsatzsteigerung schlägt sich also fast komplett im Gewinn nieder.

Trotz Fallzahlbegrenzung werden Steigerungen in Maßen immer möglich sein. Auch wenn die Steigerung nicht vergütet wird, ist die neue Fallzahl dann die Bemessungsgrundlage für das nächste Jahr. Es ist also eine Investition in die Zukunft!

Nun das Gegenbeispiel: 5 Prozent weniger Patienten bedeuten einen Umsatz im Quartal von 47 500 € und einen Jahresumsatz von 190 000 €. Leider bleiben die Kosten in diesem Beispiel auch bei 110 000 € und sinken nicht wie die Fallzahlen, was letztlich nur noch einen Gewinn von 80 000 € ausmacht.

Ergebnis: Eine Absenkung der Fallzahl um 5 Prozent bedeutet einen Gewinnverlust von 11 Prozent! Auch hier schlägt also der Rückgang der Fallzahlen (= Umsatz) voll auf den Gewinn nieder, denn die Kosten würden ja nicht deutlich reduziert werden können.

Fazit: Die Fallzahlen sind weitgehend das Maß aller Dinge.

Fallzahlen sind jedoch nicht mehr so einfach planbar wie in früheren Zeiten. Viele Patienten meiden den Arztbesuch aus Angst vor Arbeitslosigkeit. Andere scheuen die hohen Zuzahlungen bei Arzneimitteln, die Praxisgebühr oder die langen Wartezeiten in der Arztpraxis und decken sich bei banalen Erkrankungen mit Arzneimitteln aus dem Supermarkt oder der Tankstelle ein. Tendenziell werden daher die Fallzahlen rückläufig sein.

Ihre Strategie sollte demnach immer offensiv auf Fallzahlsteigerung gerichtet sein!

> Jedes Unternehmen muss auf Wachstumskurs
> bleiben, denn Stagnation ist Rückschritt!

Das gilt auch für die Arztpraxis. Falls Sie die Menge der Patienten nicht mehr alleine behandeln können, sollten Sie einen Kollegen in die Praxis aufnehmen. Es gibt Strategien, die das auch in gesperrten Gebieten möglich machen. Lesen Sie dazu bitte das Kapitel *Unternehmenskonzepte*.

Geschäftsfeld chronisch kranke Patienten

Die Krankenkassen diskutieren immer wieder, dass viele Patienten mit chronischem Krankheitsverlauf schlecht betreut werden. Wenn man sich z.B. die Zahlen anschaut, wie viele Diabetiker an die Dialyse kommen oder wie viele Hypertoniker einen Schlaganfall erleiden, muss man ihnen Recht geben.

Beispiel Hypertonie (das sind immerhin ca. 18 Millionen Betroffene in Deutschland):

- Ein Drittel der Hypertoniker weiß nichts von der Erkrankung.
- Ein weiteres Drittel ist informiert, jedoch schlecht oder gar nicht therapiert.
- Das letzte Drittel ist gut eingestellt.

Ähnliche Zahlen gibt es für andere chronische Erkrankungen!

Zu oft werden diese Patienten mit der Größe der verordneten Pillenschachtel geführt, frei nach dem Motto: »Ist die Packung leer, wird der Patient wieder in der Praxis erscheinen.«

Sinnvoller ist es, diese Patienten nach Therapieleitlinien zu führen, die eine angemessene Behandlung und Therapiekontrolle möglich machen. Die DMPs, aber auch die Fachgesellschaften kommunizieren diese Leitlinien!

Es ist empfehlenswert, diese den Patienten in Form von Behandlungsplänen zu vermitteln. Umfragen zeigen immer wieder, dass über 80 Prozent der Bundesbürger eine Verschlechterung der medizinischen Versorgung befürchten, was aufgrund der Diskussion über die knappen Ressourcen nur zu verständlich ist. Die Patienten erkennen indessen anhand des Planes, dass sie in Ihrer Praxis alles bekommen, was zur Behandlung der Erkrankung notwendig ist. Darüber hinaus stellen sie fest, wie wichtig Ihnen die Behandlung ist und wie sorgfältig Sie mit ihm, dem Patienten, umgehen!

Diesen Behandlungsplan haben wir 1993 in unserem Beraterteam entwickelt und seit dieser Zeit in sehr vielen Praxen mit großem Erfolg eingesetzt. TURBOMED z.B. hat diesen Plan übernommen und in die Patientenakte integriert.

Mittlerweile habe ich den Behandlungsplan in verschiedenster Aufmachung wiedergefunden. Eine Praxis stellt ihn den Patienten in Form einer Klappkarte im Scheckkartenformat zur Verfügung. Außen steht der Praxisname mit Adresse, im Innenteil befindet sich der Behandlungsplan und auf der Rückseite ist eine Tabelle für den jeweils nächsten Termin zu finden. In einer Praxis bringen Patienten diesen »Pass« bei jedem Besuch mit. Sie nennen ihn scherzhaft »unseren Mitgliedsausweis«.

Behandlungsplan

PRAXIS:

Name: _____ geb.: _____

	Jan	Feb	März	April	Mai	Juni	Juli	Aug	Sept	Okt	Nov	Dez
Körperl. Untersuchung												
Blutdruck messen												
24 Std. Blutdruck												
EKG												
Ergometrie												
24 Std. EKG												
Sonografie												
Lungenfunktionsprüfung												
Labor												
Impfung												
Sonstiges												

Unterschrift Patient _____ Unterschrift Arzt _____

Der Plan wird mit dem Patienten zusammen angelegt. Ein Exemplar wird dem Patienten mitgegeben, womit er natürlich auch zum Werbeträger für die Praxis wird.

Viele Fachgesellschaften, wie die Hochdruckliga oder der Verband niedergelassener Diabetologen, geben ihre Behandlungsempfehlungen regelmäßig bekannt. Diese Empfehlungen können sehr effizient in den Behandlungsplan eingearbeitet werden.

> Der Behandlungsplan bringt Therapiequalität. Er ist ein wichtiger Teil des Praxis-Qualitätsmanagements!

Ein weiteres Argument für diesen Plan ist die bessere Budgetsteuerung. Viele Patienten kommen mehrfach in einem Quartal in die Praxis. Im nächsten Quartal erscheinen sie gar nicht. Bei vielen chronischen Erkrankungen, wie z. B. der Herzinsuffizienz, ist es dagegen sinnvoll, die Kranken in jedem Quartal zu sehen.
Bei zahlreichen Praxisberatungen von Hausärzten konnten wir feststellen, dass nicht alle Chroniker regelmäßig die Praxis aufsuchen. Die Therapeuten sahen ihre chronisch kranken Patienten nur in statistisch 3,5 Quartalen und nicht in allen 4 Quartalen des Jahres, wie es sinnvoll gewesen wäre.

Was wäre, rein theoretisch, wenn Sie es schaffen würden, alle chronisch kranken Patienten regelmäßig in jedem Quartal zu sehen?

Eine Beispielrechnung auf der Basis einer Hausarztpraxis mit 1000 Fällen, davon 60 Prozent chronisch kranke Patienten, sieht so aus:

Bei einer Kontaktfrequenz von 3,5 Quartalen p. a.: 4000 Behandlungsfälle im Jahr mit 2400 chronisch kranken »Fällen«. Wenn Sie es dagegen schaffen, aus den 3,5 Kontakten p. a. 4,0 zu machen, haben Sie nicht mehr 2400, sondern 2742 chronisch kranke »Fälle« pro Jahr. Das ergibt insgesamt 4342 Patienten im Jahr oder 1085 im Quartal.

Das ist alles graue Theorie, die jedoch aufzeigt, welch großes Potenzial in diesem Geschäftsfeld steckt. Im Übrigen geht es nicht um sinnlose Fallvermehrung, sondern um eine medizinisch sinnvolle enge Führung dieser Patienten, also letztlich um Qualitätsmanagement!

Wenn Sie es schaffen, 50 dieser theoretisch 85 Patienten mit einem Behandlungsplan enger an die Praxis zu binden, erreichen Sie eine Fallzahlsteigerung von 5 Prozent, was eine Gewinnverbesserung von 11 Prozent bedeutet. Wie man sieht, müssen Fallzahlsteigerungen nicht vom Kollegen nebenan kommen.

Jede Praxis hat genug eigenes Potenzial, die Fallzahl sinnvoll zu steigern.

Chronisch kranke Patienten werden die interessanten Patienten werden. Zum einen sind es die Disease-Management-Programme, welche die Behandlung dieser Patienten besser honorieren. Wirklich lukrativ werden die DMPs jedoch erst, wenn die Praxis die entsprechenden Schulungen durchführt. Zum anderen sind es jedoch auch die chronisch Kranken, die nicht an diesen Programmen teilnehmen. Der EBM bietet mit der Zuschlagziffer 03212 eine bessere Abrechnungsmöglichkeit für diese Patienten.

Auch an diesen Tatsachen ist zu erkennen, dass es nicht nur einen Wettbewerb um Patienten geben wird, sondern es wird ein Wettbewerb um die »richtigen« Patienten sein!

Geschäftsfeld Prävention

Bei zwei Gruppen der GKV-Patienten wird es in den nächsten Jahren gute Umsatzchancen für Kassenärzte geben.

1. Die chronisch kranken Patienten, über die vorher berichtet wurde, werden immer mehr in den Fokus genommen.
2. Die zweite Gruppe bilden Patienten, die für präventive Leistungen in Frage kommen. Die Kassen und die Politik haben erkannt, dass durch präventive Maßnahmen Einsparungen zu erzielen sind. Entdeckt man z.B. einen Diabetiker früh genug, kann man wahrscheinlich verhindern, dass er an die Dialyse kommt. Diese Patienten kosten im Jahr ca. 60 000 €, wogegen ein gut geführter Diabetiker mit ca. 8000 € zu Buche schlägt.

Das Mengenrisiko für die GKV-Präventionsleistungen wird von den Versicherern getragen. Darüber hinaus werden diese Leistungen konsequent außerhalb jedweder Budgetierung gehalten. Daher:

> Positionieren Sie Ihr Unternehmen in diesem Geschäftsbereich. Er wird auch weiterhin konsequent gefördert werden!

Seien Sie nicht nur der Reparaturbetrieb für die Kranken, sondern pflegen Sie das Gärtnerprinzip und kümmern sich um die Gesunden! Schon im alten China war es so, dass sich die Ärzteschaft um die Gesunderhaltung der Menschen kümmern musste und auch genau dafür bezahlt wurde!

Alle KVen honorieren die Kindervorsorgeuntersuchungen, die Jugendgesundheitsuntersuchung, den Check-up, viele Impfungen (Hepatitis B, Grippe etc.), die Krebsvorsorge und die präventive Koloskopie. Und wenn die Kostenübernahme der GKV an bestimmten Grenzen endet, dann machen Sie den Menschen Angebote, die über diesen Rahmen hinausgehen!

Gerade für Hausärzte, Dermatologen, Pädiater, Urologen, Gastroenterologen und Gynäkologen ist es sinnvoll, Strategien zu entwickeln, um diese Leistungen anzubieten und deutlich aufzuwerten, denn lukrativ sind sie allemal, wie wir gleich sehen werden.

1 Check-up

Die klassische Vorsorgeuntersuchung ist leider 1999 durch die Herausnahme von EKG, Kreatinin- und Harnsäurebestimmung entwertet worden. Aber wer sagt denn, dass bestimmte Patienten diese Laborparameter nicht bar bezahlen würden? Es kommt nur auf die richtige Strategie an. Einigen Patienten können Sie darüber hinaus auch sinnvolle Untersuchungen wie z. B. Ergometrie oder Sonografie anbieten. Alle diese Leistungen müssen dann jedoch nach GOÄ abgerechnet und privatärztlich liquidiert werden. Genauso verhält es sich, falls Ihr Patient den Check jährlich wünscht. Gesetzlich hat jeder Patient ab dem 35. Lebensjahr jedes zweite Kalenderjahr Anspruch auf diese Leistung!

Wem bieten Sie den Check-up aus strategischen Überlegungen an? Den chronisch kranken Patienten, die hoffentlich regelmäßig Ihre Praxis aufsuchen, oder den akut Kranken, die in der Regel nur mit Bagatellerkrankungen in der Praxis erscheinen? Das ist eine interessante Frage. Die zweite Gruppe ist strategisch interessanter, da hier bei 20 bis 30 Prozent der Untersuchten auffällige Befunde auftreten. Diese Patienten werden dann so geführt wie im Kapitel *Geschäftsfeld chronisch kranke Patienten* beschrieben.

Eine weitere gute Frage: Wie viele Check-ups kann eine hausärztlich tätige Praxis mit ca. 1000 Fällen p. a. durchführen?
Als Faustregel gilt: Ein Drittel der durchschnittlichen Quartalfallzahl. Ein Drittel entfällt, da es in der Regel nicht im check-up-fähigen Alter ist, und ein weiteres Drittel, weil die Untersuchung nur alle zwei Jahre durchgeführt wird.
Diese Faustregel ist jedoch nur die untere Grenze, da ja nicht in allen vier Quartalen die gleichen Patienten in Ihre Praxis kommen. Es gibt ein großes Potenzial an »schlummernden« Patienten in Ihrem PC! Diese können aktiviert werden, wenn man sie aktiv mittels Recall anspricht. Der größte Teil Ihrer Patienten wird diese Erinnerung begrüßen. So zeigte eine Umfrage im Jahr 2001 zu diesem Thema, dass 82 Prozent der befragten Patienten es mit »gut« oder »eher gut« benoteten, wenn ihr Arzt sie an Untersuchungen erinnern würde. Nur 4 Prozent der Befragten lehnten diese Information ab.
Jeder Check-up-Patient wird daher befragt, ob man ihn nach zwei Jahren an die Untersuchung erinnern soll. Bei einer Zustimmung erfolgt im PC ein Recallvermerk im Patientenstammsatz. Nach zwei Jahren druckt der Computer Ihnen dann einen Recallbrief aus, der in etwa so aussehen kann:

Frau
Testine Test
Meckelstr. 106

42287 Wuppertal   20. August 2008

Liebe Patientin, lieber Patient,

Sie haben in den letzten Jahren gezeigt, dass Ihnen Ihre Gesundheit wichtig ist, indem Sie an dem kostenlosen Vorsorgeprogramm Ihrer Krankenkasse teilgenommen haben.

Nutzen Sie auch weiterhin die Möglichkeit, sich alle zwei Jahre auf »Herz und Nieren« beim Hausarzt Ihres Vertrauens untersuchen zu lassen. Wenn Sie möchten, können Sie diese Untersuchung auch mit der Krebsvorsorgeuntersuchung und der Vorsorgeuntersuchung auf Hautkrebs kombinieren.

Da es schon wieder an der Zeit ist, sollten Sie in den nächsten Tagen bei uns einen Termin machen.

Mit freundlichen Grüßen

(gez. Dr. med. xy)

Rein juristisch dürfen sie alles an die Patienten kommunizieren, was diese interessiert. Das sagt ein innovatives Urteil des 1. Senates des Bundesverfassungsgerichtes aus 2001 (1. BVR, 1147/01). Es ist also nicht mehr das direkte Einverständnis des Patienten eine Voraussetzung dafür. Trotzdem ist es aus taktischen Gründen klüger, danach zu fragen, ob der Patient dies wünscht!

Recallverfahren bieten sich genauso für Impfungen oder die Krebsvorsorge an.

Um die Formalitäten beim Check-up abzukürzen, empfiehlt es sich, das nachfolgende Formular bei der Terminvergabe mitzugeben.

CHECK-UP
Vorsorgeprogramm

Liebe Patientin, lieber Patient,
schön, dass Ihnen Ihre Gesundheit etwas wert ist und Sie sich vorsorglich untersuchen lassen, bevor Krankheiten entstehen bzw. sich bemerkbar machen!

Unsere Vorsorgeuntersuchung besteht aus zwei Teilen:

1. Laboruntersuchung (Blut und Urin) sowie ggf. EKG. Bitte machen Sie dafür mit uns einen Termin aus. Bitte bringen Sie Ihren Impfpass mit.

2. Eine Woche später erfolgt die eigentliche Vorsorgeuntersuchung. Es werden die Ergebnisse der Untersuchungen und mögliche Konsequenzen besprochen.

Um die Untersuchung für Sie schneller durchführen zu können, beantworten Sie uns bitte folgende Fragen:

Name: _____ Vorname: _____ Alter: _____

Straße: _____ Ort: _____

Familienvorgeschichte Kommen bei Ihren Blutsverwandten folgende Erkrankungen vor?			Eigene Vorerkrankungen		
	Ja	Nein		Ja	Nein
Bluthochdruck			Bluthochdruck		
Herzinfarkt			Herzinfarkt		
Schlaganfall			Schlaganfall		
Hohe Blutfette			Hohe Blutfette		
Zuckerkrankheit			Zuckerkrankheit.		
Nierenerkrankungen			Nierenerkrankungen		
Lungenerkrankungen			Lungenerkrankungen		

Um den Check-up noch weiter aufzuwerten, kann man den Patienten ein Zertifikat anbieten:

Check-up 2009

Name: Datum:

Liebe Patientin, lieber Patient,
schön, dass Ihnen Ihre Gesundheit etwas wert ist und Sie sich vorsorglich untersuchen lassen, bevor Krankheiten entstehen bzw. sich bemerkbar machen! Es wurden folgende Befunde erhoben:

Körperliche Untersuchung: ☐ altersentsprechend unauffällig
☐ ....

Labor: Cholesterin .... (möglichst < 220)
       Blutzucker (nüchtern) .... (85–115)

ggf. LDL-Cholesterin (−) .... (< 150, nach Infarkt < 120)
    HDL-Cholesterin (+) .... (> 35, je höher, umso besser)
    Gamma-GT (Leber) .... (< 18)
    Sonstige ....
    Urin ....

EKG: ....

Welche Diagnosen wurden festgestellt? 1. ....
                                            2. ....
                                            3. ....

Was ist zu empfehlen?
☐ weiterleben wie bisher   ☐ Ernährung umstellen ....
☐ unbedingt das Gewicht reduzieren   ☐ die verordneten Medikamente einnehmen
☐ mehr Bewegung wäre gut   ☐ folgende Untersuchungen bringen Klarheit: ....
☐ entspannen   ☐ mit dem Rauchen aufhören
   (lesen, Musik hören, Yogakurs ...)   ☐ Sonstiges: ....

Viel Erfolg!

Vorteile:

- Viele Patienten schätzen es, die Werte mitgegeben zu bekommen, und werden nach zwei Jahren diese Untersuchung wiederholen wollen.
- Einige Patienten werden nachfragen, warum Sie HDL, LDL, Harnsäure und Gamma-GT nicht bestimmt haben. Diesen Patienten kann man erklären, dass ihre Versicherer diese Leistungen nicht mehr bezahlen. Evtl. sind diese dann bereit, bestimmte Leistungen selbst zu übernehmen.
- Manch ein Patient wird seine Werte mit den Werten seiner Freunde oder Bekannten vergleichen. Motto: Mein Hausarzt gibt mir immer einen Ausdruck mit! Das ist aktives Marketing! Sie ersparen sich viele Erklärungen anhand der Normwerte, die Sie angeben.
- Sie geben dem Patienten eine Botschaft mit, wie er sich in Zukunft verhalten soll, um gesund zu bleiben (siehe Kapitel *Arzt-Patienten-Kommunikation*).

Welche Umsatzchancen ergeben sich daraus? Falls Sie den Check mit den beschriebenen Mitteln aufwerten und dazu ein Recallverfahren nutzen, können Sie in einer Praxis mit 1000 GKV-Fällen im Quartal durchaus bis zu 750 Checks p. a. durchführen. Das sind immerhin ca. 22 000 € im Jahr, und das bei einer Leistung, deren Mengenrisiko die Kasse trägt!

Eine gute Möglichkeit, weitere Präventionsleistungen anzubieten, bietet ein Flyer. Ein Textbeispiel:

Liebe Patientin, lieber Patient,

mit zunehmendem Lebensalter erhöht sich das Risiko für chronische Krankheiten. Je eher Anzeichen einer solchen Erkrankung erkannt werden, umso größer sind die Chancen einer erfolgreichen Behandlung!
Daher bieten wir Ihnen folgende Vorsorge-Checks an:

- Basis-Check-up 35
- Check-up P L U S I
- Check-up P L U S II
- Sport-Check-up
- Manager-Check-up

Einzelheiten hierzu entnehmen Sie bitte den folgenden Beschreibungen.

Basis-Check-up 35

Zeitaufwand ca. 20 Minuten;   *Investition: keine*

Diese Vorsorgeuntersuchung wird jedem gesetzlich Versicherten alle zwei Jahre kostenfrei angeboten und beinhaltet die Erfassung der gesundheitlichen Vorgeschichte inkl. familiäre Erkrankungen, eine körperliche Untersuchung durch den Arzt, eine Blutuntersuchung (Blutzucker und Cholesterinspiegel), eine Urinuntersuchung sowie eine abschließende Beratung.

Check-up P L U S I

Zeitaufwand ca. 30 Minuten;   *Investition: 25 €*

Diese Untersuchung beinhaltet die Erfassung der gesundheitlichen Vorgeschichte inkl. familiäre Erkrankungen, eine körperliche Untersuchung durch den Arzt, eine Urinuntersuchung sowie eine abschließende Beratung.
Zusätzlich führen wir eine umfassende Blutuntersuchung mit der Bestimmung von roten und weißen Blutkörperchen, Blutplättchen, Cholesterinwerten, Leberwerten, Nierenwerten, Schilddrüsenwerten und Entzündungswerten (Blutsenkung) sowie ein EKG durch.

Check-up P L U S I I

Zeitaufwand ca. 60 Minuten;   *Investition: 50 €*

Diese Untersuchung beinhaltet die Erfassung der gesundheitlichen Vorgeschichte inkl. familiäre Erkrankungen, eine körperliche Untersuchung durch den Arzt, eine Urinuntersuchung sowie eine abschießende Beratung. Zudem führen wir eine umfassende Blutuntersuchung mit der Bestimmung von roten und weißen Blutkörperchen, Blutplättchen, Elektrolyten (Natrium, Kalium, Calcium), Cholesterinwerten, Leberwerten, Nierenwerten, Schilddrüsenwerten und Entzündungswerten (Blutsenkung) sowie ein EKG durch.
Ergänzend erhalten Sie eine Ultraschalluntersuchung der Bauchorgane zur Erkennung von Organerkrankungen mit Darstellung von u. a. Leber, Gallenblase, Bauchspeicheldrüse, Nieren, Milz und Harnblase.

Sport-Check-up

Zeitaufwand ca. 80 Minuten;   *Investition: 150 €*

Diese Untersuchung beinhaltet die Erfassung der gesundheitlichen Vorgeschichte inkl. familiäre Erkrankungen, eine körperliche Untersuchung durch den Arzt, eine Urinuntersuchung sowie eine abschießende Beratung. Zudem führen wir eine umfassende Blutuntersuchung mit der Bestimmung von roten und weißen Blutkörperchen, Blutplättchen, Elektrolyten (Natrium, Kalium, Calcium), Cholesterinwerten, Leberwerten, Nierenwerten, Schilddrüsenwerten und Entzündungswerten (Blutsenkung) sowie ein EKG durch.
Ergänzend erhalten Sie eine Ultraschalluntersuchung der Bauchorgane zur Erkennung von Organerkrankungen mit Darstellung von u. a. Leber, Gallenblase, Bauchspeicheldrüse, Nieren, Milz und Harnblase sowie ein Belastungs-EKG (Ergometrie) zur Erkennung der körperlichen Leistungsfähigkeit und eine Lungenfunktionsmessung.

Manager-Check up

Zeitaufwand ca. 100 Minuten;   *Investition: 250 €*

Diese Untersuchung beinhaltet die Erfassung der gesundheitlichen Vorgeschichte inkl. familiäre Erkrankungen, eine körperliche Untersuchung durch den Arzt, eine Urinuntersuchung sowie eine abschließende Beratung. Zudem führen wir eine umfassende Blutuntersuchung mit der Bestimmung von roten und weißen Blutkörperchen, Blutplättchen, Elektrolyten (Natrium, Kalium, Calcium), Cholesterinwerten, Leberwerten, Nierenwerten, Schilddrüsenwerten und Entzündungswerten (Blutsenkung) sowie ein EKG durch.
Ergänzend erhalten Sie eine Ultraschalluntersuchung der Bauchorgane zur Erkennung von Organerkrankungen mit Darstellung von u a. Leber, Gallenblase, Bauchspeicheldrüse, Nieren, Milz und Harnblase sowie ein Belastungs-EKG (Ergometrie) zur Erkennung der körperlichen Leistungsfähigkeit und eine Lungenfunktionsmessung. Zusätzlich wird eine Untersuchung des Herzens und der Halsschlagader mittels Ultraschall vorgenommen.

2 Jugendgesundheitsuntersuchung (J1)

Der Zeitraum von der letzten Kindervorsorgeuntersuchung bis zur J 1 ist entschieden zu lang, nämlich ca. sieben Jahre. Da die J 1 erst im Alter von 13 Jahren (plus/minus ein Jahr) durchgeführt werden kann, sind die Auffälligkeiten sehr hoch. Nach den ersten Ergebnissen weiß man:

■ Bei 80 Prozent der Jugendlichen gab es Anlass zu weiterer Diagnostik.
■ Bei 20 Prozent musste die Schilddrüse kontrolliert werden.
■ 15 Prozent benötigten eine Fettstoffwechselkontrolle.
■ 20 Prozent hatten therapiebedürftige Haltungsschäden.
■ 15 Prozent hatten vorher nicht bekannte Sehfehler.
■ Insgesamt wurden 40 Prozent der Jugendlichen kontrollbedürftig!

Leider nahmen nur 15 bis 17 Prozent der Jugendlichen an der Untersuchung teil.

Es ist – nach diesen Daten – für Kinder- und Hausärzte absolut sinnvoll, diese Untersuchung zu bewerben. Auch im eigenen Interesse, denn diese Untersuchung unterliegt keiner Budgetierung und wird im Vergleich zu anderen Leistungen relativ gut honoriert.

Hausärzte können einen Aushang nutzen, um über Eltern oder Großeltern die Jugendlichen zu aktivieren.

Liebe Eltern,

Ihr Sohn / Ihre Tochter ist nun zwölf, dreizehn oder vierzehn Jahre alt. Damit hat sie/er Anspruch auf die neue

Jugendgesundheitsuntersuchung (J 1)

Der Gesetzgeber hat diese neue Möglichkeit geschaffen, um chronische Schäden bei Heranwachsenden frühzeitig zu erkennen!
Die Untersuchungen zeigen, dass z. B. bei 15 Prozent der Jugendlichen ein vorher nicht bekannter Sehfehler vorlag. 20 Prozent der Jugendlichen hatten Haltungsschäden.
Bitte nutzen Sie diese Chance für die Zukunft Ihres Kindes!
Sprechen Sie mit uns einen Termin für diese Untersuchung ab.

Eine weitere Möglichkeit besteht für Pädiater oder Hausärzte, die Jugendlichen aktiv anzusprechen. Der Computer hat alle 12 bis 14 Jahre alten Jugendlichen gespeichert. An diese kann der folgende Brief versandt werden:

Hallo,

ein wichtiger Termin für deine Gesundheit!

Auf dem Weg zum Erwachsenwerden bist du nun in einem Alter, in dem es darauf ankommt, selbst Verantwortung für deine Gesundheit zu übernehmen. Da trifft es sich gut, dass es zurzeit ein tolles Angebot der Krankenkassen gibt, die

Jugendgesundheitsuntersuchung.

Es ist ein allgemeiner Check deiner Gesundheit, bei dem mögliche Krankheiten erkannt werden können, von denen du bisher nichts ahnst. Diese können dann rechtzeitig behandelt werden! Bei diesem Termin können zudem vergessene Schutzimpfungen nachgeholt werden, auch die Hepatitis-B-Impfung.
Außerdem kannst du alle Fragen stellen oder über Probleme reden, die du mit anderen nicht besprechen willst. Ärzte unterliegen einer Schweigepflicht. Das bedeutet, das Gespräch bleibt unter dir und deinem Arzt.

Also, mache einen Termin bei einem Hausarzt deiner Wahl!

Ein Hausarzt hat diesen Brief an 144 Jugendliche verschickt. 48 Jugendliche haben reagiert und die Untersuchung durchführen lassen!

Sollten die Jugendlichen mit Mutter oder Vater zur Untersuchung erscheinen, bitten Sie die Eltern dringend darum, das Gespräch alleine mit dem Jugendlichen führen zu dürfen. Nach meinen Erfahrungen sind diese dann wesentlich offener bzw. es kommen Themen zur Sprache, die sonst vor den Eltern verschwiegen werden.

3 Impfungen

Grippeimpfungen für chronisch kranke Patienten sind sinnvoll. Bedenken Sie jedoch, dass diese Impfung jeden Monat ca. 30 Prozent der Wirksamkeit verliert. Bei Hochrisikopatienten kann es angebracht sein, die im Herbst geimpften Patienten im Januar noch einmal zu impfen.

Reiseimpfungen sind eine gute Möglichkeit, ein Standbein im Non-GKV-Bereich auszubauen. Das sollte jedoch qualitativ hochwertig durchgeführt werden. Im Handel und durch die Pharmaindustrie (z.B. ReiseRix von Glaxo SmithKline) kann man zahlreiche gute EDV-Programme beziehen, die den Patienten sehr viel bieten. Es werden gute Informationen über das Reiseland sowie weiterer Service angeboten.

4 Sportuntersuchungen in der Praxis

Zum Feld der präventiven Leistungen gehören auch die sportmedizinischen Untersuchungen. Den folgenden Aushang habe ich in einer Hausarztpraxis gefunden:

Ab sofort in unserer Praxis:

Check für Breiten- und Leistungssportler

Für unsere (Freizeit-)Sportler bieten wir zur Überprüfung Ihrer individuellen Konstitution und Kondition spezielle Untersuchungen an:

Untersuchung	15,-- €
Belastungs-EKG mit Laktat-Messung	70,--€
Lungenfunktionsprüfung	10,-- €
Impedanzmessung zur Berechnung der Muskel- und Fettanteile des Körpers	15,-- €
Kontrolle der Elektrolyte im Blut	15,-- €
Bestimmung von Muskelenzymen	15,-- €

Mit diesen Untersuchungen möchten wir Ihnen eine Auskunft über Ihre aktuelle Leistungsfähigkeit und Leistungsentwicklung geben. Weiterhin können wir die Qualität Ihres Trainings überprüfen und Ihnen bei Ihrer sportlichen Betätigung beratend zur Seite stehen.

5 Kooperation mit einem Fitnessstudio

Falls Sie sportmedizinisch interessiert sind, bietet sich eine Kooperation mit einem Fitnessstudio an. Die Kunden dieser Zentren zahlen einen Jahresbeitrag bis zu 700 €. Sie sind es gewohnt, für ihre Gesundheit und Fitness Verantwortung zu übernehmen – und daher interessant für niedergelassene Ärzte.

Die Frage ist: Mit welchem Studio soll man kooperieren? In jeder mittelgroßen Stadt gibt es mehrere Fitnesscenter.

Das wichtigste Kriterium ist die Ausstattung. Setzt das Studio auf Hanteln und Kraftmaschinen, steht die Gesundheit nicht primär im Fokus des Betreibers. Es sollten in erster Linie Herz-Kreislauf-Geräte angeboten werden wie Stepper, Ergometer, Laufbänder, Klettermaschinen und Crosstrainer. Darüber hinaus ist die Qualifikation der Trainer ein wichtiger Faktor. Die Mindestanforderung ist der B-Schein des DSSV (Deutscher Sportstudioverband). Besser sind Zusatzqualifikationen wie Physiotherapeut, Krankengymnast, Ergotherapeut oder Sportlehrer!

Haben Sie das geeignete Studio gefunden, setzen Sie sich mit dem Betreiber in Verbindung und bieten ihm die Vorteile einer Kooperation an.

- Profilierung gegenüber anderen Studios mit dem Qualitätssiegel »Fitnesscenter mit medizinischer Betreuung«.
- Jedes gute Studio unterzieht die Kunden bei der Aufnahme einem Fitnesstest, um sicherzugehen, dass der Kunde gesund ist und das Training aufnehmen kann. Bei einem auffälligen Test hat man dann die Möglichkeit, diesen zum Berater (oder aber Hausarzt) zu schicken.
- Alle guten Studios bieten Vorträge und Kurse zu Gesundheitsthemen an: Osteoporose, Fettstoffwechselstörungen, Gewichtsreduktion, Frauen in der Menopause oder Vitamine und Gesundheit. Für jedes Studio ist es ideal, diese Themen mit einem Mediziner transparent zu machen.
- Der Kunde hat durch die medizinische Betreuung den Vorteil, einen ganz auf seine Gesundheit abgestimmten Fitnessplan zu erhalten. Letztlich ist nur der Arzt der Spezialist für Fitnessdiagnostik und Beratung.

Ihre Vorteile liegen auf der Hand: Junge, gesunde Patienten, die evtl. mittels Check-up an die Praxis gebunden werden können.

Vielleicht hängen Sie auch einen netten Spruch in der Anmeldung auf:

Dr. xy, Facharzt für Fitness

Abschließend noch etwas ganz Entscheidendes: Nach neuester Rechtsprechung darf kein Geld zwischen dem Studio und Ihnen fließen. Es darf keine »Kopfprämie« – weder in die eine noch in die andere Richtung – gezahlt werden!

Geschäftsfeld Patientenschulungen

1 Disease-Management-Programme

Disease-Management-Programme werden wahrscheinlich ein wichtiges Geschäftsfeld innerhalb der GKV bleiben. Die Kostenträger versuchen mit diesem Instrument, die Folgekosten chronischer Erkrankungen in Grenzen zu halten. Ob das gelingt, wird sich noch herausstellen. Zumindest darf man heute schon die Sinnhaftigkeit anzweifeln, die DMPs an den Risikostrukturausgleich (RSA) zu koppeln. Es ist sicherlich nicht vernünftig, nur sehr leicht Erkrankte oder Patienten mit grenzwertigen Labordaten in diese Programme aufzunehmen. Die Versicherer haben jedoch auch bei diesen Patienten ein großes finanzielles Interesse (RSA!), sie in die Programme aufzunehmen.

Nun ist hier nicht die Stelle, an der medizinische Gründe oder der Sinn dieser Programme diskutiert werden können oder sollen. Eines ist jedoch aus meiner Sicht völlig klar: Als Unternehmer mache ich auch einen unsinnigen Vertrag mit, falls er Gewinn verspricht und den Patienten nicht schadet!

Und dass diese Programme für die Praxen wirtschaftlich lukrativ sind, steht außer Frage. So ist es durchaus möglich, mit 100 Diabetikern im DMP-Diabetes ca. 17 000 € p. a. einzunehmen, falls man die Schulungen selbst durchführt. Die Dokumentation wurde zurzeit immer weiter vereinfacht und ist komplett elektronisch zu erledigen.

Es wird nicht bei den heutigen DMPs bleiben, sondern es werden noch einige andere Programme folgen! Alle beinhalten Patientenschulungen, und damit werden diese ein wichtiges Geschäftsfeld der Haus- und Facharztpraxen werden.

Spezielle Räume zur Verfügung zu haben, um die Schulungen während der normalen Praxisöffnungszeiten zu ermöglichen, wird zum einen wirtschaftlich sein, denn man muss keine Überstunden für die Mitarbeiterinnen zahlen. Zum anderen können Schulungen dann professionell in geeigneten Bereichen stattfinden.

Jede Praxisplanung muss in Zukunft darauf Rücksicht nehmen und jeder Praxisinhaber sollte sich heute fragen, durch welche baulichen Maßnahmen er einen Schulungsraum zur Verfügung stellen kann. Eine Möglichkeit wäre zum Beispiel, ein zu groß dimensioniertes Labor umzubauen, oder aber, falls zwei Sprechzimmer vorhanden sind und eines von beiden groß genug ist, dieses während der Schulung zeitweise umzufunktionieren! Andere Möglichkeiten können selbstverständlich auch Kooperationen bieten.

2 Schulungen im Non-GKV-Bereich

Ein weiteres Geschäftsfeld mit großer Zukunft sind Schulungen außerhalb des GKV-Bereichs. Heute schon führen viele Praxen Schulungen für Übergewichtige, teilweise in Zusammenarbeit mit der Pharmaindustrie, in ihren Räumlichkeiten durch. Sie sollten dabei lediglich bedenken, dass keine Waren wie z. B. Diätmittel verkauft werden dürfen, da sonst Ihre gesamten Einnahmen gewerbesteuerpflichtig werden (siehe Kapitel *Non-GKV-Leistungen*). Andere Schulungen wie Raucherentwöhnungstraining oder für Patienten mit Haltungsschäden, Neurodermitis oder Allergien versprechen ebenfalls Erfolg.

Für alle Schulungsmaßnahmen gilt:

- Der Schulungsraum sollte ansprechend sein. Falls Sie das Wartezimmer dazu nutzen, macht es einen wenig professionellen Eindruck, wenn erst Stühle gerückt werden müssen, um die Schulung durchzuführen. Darüber hinaus beschränkt sich damit die Möglichkeit für Schulungen auf den Zeitraum außerhalb der Sprechzeiten. Außerdem sollte gerade für die Non-GKV-Schulungen ein Top-Ambiente zur Verfügung gestellt werden, da mit diesen Trainings eine entsprechend gut situierte Klientel angesprochen werden soll.
- Ihre Mitarbeiterinnen benötigen eine gute Ausbildung. Diese qualifizierte Ausbildung wertet die Mitarbeiterin natürlich auf. Sie hat damit ggf. bessere Chancen am Arbeitsmarkt.
Eine andere Möglichkeit ist es, bei Schulungen im Non-GKV-Bereich auf externe Fachleute wie z. B. Ökotrophologen oder Krankengymnasten zurückzugreifen.
- Angemessene Technik ist erforderlich: Overheadprojektor, Flipchart, Videorekorder, PC mit 19-Zoll-Monitor und entsprechender Software, etwa Microsoft PowerPoint oder Ähnliches, geben den Schulungen einen professionellen Auftritt!

Auftritt der Praxis

Das Ambiente ist einer der wichtigsten Mosaiksteine im Praxismarketing. Patienten suchen die Praxen auf, in denen sie sich wohl fühlen, was ja nur zu verständlich ist. Wenn man krank ist, möchte man sich nicht in einer Umgebung aufhalten, die nüchtern, kalt oder abstoßend wirkt.

1 Beleuchtung

Helle, nicht blendende Beleuchtung erreichen Sie mit Deckenflutern oder indirekt leuchtenden Strahlern.

Lichtinseln helfen bei der Orientierung, wenn sie z. B. in langen Gängen eingesetzt werden. Zweigen Räume vom Gang ab, werden hellere Leuchtelemente verwendet. Auch das Praxisschild und der Eingangsbereich sollten gut beleuchtet und erkennbar sein. Dieser Bereich ist häufig der erste Kontakt Ihrer Patienten zur Praxis. Hat die Außentüre Lackschäden oder ist unansehnlich, ziehen viele Patienten Rückschlüsse auf die medizinische Qualität!

2 Spiegel

Interessante Effekte erreichen Sie mit Spiegeln. Sie vergrößern kleinere Räume und verteilen das Licht gleichmäßig. Alle Spiegel in der Praxis sollten einen leichten Bronzeton haben. Dieser kleine Effekt lässt die Menschen gesünder aussehen, so als ob sie eine leichte Urlaubsbräune hätten. Das hebt die Stimmung der Patienten, aber auch die Ihres Personals. Kleine Ursache – große Wirkung!

Auf dem Weg vom Wartezimmer zum Untersuchungs- oder Sprechzimmer sollten Sie einen möglichst großen Spiegel anbringen. Damit haben Ihre Patienten noch einmal die Möglichkeit, ihr Äußeres zu kontrollieren und damit Sicherheit zu gewinnen.

3 Bilder

Bilder sind interessante gestalterische Elemente. Verwenden Sie keine dunklen oder tristen, sondern freundliche und helle Bilder. Nach Möglichkeit sollten die Bilder einen einheitlichen Stil erkennen lassen.

Andere Kunstobjekte verraten darüber hinaus einiges über den Praxisinhaber.

Falls Sie selbst ein Hobby betreiben, sollten Sie davon Fotos im Wartezimmer aushängen. Das bringt Sie den Patienten näher.

Eine gute Idee sind Ausstellungen. Evtl. ist einer Ihrer Patienten Künstler. Dessen Objekte können dann für ein Quartal in Ihrer Praxis präsentiert werden. Sie sollten sich jedoch schriftlich bestätigen lassen, dass Sie keine Gewähr für Beschädigungen oder Diebstahl übernehmen!

4 Das Wartezimmer

Das Wartezimmer ist in vielen Praxen der Raum, in dem die Patienten die meiste Zeit verbringen. Die Bestuhlung sollte bequem, einheitlich und rückenfreundlich sein. Alte, nicht mehr benötigte Sitzgelegenheiten aus dem Privathaushalt haben nichts im Wartezimmer verloren!

Investieren Sie in ein gutes Lesezirkelangebot und legen Sie keine Zeitschriften aus, die Sie umsonst ins Haus geliefert bekommen, wie z. B. Kundenzeitschriften von Autofirmen.

Die Spielecke ist ein »Muss« für jedes Wartezimmer. Wie sonst sollen Mütter oder Väter ihre Sprösslinge beschäftigen, während sie sich dort aufhalten? Nicht nur Spielzeug ist wichtig, auch einige Bücher sollten ausliegen. Ideal wäre ein kleiner Warteraum, der nur für Eltern mit Kindern eingerichtet ist.

Da die Patienten einige Zeit im Wartezimmer verbringen, können Sie dieses intensiv für das Praxismarketing nutzen. Angebote über Non-GKV-Leistungen und präventive Untersuchungen sollten optisch ansprechend platziert werden. Wandtafeln, Vitrinen, Litfaßsäulen, Flipcharts oder Wechselrahmen können genutzt werden. Entscheidend ist die Art der Präsentation. Ihrer Kreativität sind dabei keine Grenzen gesetzt. Sie sollten aber nicht nach dem Motto verfahren: »Was einmal hängt, das hängt für immer.« Es macht keinen guten Eindruck, wenn man als Berater im Frühjahr ein Plakat antrifft mit der Aufschrift »Der neue Grippeimpfstoff ist da«. Begehen Sie selbst mindestens einmal monatlich Ihre Praxisräume und schauen Sie sich die Aushänge und Plakate kritisch an. Setzen Sie auf wechselnde Aktionen. Sie machen damit die Patienten neugierig auf die nächste Änderung und das Ambiente lebhafter. Jedes Quartal sollte von einer neuen Aktion begleitet werden. In Frage kommen:

- reisemedizinische Untersuchungen
- präventive Leistungen
- Hautkrebsscreening
- Umweltmedizin
- Jugendvorsorge
- allergologische Themen

- Grippeimpfungen
- allgemeine Impfungen
- Ernährungsberatung
- alle sonstigen Non-GKV-Leistungen

Begleitet werden diese Aktionen von Ihrer Praxiszeitung. Diese sollte ebenfalls quartalsweise erscheinen. Der Aufwand für diese zwei oder drei DIN-A4-Seiten lohnt allemal. Die Patienten fühlen sich gut informiert, z. B. über aktuelle Therapien und Gesundheitstrends. Ihre Praxis hat darüber hinaus die Möglichkeit, alle Leistungen, die sie anbietet, zu kommunizieren. Die Praxiszeitung erhält jeder Patient, der die Praxisgebühr zahlt (Quartal-Erstkontakt). Das ist dann auch ein gewisser Nutzen, der dafür geboten wird. Damit ist eine breite Abdeckung bei Ihren Patienten gewährleistet.

5 Musik

Musik können Sie zur Untermalung in der Anmeldung, den Gängen und im Wartezimmer einsetzen. Sie sollte jedoch nur sehr dezent zu hören sein. Einen Zusatzeffekt bietet Musik, falls die Praxis über einen schlechten Schallschutz verfügt, also Arzt-Patienten-Gespräche in den Gängen mitzuhören sind. Den Geschmack aller Patienten werden Sie allerdings nie treffen. Im Übrigen wird sich früher oder später die GEMA bei Ihnen melden und Gebühren verlangen.

6 Corporate Identity

Prinzipiell sind alle Arztpraxen für die Besucher austauschbar, da kein Patient die medizinische Kompetenz einschätzen kann. Die Kriterien für die Auswahl der Praxis sind also alles andere als medizinische. Um zu verhindern, dass Sie ausgetauscht werden, sollten Sie Ihrer Praxis ein unverwechselbares und einheitliches »Gesicht« geben, eine sogenannte »Corporate Identity« (CI) bzw. ein »Corporate Design« (CD). In der Wirtschaft ist die Nutzung einer CI für alle größeren und mittleren Unternehmen selbstverständlich. Der Vorteil einer CI liegt darin begründet, dass wir, wie schon beschrieben, in einem Käufermarkt leben, die Menschen also unter mehreren gleich guten Produkten oder Dienstleistungen auswählen können.

Um als Anbieter nicht ausgetauscht und um sofort wiedererkannt zu werden, schafft man sich eine Corporate Identity, also eine Außendarstellung, die sich von den Mitbewerbern deutlich abhebt.

6.1 Logo

Für eine Arztpraxis beginnt die CI meist mit einem Logo, einer »Praxisfarbe« und einem bestimmten Schrifttyp für alle Praxisinformationen und -formulare etc.

Kriterien für gute Logos sind:
- Das Symbol sollte möglichst lange beibehalten werden, um den Wiedererkennungswert zu erhalten.
- Es sollte ein positives Image oder Assoziation haben.
- Es sollte leicht erkennbar sein.
- Das Logo sollte zu Ihnen und zu Ihrem Team passen.
- Es sollte nach Inhalt und Darstellung der Praxisphilosophie entsprechen.

Das Logo erscheint auf allen gedruckten Praxisunterlagen und an der Anmeldung. Sie können es auch an den Fenstern als Klebefolie anbringen und bei Dunkelheit von innen anstrahlen. Das ergibt einen hervorragenden Werbeeffekt nach außen und ist selbstverständlich erlaubt!

Ein schönes Beispiel habe ich vor einiger Zeit in einer internistischen Dreierpraxis in Duisburg gesehen: Auf der großen weißen Theke der Praxisanmeldung war ein stilisiertes rotes Herz zu sehen. Daneben ein Spruch, ebenfalls in Rot: »Ihre Praxis mit Herz.«

Generell stehen die Kammern auf dem Standpunkt, dass das Logo keinen Bezug zur Medizin haben darf. Diese Meinung ist eines der vielen Rückzugsgefechte, die die Kammern zurzeit liefern. Sehr viele Praxen führen schon heute ein Logo, das dem Kammerrecht widerspricht. Sogar Praxisnetze, die mit Zustimmung verschiedener KVen gegründet wurden, nutzen solche Logos. Daher nur Mut!

6.2 Praxisfarbe

Zum Corporate Design gehört eine Farbe, um ein einheitliches Auftreten zu ermöglichen. Diese Farbe erscheint genau wie das Logo in allen gedruckten Unterlagen der Praxis. Darüber hinaus sollten alle Türbeschläge und Türrahmen in dieser Farbe erscheinen. Die Türrahmen farblich abzusetzen ist eine interessante Möglichkeit, um dem sonst vorherrschenden Weiß oder Beige etwas mehr Kontur zu geben!

Fachärzte können aktives Marketing betreiben, indem sie die Praxisfarbe auf allen Briefbögen rechts außen ca. 0,5 cm breit aufdrucken. Die Zuweiser erkennen so auf den ersten Blick, von welchem ihrer Fachärzte der Befundbrief erstellt wurde!

6.3 Praxismotto

Etwas Ähnliches wie ein visuelles Logo kann man auch verbal nutzen, nämlich einen Spruch, der ein Unternehmensziel kommuniziert. Ford oder Opel »tun was« und »haben verstanden«. Clausthaler oder Toyota haben auch ein Motto. Allerdings ist der Spruch von Toyota (»Nichts ist unmöglich«) ein eher schlechtes Beispiel. Das »verbale Logo« sollte nichts Negatives wie *unmöglich* enthalten. Der Kunde assoziiert sonst unbewusst den Firmennamen damit. Ich würde Toyota »Alles ist möglich« empfehlen.

Für Ihre Praxis käme in Frage:

- »Die Vorsorgepraxis«
- »Ihre Praxis mit Herz«
- »Die alternative Praxis«
- »Die ganzheitliche Praxis«
- »Die Gesundheitspraxis«
- »Die freundliche Praxis«
- »Die Praxis für die ganze Familie«
- »Wir schenken Ihnen ein Lächeln«
- »Wir sind für Sie da«

Wichtig: Alle Vorschläge sollten positive Assoziationen beinhalten.

6.4 Bekleidung

Das gesamte Team sollte eine einheitliche Bekleidung tragen. Das ist nicht nur professionell, sondern zeigt auch den Teamgeist! Als Grundfarbe empfehle ich Weiß, wegen der Bedeutung für Sauberkeit und Hygiene. Abgesetzt wird sie durch die Praxisfarbe. Ein weiterer Vorteil dieser Bekleidung ist, dass die Patienten sofort ihren Ansprechpartner finden. Das T-Shirt oder Polohemd sollte mit dem Praxislogo versehen werden. Diese Logos werden maschinell aufgestickt.

Insbesondere bei Praxisfusionen kann eine gemeinsame Dienstkleidung den Teamgeist sehr schnell beflügeln!

6.5 Namensschilder

Alle Teammitglieder sollten Namensschilder tragen. Diese müssen gut lesbar und mit der Berufsbezeichnung versehen sein: »Erika Musterfrau, Praxismanagerin«. Die Patienten können somit jedes Teammitglied mit Namen ansprechen. Schließlich ist eine Kommunikation mit Namensnennung persönlicher! Das gilt natürlich auch für Sie als Mediziner/in, insbesondere wenn Sie in einer Mehrarztpraxis tätig sind!

Wenn Sie schon einige Zeit niedergelassen sind, sollten Sie von Zeit zu Zeit Ihre Praxis überprüfen. Leider werden wir alle im Laufe der Jahre »betriebsblind«, was unsere direkte Umgebung betrifft. Lassen Sie also einen Bekannten oder einen Pharmareferenten Ihre Praxis inspizieren. Sie werden erstaunt sein, wie viele »Macken« in den Türzargen, beschädigte Tapeten, Laufspuren auf dem Boden, defekte Fußleisten oder überalterte Aushänge gefunden werden. Der Königsweg, Ihre Praxis zu optimieren, ist natürlich eine Praxisberatung durch einen professionellen Berater!

7 WC-Hygiene

Wie halten Sie es mit der Überprüfung der WC-Hygiene? Jedes drittklassige Hotel oder Fitnesscenter hängt einen Kontrollplan aus, der im Ein- oder Zweistundenrhythmus eingehalten und abgezeichnet wird. Dieser Plan zeigt den Gästen, dass man es mit der Hygiene im Unternehmen genau nimmt.

Für eine Arztpraxis ist das Thema Hygiene selbstverständlich noch vordringlicher. Daher müssen regelmäßige Hygienekontrollen mit Prüfplan durchgeführt werden (Qualitätsmanagement)!

8 Die Garderobe

Die Garderobe gehört nicht ins Wartezimmer. Schließlich legen einige Patienten nur ihren Mantel ab und gehen anschließend gleich z. B. zum Labor. Für wartende Patienten entsteht dann der Eindruck, dass andere bevorzugt behandelt werden. Für einige, z. B. Privatpatienten, trifft das im Übrigen häufig zu.

Die Garderobe mit Spiegel gehört ins Sichtfeld der Anmeldung.

9 Hinweisschilder

Hinweisschilder dienen den Patienten zur Orientierung. Sie sind aber auch eine gute Möglichkeit zur Praxiswerbung.

Alle Türen müssen beschriftet sein. Schreiben Sie drauf, was drin ist. Das ist nicht nur eine Orientierungshilfe, sondern auch Marketing.

Ersparen Sie Ihren Patienten alle Verbotsplakate und -aushänge. Senden Sie besser positive Signale, z. B. was Sie genau anbieten, statt negativer Botschaften, wie etwa der Hinweis der KVen, dass die Budgets ausgeschöpft sind. Die Patienten sind durch die Presse sowieso gut informiert. Beschriftungen wie:

- »Kein Eintritt«
- »Keine Haftung für Garderobe« (denn diese ist im Anmeldebereich)
- »Keine Behandlung ohne Chipkarte«
- »Mittwoch- und Freitagnachmittag geschlossen«
- »Folgende Leistungen werden nicht erstattet …«

gehören nicht in Ihre Praxis. Genauso gut können Sie gleich aushängen: Patienten sind hier unerwünscht!

Organisatorische Hinweise, die plakatiert werden, sollten ebenfalls patientengerecht formuliert werden. Leider finde ich auch heute noch Anweisungen »aus praxisorganisatorischen Gründen« vor. Ich denke, diese Gründe interessieren Ihre Patienten herzlich wenig. Sinnvoller ist es, die Vorteile zu kommunizieren, die der Patient dadurch hat, z. B.: »Damit es für Sie schneller geht …«

10 Info- und Praxisbroschüren

Sehen Sie sich Ihre Infobroschüren genau an. Die Pharmaindustrie, Kassen und Verbände stellen vielfältiges Material zur Verfügung. Viele taktieren mit erhobenem Zeigefinger und Verboten. Sinnvoller sind Broschüren, die motivieren und Ihre Patienten zu einer veränderten Lebensführung anregen.

Eine Praxisbroschüre ist Ihre Visitenkarte und ein »Muss« für jede Praxis. Sie sollten dabei jedoch nicht auf Massenware z. B. der Pharmaindustrie zurückgreifen. Sie sollte auf hochwertigem Papier gedruckt werden, denn an der Darstellung der Praxis darf auf keinen Fall gespart werden. Fotokopien sind nicht nur billig, sie sehen auch genauso aus. Besser sind individuelle, einmalige Broschüren mit allen Möglichkeiten der Darstellung. Sie heben sich dadurch von vielen anderen Praxen wohltuend ab. Sinnvolle Daten sollten enthalten sein wie:

- Anfahrtsskizze
- Parkmöglichkeiten
- Busverbindungen
- Sprechzeiten
- Telefon- und Notfallnummer
- Urlaubsregelung
- Das Team stellt sich vor
- Rezeptbestellungen
- Hausbesuchsregelung
- Geräte
- Diagnostiken
- Praxisleitbild aus dem Qualitätsmanagement

Eine Kernbotschaft ist die Aufzählung des Leistungsspektrums. Alle GKV- und Non-GKV-Leistungen werden kommuniziert.

Falls Sie einen Facharzttitel oder Zusatzbezeichnungen führen, können Sie in der Broschüre kurz und knapp den zeitlichen Ablauf der Ausbildung darlegen. Die Broschüre ist schließlich auch ein Instrument zur Imagebildung der Praxis!

Sie sollte in einer patientenorientierten Sprache verfasst werden. Es ist wenig hilfreich, den Patienten darin Regeln zu erklären, wie sie sich in der Praxis verhalten sollen! Den Vermerk, dass die Broschüre nur zum Verbleib innerhalb der Praxis gedacht ist, können Sie sich nach heutigem Recht sparen!

Die Praxisbroschüre erhält jeder neue Patient. Auch bei telefonischen Anfragen neuer Patienten wird sie sogleich per Post versandt!

Privatpatienten

Ein wichtiges Geschäftsfeld für alle Praxen. Leider wird diese Tatsache nicht immer erkannt. Durchschnittlich hat jede Praxis ca. 10 Prozent Privatumsatz. Ist der Privatanteil höher, kann das zum einen an der Lage der Praxis liegen und zum anderen – und das ist viel wichtiger – an der Orientierung auf diese lukrative Klientel!

Privatpatienten oder besser gesagt besonderen Patientengruppen sollten im Servicebereich besondere Angebote gemacht werden. Das betrifft:

■ Privatpatienten
■ Patienten, die Angebote aus dem Selbstzahlerbereich annehmen
■ Patienten, die einen präventiven Lebensstil führen, also auch bereit sind, bei bestimmten Angeboten der Praxis selbst zuzuzahlen
■ Demnächst auch Patienten, die eine private Zusatzversicherung für den ambulanten Bereich abgeschlossen haben

Häufig wird leider von den Mitarbeiterinnen eine Blockadehaltung zu dieser Geschäftspolitik aufgebaut. Das geschieht häufig aus einer Solidarisierungshaltung der selbst GKV-versicherten Mitarbeiterinnen. Machen Sie Ihrem Team bitte klar, dass eine durchschnittliche Privatrechnung drei- bis vierfach höher ist als die vergleichbare GKV-Vergütung. Dazu kommt noch die Tatsache, dass in vielen Fällen die Leistungen durch die Budgetierung überhaupt nicht mehr vergütet werden!

Die privaten Kassen subventionieren durch ihre Zahlungen das gesamte Kassensystem. Ohne Privateinnahmen und Selbstzahlerleistungen wären viele Praxen gar nicht mehr lebensfähig. Machen Sie sich bitte auch selbst bewusst, dass Sie neben Ihrer Ausrichtung als Arzt auch Unternehmer sind. Ein Ziel eines Unternehmers muss es sein, Gewinne zu machen. Leider haben einige Praxisinhaber dieses Ziel nicht klar vor Augen. Bei diesen Ärztinnen und Ärzten fällt mir immer wieder der wunderbare Satz von Mark Twain ein:

> »Als wir das Ziel aus den Augen verloren hatten, verdoppelten wir unsere Anstrengungen.«

Und genau so agiert das gesamte Team dann auch im Praxisalltag!

Das Finanzamt erwartet von Ihrem Unternehmen Gewinne, ansonsten wird man Ihre Praxis über kurz oder lang schließen. Ihre Mitarbeiter erwarten Entlohnung für ihre Arbeit und die Banken erwarten eine Rückzahlung der Verbindlichkeiten. Ziehen Sie sich also bitte nicht allein auf Ihren hippokratischen Eid zurück. Das System erwartet von Ihnen ein funktionierendes, also Gewinn bringendes Unternehmen und kein »Mutter-Theresa-Syndrom«. Es sind nun einmal nicht alle Patienten gleich, auch wenn man das wünschen könnte.

In unserer gesamten Gesellschaft besteht weitgehend Konsens, dass der mehr bekommt, der mehr zahlt. Für jeden ist es selbstverständlich, dass ein teures Auto mehr Luxus und Leistung bietet als ein preiswerteres. Niemand regt sich auf, wenn er »Economy« fliegt, dass die Passagiere in der Business-Klasse mehr Service erhalten. Niemand geht auf die Barrikaden, wenn in deutschen Zügen die Fahrgäste in der ersten Klasse mehr Komfort geboten bekommen. Warum sollte man das auch tun? Diese subventionieren schließlich die preiswerteren Klassen. Nur im Gesundheitswesen soll das nicht gelten? Da müsste unsere Politik erst einmal etwas tun, damit die Ungleichbehandlung aufhört. Das hat sie in den letzten Jahren nicht gemacht. Sie hat es zugelassen und sogar gefördert, dass immer weiter rationiert wurde. GKV-Versicherte bekommen schon lange nicht mehr die gleichen Medikamente oder Heilmittel wie die Privatpatienten. Da ist niemand in der Politik aufgestanden und hat eine Gleichbehandlung gefordert! Jetzt tun aber genau die gleichen Scheinheiligen so, als ob sie etwas für die Gleichberechtigung aller Patienten tun wollten. Leider haben sie den richtigen Zeitpunkt dafür vor zehn bis fünfzehn Jahren klar verpasst!

Es kann und darf daher nicht vorkommen, dass Privatpatienten auf der Serviceseite die gleichen Angebote erhalten wie Kassenpatienten. Nun sollten Sie auf keinen Fall ein separates Wartezimmer für diese Patientengruppe einrichten. Ihr Team sollte dagegen eher unauffällig agieren und diese Patienten erst gar nicht ins Wartezimmer dirigieren!

Einige Privatversicherer haben die Servicelücke erkannt und reagieren mittlerweile. So hat die DKV in Stuttgart und Köln Zahnarzt- und Arztpraxen mit freiberuflich tätigen Ärzten gegründet, die allein Privatpatienten offen stehen! Glaubt man der DKV, ist das erst der Anfang. Sollte die niedergelassene Ärzteschaft nicht serviceorientierter agieren, werden die Privatpatienten wohl mit den Füßen abstimmen und nur noch diese Privatpraxen besuchen!

Praxen, die den besonderen Wert dieser Patientengruppe erkannt haben, verfügen über die drei- bis vierfache Anzahl lukrativer Patienten. Folgende Angebote für diese Patienten finde ich bei diesen Praxisteams fast immer vor:

- Es gibt kaum Wartezeiten für bestimmte Patienten
- Im Terminkalender werden bestimmte Zeiten reserviert bzw. es wird eine flexible Terminvergabe angeboten
- Professioneller, freundlicher Umgang mit allen Patienten

Allein diese Maßnahmen erhöhen deutlich den Privatumsatz! Zustande kommt dieser Erfolg durch die Mundpropaganda, denn diese Patienten gehören zu bestimmten sozialen Gruppen. Man kennt und trifft sich und tauscht selbstverständlich auch Informationen zu Arztpraxen aus.

Weitere Mosaiksteine im Praxismarketing erhöhen den Anteil dieser Patientengruppen zusätzlich:

- Professionelle, »effektive Sprache« und Serviceorientierung des Praxisteams
- Geschmackvolles Ambiente mit einer hochwertigen Einrichtung
- Störungsfreie Konsultationen
- Bestimmte, besondere Behandlungszeiten

Ich habe Praxisteams kennengelernt, die diesen gesamten Marketingmix einsetzen. Bei einer relativ normalen Lage der Praxis waren dann auch schon mal bis zu 45 Prozent Privatumsatz anzutreffen. Selbst in den neuen Bundesländern oder Gebieten mit einer sehr hohen Arbeitslosigkeit, z. B. im Ruhrgebiet, haben Praxen mit dieser Ausrichtung einen überdurchschnittlich hohen Privatumsatz!

Ich möchte Ihnen nun drei weitere Mosaiksteine im Praxismarketing vorstellen, die sehr effektiv eingesetzt werden können.

1 Brief für neue Privatpatienten

Das erste Instrument ist ein Brief, den Ihre Praxis bei der Neuanmeldung eines Privatpatienten am gleichen Tag per Post verschickt. Meldet sich ein neuer Patient an, sollte die erste Bitte der Mitarbeiterin am Telefon oder in der Praxis sein: »Nennen Sie mir bitte Ihre Krankenkasse.« Bitte niemals: »Privat oder Kassenpatient?« Hört die Praxisassistentin Barmenia, Axa, DKV o. Ä., so stellt sie gleich die Frage nach der Adresse, um den Brief versenden zu können. Dieser Brief, in dem sich die Praxis darstellt, könnte so aussehen:

Liebe Frau xy,

das Team unserer Ärzte und Praxisassistentinnen freut sich, dass Sie sich für uns entschieden haben. Wir werden uns engagiert für Sie einsetzen! Wir haben klare Vorstellungen und Konzeptionen unserer Arbeit, die wir Ihnen auf diesem Weg vorstellen möchten.

Dienstleistung

Wir sehen uns als Dienstleistungsunternehmen im Gesundheitsbereich. Unser Ziel ist es, Diagnose und Therapie nach aktuellen, abgeklärten und seriösen Kriterien zu bieten. Wir werden uns dafür einsetzen, eine sehr zeitnahe Diagnostik und Therapie für Sie zu leisten. Die Untersuchungen werden äußerst diskret, professionell und freundlich durchgeführt. Wir behandeln unsere Patienten so, wie wir selbst im vergleichbaren Fall auch behandelt werden wollen. Das Umfeld dafür verlangt eine umfassende logistische Struktur mit großem Aufwand, der in der heutigen Zeit nur noch im privatärztlichen Bereich so erbracht werden kann!

Alles unter einem Dach

Auf xx Quadratmetern bieten wir Ihnen alle hausärztlichen Standarduntersuchungen inklusive Radiologie, Endoskopie, kardiologische Untersuchungen, Lungenfunktionsdiagnostik, Bluttests sowie spezielle Funktionstests des Magen-Darm-Traktes. Weitere Überweisungen werden daher häufig nicht notwendig. Ist das doch einmal der Fall, arbeiten wir sehr eng mit anderen fachärztlichen Leistungszentren zusammen. Wir kümmern uns um Ihre Termine und sorgen dafür, dass Sie auch bei unseren Partnern in Klinik und Praxis genauso gut behandelt werden wie bei uns!

Kooperation

ist für uns selbstverständlich! Heute kann man nur optimale Diagnostik und Therapie bieten, wenn man mit anderen Fachbereichen kooperiert. Die Mitarbeiter dieser Zentren müssen immer die gleiche Einstellung zu Ihnen haben wie wir! Wir haben mit bestimmten Kliniken, Kolleginnen und Kollegen daher Absprachen getroffen, um Ihren berechtigten Interessen Folge zu leisten.

Von anderen, die mit uns kooperieren, verlangen wir:

- nachkontrollierbare, dokumentierte Qualität
- Absprache und Rücksprache
- ggf. Vermittlung zu weiteren Spezialisten

Unter Berücksichtigung des Datenschutzes bedienen wir uns für den Datenaustausch sämtlicher moderner Methoden.

Seriosität

ist eine Selbstverständlichkeit. Besonders im Arztberuf muss sie gewährleistet sein. Aus unserer Sicht bedeutet dies, dass wir eine klare, moderne, aktuelle Medizin betreiben, von der wir immer selbst überzeugt sein müssen.

Fortbildung

ist für unser gesamtes Team eine Notwendigkeit. Das medizinische Wissen verdoppelt sich alle fünf Jahre, und wer dabei nicht »am Ball bleibt«, kann nicht optimal behandeln.

Höchste Qualität

in der Leistungserbringung ist unser Ziel. Heute bedeutet es einen hohen finanziellen Aufwand, im technischen und hygienischen Bereich modernsten Ansprüchen zu genügen. Bei uns findet eine dokumentierte und systematische Qualitätssicherung statt. Unsere Untersuchungen werden ausführlich dokumentiert (Video/CD/DVD).

»Hightech« menschlich

ist unsere Devise. Wir legen sehr viel Wert auf eine gut gelaunte, Patienten zugewandte Betreuung – unter Wahrung der notwendigen Distanz! Wir stehen dazu, uns moderner Methoden zu bedienen, Sie jedoch immer im Mittelpunkt zu sehen. Unser Team bietet Ihnen daher stets eine individuelle Betreuung.

Weitere Informationen können Sie auch über unsere Internetseite www.xxx.de bekommen.

Mit herzlichem Gruß

Die Vorteile, die dieser professionelle Auftritt bietet, liegen auf der Hand:

- Der Patient hat schon einen weiteren Kontakt mit Ihnen und dem Praxisteam. Es sollte daher auch die Praxisbroschüre beiliegen.
- Er wird in der Auswahl der Praxis bestätigt werden.
- Bestehende Ängste und Unsicherheiten können ein wenig abgebaut werden.
- Ihre Praxis hat wiederum etwas für eine positive Mundpropaganda getan, denn diesen Vorgang wird der Patient weitererzählen.
- Tendenziell wird die Kennenlernphase im späteren Gespräch verkürzt.

Diesen Brief habe ich in einer internistischen Praxis im Ruhrgebiet kennengelernt. Obwohl die Lage der Praxis in keiner Weise Besonderheiten aufwies, verfügte sie dennoch über ca. 60 Prozent Privatumsatz. Ich denke, die Zahlen sprechen für sich!

2 Zufriedenheitsbefragung

Eine weitere ideale Möglichkeit, sich im Gesundheitsmarkt zu positionieren, bietet der nachfolgende Brief. Dieser wird entweder der Rechnung ein Mal im Jahr beigelegt oder aber, falls Sie die Rechnung nicht selbst versenden, von Ihnen direkt an den Patienten versandt. Selbstverständlich nur dann, wenn er im gleichen Jahr Ihre Praxis aufgesucht hat.

Liebe Patientin, lieber Patient,

vielen Dank für das Vertrauen, das Sie meinem Praxisteam und mir in diesem Jahr entgegengebracht haben.

Da wir uns seit Jahren kontinuierlich weiterentwickeln, bitten wir Sie um Ihre Mithilfe. Bitte beantworten Sie unsere Fragen, damit wir diesen Weg weiter konsequent fortsetzen können. Der Fragebogen ist anonym gehalten. Zur Rücksendung können Sie den beiliegenden Freiumschlag nutzen.

Ihr Dr. xy und Praxisteam

Geschlecht: weiblich ☐   männlich ☐

Alter: unter 25 ☐   35 bis 55 ☐   über 55 ☐

Waren Sie zum ersten Mal in unserer Praxis?

                nein ☐   ja ☐

Was hat Ihnen während Ihres Aufenthaltes bei uns am besten gefallen?

_____

Wo sehen Sie noch Verbesserungspotenzial für mich oder unser Team?

_____

Mit welchen Schulnoten (1 = sehr gut bis 6 = ungenügend) beantworten Sie folgende Fragen:

War die Wartezeit für Sie akzeptabel?	☐ (ca. Minuten:_____)
Wie benoten Sie die Freundlichkeit unseres Teams?	☐
Waren Sie mit der ärztlichen Leistung zufrieden?	☐
Werden Sie unsere Praxis weiterempfehlen?	

ja ☐   nein ☐   weiß nicht ☐

Vielen Dank!

Dieser Brief ist selbstverständlich Praxismarketing. Er dient jedoch auch dem Qualitätsmanagement Ihrer Praxis. Auf diesem Weg kommen Sie zu Informationen, die Ihnen sonst nicht zugänglich wären. Denn es gibt kaum etwas Geschäftsschädigenderes als einen unzufriedenen Privatpatienten. Besonders dieser wird seine negativen Erfahrungen weitertragen!

Im Rahmen von QM sagen die Ergebnisse sehr viel aus, insbesondere dann, wenn Sie eine nachlassende Zufriedenheit bei einer der Fragen feststellen. Es gilt dann genau zu untersuchen, was die Ursachen dafür sind. Diese sind dann schnellstmöglich zu beheben, um in einer späteren Befragung zu testen, ob die Maßnahmen, die Sie ergriffen haben, erfolgreich waren!

3 Sprechstunde »Vitalität und mehr«

Der nächste und letzte Brief, den ich Ihnen anbieten möchte, ist dagegen eher etwas für die echten Profis im Selbstzahler- bzw. Privatpatientenmarkt.

Liebe Frau xy,

bei Ihrem letzten Besuch hatten Sie zum Ausdruck gebracht, dass Sie gerne umfassend über neue und aktuelle Gesundheitsthemen informiert werden wollen. Ich werde diesem im Übrigen häufig geäußerten Wunsch mit einem besonderen Angebot nachkommen. In der

Sprechstunde »Vitalität und mehr«

reservieren wir Ihnen jeweils eine halbe Stunde Zeit für ein besonderes Gespräch. Folgende Themen können dabei z. B. besprochen werden:

- Fragen der gesunden Lebensweise und Lebensführung
- Der Arzt als Ratgeber und Begleiter zur Gesunderhaltung
- Der Arzt als Ratgeber und Unterstützer bei der Planung und Durchführung sportlicher Aktivitäten
- Der Arzt als Ratgeber und Helfer bei stressbedingten alltäglichen Herausforderungen

Nutzen Sie die Möglichkeit eines konstruktiven und fördernden Gespräches und machen Sie mit unserem Personal einen Termin aus.

Darüber hinaus werde ich Sie in Zukunft regelmäßig per Post über neue und aktuelle Trends gesunder Lebensführung informieren. Sollten Sie zwischenzeitlich kein Interesse mehr an diesen Themen haben, so teilen Sie uns dies bitte mit. Wir werden Sie dann umgehend aus dem Verteiler streichen.

Ihr Dr. xy

Falls Sie Ihre Angebote im Selbstzahlermarkt ausbauen möchten, bietet diese Aktion eine ideale Basis dazu. Rein rechtlich sind Sie auf der sicheren Seite, denn Sie sagen ja nicht, dass die Patientin direkt darum gebeten hat, sondern dass Sie das beim letzten Gespräch herausgehört haben. Ein kleiner, aber feiner Unterschied.

Selbstverständlich reicht die GOÄ-Ziffer 29 nicht dazu aus, in der angebotenen Zeit betriebswirtschaftlich zu arbeiten. Es müssen schon andere Ziffern dazukommen.

Je mehr der beschriebenen Mittel Sie nutzen, umso größer wird die Akzeptanz Ihres Unternehmens in diesem vielversprechenden Markt sein. Früher oder später kann es sehr sinnvoll werden, eine echte Privatsprechstunde einzuführen. Ärzte, die einen Nachmittag aus der GKV-Versorgung ausgestiegen sind, berichten immer wieder, wie entspannt, planbar, befriedigend und insbesondere lukrativ die Arbeit in dieser Zeit ist.

Non-GKV-Leistungen

»Ein Geschäft zu eröffnen ist leicht; schwer ist es, es geöffnet zu halten.«
Chinesisches Sprichwort

1 Daten

Für Hausarztpraxen ist es sinnvoll, mittelfristig – also in den nächsten drei bis fünf Jahren – einen Non-GKV-Umsatz von mindestens 20 Prozent zu realisieren. Damit machen sie sich unabhängiger von den Schwankungen der jeweils gültigen Honorarbestimmungen! Fachärzte wie Dermatologen, Gynäkologen, HNO-Ärzte, Orthopäden, Augenärzte oder Urologen sollten deutlich mehr Non-GKV-Umsatz erzielen. Etwa um die 40 Prozent sind notwendig, um die in diesen Gruppen zu erwartenden Einnahmenverluste aus der GKV kompensieren zu können. Die genannten 20 bzw. 40 Prozent sind die untere Basis. Nach oben sind selbstverständlich keine Grenzen gesetzt! Selbst die KVen haben sich in letzter Zeit für diese Leistungen engagiert, weil sie erkannt haben, dass alleine mit den Einnahmen aus der GKV auf Dauer keine Praxis zu führen sein wird.

Welches Potenzial hat der GKV-Markt? Zurzeit werden ca. 290 Milliarden € im gesamten Gesundheitsmarkt umgesetzt, 140 Milliarden alleine im Non-GKV-Bereich. Wichtig ist, dass darin Leistungen in Höhe von 21 Milliarden € enthalten sind, die auch von niedergelassenen Ärztinnen oder Ärzten erbracht werden können. Das ist immerhin fast genauso viel, wie die niedergelassenen Ärzte 2003 aus der vertragsärztlichen Versorgung erhalten haben, und etwa 15 Prozent des gesamten Non-GKV-Bereiches! 21 Milliarden € stehen also zur Disposition; Einnahmen, die von Ihnen getätigt werden können und in sehr vielen Fällen auch besser von Ärztinnen oder Ärzten erbracht werden sollten!

Weitere wichtige Fakten sind:

- 20 Prozent der Bevölkerung führen einen präventiven Lebensstil. Sie treiben Sport, ernähren sich bewusster als andere und sind daher auch bereit, für präventive Maßnahmen selbst zu zahlen. Zum Beispiel treiben ca. 6 Millionen Bundesbürger Sport in Fitnessstudios!

- 40 Prozent der Bevölkerung sind nach Umfragen bereit, je nach Leidenssituation selbst dazuzuzahlen. Das sind beispielsweise Patienten, die für die Akupunktur, die Lasertherapie oder eine Ernährungsberatung in Frage kommen.

- 40 Prozent lehnen jede eigene Beteiligung über die Kassenbeiträge hinaus ab. Viele ernähren sich ungesund, rauchen und trinken. Wenn sie jedoch krank werden, soll die Allgemeinheit dafür geradestehen! Falls Sie an einen solchen Patienten geraten, brauchen Sie sich nicht zu wundern, falls er Ihre Angebote ablehnt.

Eine KBV-Umfrage, welche die »Forschungsgruppe Wahlen« im Mai 2008 bei 6114 Patienten durchgeführt hat, liefert wichtige Rückschlüsse. Die Frage »Haben Sie von sich aus Ihren Arzt nach IGeL-Leistungen gefragt?« beantworteten 19 Prozent der Befragten mit Ja. Das waren immerhin 3 Prozent mehr Ja-Antworten als zwei Jahre zuvor. Die Akzeptanz für Selbstzahlerleistungen steigt!

Welche Umsatzchancen ergeben sich aus diesen Fakten?

Teilen wir die 140 Mrd. €, die in Deutschland im Non-GKV-Bereich ausgegeben werden, durch die Anzahl der Bundesbürger, so erhalten wir statistisch ca. 1700 € pro Einwohner! Nehmen wir davon nun die 15 Prozent, die für Leistungen ausgegeben werden, die Ärztinnen oder Ärzte erbringen können, so erhalten wir immerhin 255 € pro Einwohner!

Bei einer Tausend-Fälle-Praxis unterstellen wir ein stabiles Kontaktvolumen von vorsichtig gerechnet 1500 Patienten im Jahr, denn diese Praxis hat ja nicht in jedem Quartal die gleichen Patienten. Multiplizieren wir nun 1500 Patienten mit 255 €, so erhalten wir die erstaunliche Zahl von ca. 380 000 €, die statistisch in einer solchen Praxis umgesetzt werden könnten.

Das ist selbstverständlich nur eine theoretische Größe, da jede Praxis nur einen kleinen Teil der Leistungen anbieten kann, die aus dem gesamten Non-GKV-Bereich in Frage kommen. Das Potenzial ist jedoch da, und das in jeder Praxis, gleich in welchem Bundesland.

2 Kooperation

Wirklich erfolgreich und gewinnträchtig wird das Leistungsangebot jedoch erst, wenn man mit Kolleginnen und Kollegen kooperiert und die vorhandenen Potenziale gemeinsam nutzt. Die eigenen wären sonst gering und zu schnell erschöpft. Als Berater erlebe ich es immer wieder, dass Einzelpraxen Non-GKV-Felder eröffnen. Die Umsatzkurve steigt im ersten Jahr der Leistungserbringung rasant an. Etwa bis zum dritten oder vierten Jahr stagniert dann das Geschäftsfeld und die Umsatzkurve flacht danach sehr schnell wieder ab. Die Ursache dafür liegt darin, dass die eigenen Patienten, die für diese Leistungen in Frage kommen, naturgemäß endlich sind. Da man keinen Bauchladen von Leistungen anbieten sollte (siehe Kapitel *Spezialisierung*), hat man von diesem Punkt an mit sinkenden Einnahmen aus dem betreffenden Geschäftsfeld zu rechnen – es sei denn, man kann Kolleginnen und Kollegen motivieren, Patienten zu schicken!

Oberster Grundsatz in dieser Kooperation: Niemand rekrutiert fremde Patienten (siehe Kapitel *Unternehmenskonzepte*)!

Es gibt in Kooperationen, die sich mit dem IGeL-Bereich beschäftigen, für jede Therapieform ein Vielfaches an Patienten. Falls sich eine Gruppe von ca. fünf bis zehn Ärztinnen oder Ärzten einig ist, das Potenzial gemeinsam zu vermarkten, ergeben sich völlig neue Perspektiven.

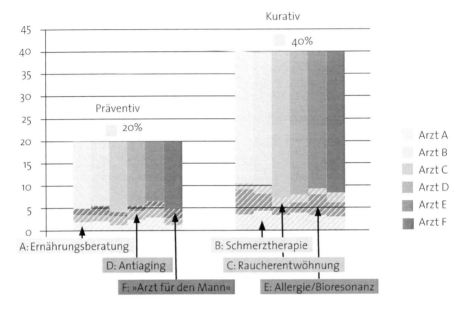

Selbstzahlerleistungen gemeinsam anbieten:

- Hat Arzt A, der die Ernährungsberatung durchführt, vielleicht 3 oder 4 Prozent Patienten, die dafür in Frage kommen, so potenziert sich die Anzahl, falls sich seine Mitstreiterinnen und Mitstreiter einig sind. Patienten mit Gewichtsproblemen werden dann konsequenterweise zu ihm überwiesen.
- Ärztin B, die sich seit Jahren auf die Schmerztherapie konzentriert und auch die Akupunktur als Selbstzahlerleistung anbietet, bekommt selbstverständlich von Arzt A und allen anderen kooperierenden Partnern diese Patienten zugewiesen.
- Arzt C hat sich seit einiger Zeit auf die Raucherentwöhnung spezialisiert und dabei auch beträchtliche Erfolge zu verzeichnen. Es ist daher für die gesamte Gruppe nur konsequent, diese Kunden zu ihm zu schicken.

Umsatzfördernd ist, dass alle Teilnehmer für ihre Spezialisierung werben dürfen, wie das Urteil des Bundesverfassungsgerichtes ausführt (Kapitel *Spezialisierung*).

Niedergelassene Ärztinnen und Ärzte sind jedoch meist Einzelkämpfer. Selbst wenn sie in Kooperationen tätig sind, ist diese Denkstruktur noch vorhanden. Das eigene Handeln endet häufig an der Praxistür. Viele haben schlechte Erfahrungen gemacht. Bei der Niederlassung spürten sie den heftigen Gegenwind, der aus anderen Praxen wehte. Der enger werdende Gesundheitsmarkt tut sein Übriges. Aber aus genau diesem Grund ist ein Umdenken und »Umhandeln« unumgänglich. Die alten Handlungsweisen bergen das Risiko, Umsatzchancen zu verspielen. Nur im Verbund entsteht ein Potenzial, welches es ermöglicht, unabhängiger von der GKV zu werden. Dazu bedarf es einiger Absprachen und Spielregeln, an die sich alle halten müssen, um wirklich erfolgreich zu sein.

■ Die Mitglieder der Selbstzahlerkooperation sehen sich als Wettbewerbsgemeinschaft. Es gilt, die Gemeinschaft zu stärken, um dadurch selbst erfolgreicher zu werden. Es geht also nicht um Altruismus, sondern letztlich um puren Egoismus! Das bedeutet, dass jeder Patient, der für eine Behandlung eines Netzkollegen in Frage kommt, konsequent auf diese Möglichkeit aufmerksam gemacht wird.

■ Jeder Patient wird nach der Behandlung stets zum Zuweiser zurückgeschickt. Das ist zumindest zu Beginn der Zusammenarbeit eine wichtige Voraussetzung, um Vertrauen zu bilden. Dieses Vertrauen ist notwendig, um das Einzelkämpferdenken verlassen zu können. Selbstverständlich wird es nicht in allen Fällen möglich sein, die Patienten davon zu überzeugen, die frühere Praxis wieder aufzusuchen. Der Wille dazu muss jedoch erkennbar sein.

Später ist es durchaus vorstellbar und sinnvoll, dass sich Patienten mit ihren besonderen Problemen oder Grunderkrankungen auch in einer bestimmten Praxis ansammeln. Das dient letztlich den Patienten und der Praxis.

■ Der Zuweiser erhält eine kurze schriftliche Information über den Verlauf der Therapie. Das zeigt die Ernsthaftigkeit der Kooperation und hilft dem Zuweiser im weiteren Verlauf in der Zusammenarbeit mit den betreffenden Patienten. Den Patienten wird durch dieses Vorgehen die Professionalität der Kooperation bewusst. Darüber hinaus werden sie sich innerhalb dieses Verbundes gut betreut fühlen.

■ Man verpflichtet sich zu regelmäßigen Treffen, an denen alle Mitglieder teilnehmen. Dieser Punkt ist der Entscheidende für den Erfolg des Verbundes. Leider sieht die Wirklichkeit in vernetzten Strukturen häufig anders aus. Meist gibt es 10 Prozent »Macher«, 40 Prozent Kollegen, die nur schwer zu motivieren sind, und 50 Prozent Trittbrettfahrer. Für ein Selbstzahlernetz ist dies undenkbar.

> **Erfolgreiche Selbstzahlerkooperationen erfordern engagierte Mitglieder**

Bei jedem Treffen des Netzes, z. B. alle drei Monate, stellt jedes Mitglied eine oder zwei interessante Kasuistiken vor. Diese Fallbeschreibungen sollten professionell vorbereitet und präsentiert werden. Dadurch wird bei den Zuhörern erst einmal ein Bewusstsein geschaffen, welche Möglichkeiten oder Therapieformen die Kolleginnen und Kollegen anzubieten haben. Ich habe es schon häufiger erlebt, dass durch dieses Vorgehen ein Aha-Effekt entstand: »Ja, wenn ich genau gewusst hätte, welche Möglichkeiten Sie haben, hätte ich Ihnen schon eher Patienten geschickt.« Diese Äußerung habe ich bei einer Diskussion in einem Selbstzahlernetz aufnehmen können.

Es ist also tatsächlich entscheidend, den Kolleginnen und Kollegen die Möglichkeiten darzustellen. Die Netztreffen werden dadurch zu Erfolgsgaranten für die Zusammenarbeit. Wer daran nicht teilnimmt, beraubt sich selbstverständlich auch der wirtschaftlichen Möglichkeiten des Netzes.

- Alle Netzteilnehmer verpflichten sich zur Weiterbildung in ihrem Fachbereich und berichten darüber. Gleichzeitig sollten selbstverständlich die besten technischen Möglichkeiten zum Einsatz kommen.

- Die Gruppe erstellt eine »Gelbe Liste« der teilnehmenden Praxen und hält diese mit den entsprechenden Leistungen auf dem neuesten Stand.

Um den Grundstein für eine solche Kooperation zu legen, sind zwei, drei oder vier Praxen ausreichend. In diesem kleinen Kreis kann die Zusammenarbeit zuerst einmal erprobt und gelebt werden. Die überschaubare Gruppe bietet zudem die Gewähr, dass Vertrauen zueinander aufgebaut werden kann. Später können selbstverständlich noch weitere Praxen dazustoßen. Es sollten jedoch nicht mehr als zehn bis zwölf Teilnehmer sein, da sonst der Verwaltungsaufwand und die Treffen zu umfangreich werden.

In größeren Netzen kann es sinnvoll sein, mehrere Selbstzahlerzirkel zu installieren. Natürlich können einzelne Leistungen auch von zwei Praxen gleichzeitig angeboten werden. Diese Konstellation birgt jedoch die Gefahr, dass Unruhe in den Verbund hineingetragen wird.

Wichtig ist es, dass jede Praxis ihren Selbstzahlerschwerpunkt klar definiert. Soll die Gruppe erweitert werden, ist es sinnvoll, Ausschau nach Ärztinnen oder Ärzten zu halten, die das Leistungsspektrum des Netzes erweitern.

Eine weitere interessante Konstruktion, den Verkauf von Selbstzahlerleistungen in Kooperationen zu vermarkten, ist die privatärztliche Teilgemeinschaft. Diese wird später im Kapitel *Unternehmenskonzepte* vorgestellt.

3 Wie bietet man die Leistungen an?

Die Schwierigkeit für viele Mediziner liegt darin, diese Leistungen aktiv an die Patienten bzw. Kunden zu bringen. Das Selbstverständnis des Berufes lässt es häufig nicht zu, Patienten etwas anzubieten, was nicht vom Versicherer übernommen wird. Damit befinden sie sich im Einklang mit vielen Patienten, die immer noch die Meinung vertreten, dass alle Kosten, die innerhalb der Praxis entstehen, von den Versicherern getragen werden.

Ein Beispiel dazu habe ich vor einigen Jahren erlebt: Ein hausärztlich tätiger Internist, Alter 52 Jahre. Die Ehefrau betreibt eine gewerbliche Ernährungsberatung inklusive Diätmittelverkauf. Sie ist damit sehr erfolgreich, was viele Kunden bestätigen. Eine Patientin, 62 Jahre, Diabetikerin mit Hypertonie und Fettstoffwechselstörungen, ist im Gespräch mit dem Hausarzt. Nach zwei Minuten äußert die Patientin (was bis dahin nicht Thema des Gespräches war): »Herr Doktor, ich werde immer dicker!« Der Internist geht nicht darauf ein, er spricht weiter über die Hochdruckeinstellung. Nach einer weiteren Minute: »Herr Doktor, ich muss mir immer wieder neue Kleider kaufen, weil die alten nicht mehr passen!« Ihr Arzt ging wieder nicht auf das Thema ein.

Nach dem Gespräch habe ich ihn gefragt, warum er der Patientin keine Ernährungsberatung bei seiner Frau angeboten hat. Die Antwort war bezeichnend: »Ich habe ihr schon oft genug gesagt, dass sie ihr Gewicht reduzieren soll. Aber das Gewerbe kann ich doch nicht anbieten!« Er glaubte, dass es unethisch sei, auf diese Leistungen zu verweisen.

Ursächlich für dieses Verhalten ist die eigene Psyche. Es sind Glaubenssätze wie oben beschrieben (»Das kann ich als Mediziner nicht anbieten.«). Sie resultieren aus der Identität und dem Selbstverständnis als Arzt. Dieses Selbstverständnis hat sich in den letzten Jahren bei den Berufseinsteigern deutlich verändert. Daher haben junge Mediziner seltener solche limitierenden Glaubenssätze.

Schauen wir uns einmal das Modell der neurologischen Ebenen an, weil es sehr anschaulich verdeutlicht, was Glaubenssätze bedeuten!

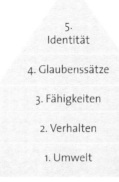

5.
Identität

4. Glaubenssätze

3. Fähigkeiten

2. Verhalten

1. Umwelt

Robert Dilts schreibt dazu: *Das Gehirn ist wie praktisch jedes biologische oder soziale System in Form von Ebenen organisiert. Das Gehirn hat verschiedene Verarbeitungsebenen. Das ist der Grund, weshalb verschiedene Ebenen des Denkens und des Seins existieren. Wenn wir das Gehirn verstehen oder Verhaltensweisen verändern wollen, müssen wir uns mit den unterschiedlichen Ebenen befassen. Das Gleiche gilt auch innerhalb des Systems eines Unternehmens, in welchem es verschiedene Organisationsebenen gibt.*

Aus psychologischer Sicht scheint es fünf Ebenen zu geben, mit denen man am häufigsten arbeitet. Die grundlegende Ebene ist die Umgebung, in der Sie leben, d. h. Ihre äußeren Einschränkungen. Sie wirken auf diese Umgebung durch Ihr Verhalten ein. Ihr Verhalten wird durch Ihre mentalen Landkarten und Strategien gesteuert, die Ihre Fähigkeiten definieren. Diese Fähigkeiten werden mit Hilfe von Glaubenssystemen organisiert. Robert. B. Dilts, »Die Veränderung von Glaubenssystemen«, Junfermann Verlag, Paderborn 1993

Das bedeutet nichts anderes als: Man kann sich seine eigenen Glaubenssätze nicht »ausreden«, auch nicht, wenn man scheinbar davon überzeugt ist, dass sie hinderlich oder falsch sind.

Beispiel: Bis vor einiger Zeit haben viele Verkaufsleiter in Unternehmen geglaubt, sie könnten ihre unterdurchschnittlichen Verkäufer zu mehr Abschlüssen bringen, indem sie deren Fähigkeiten und Verhalten im Verkaufsgespräch trainierten. Das funktionierte bei den meisten nur kurzfristig und sehr bedingt, weil die höhere Ebene der Glaubenssätze ihnen z. B. sagte: »Ich bin ein schlechter Verkäufer.« Oder: »Eigentlich bin ich Lehrer und kein Verkäufer.«

Glaubenssätze sind, wie gesagt, sehr zäh. Dazu eine kleine Anekdote von Robert Dilts:

Ein Patient glaubt, er sei eine Leiche! Leichen essen und trinken bekanntlich nichts, da sie so etwas nicht benötigen. Der Patient kommt natürlich dahin, wo er mit seiner Störung hingehört, zu einem Therapeuten. Dieser spricht stundenlang mit dem Patienten, kann ihn aber letztlich nicht davon überzeugen, dass er lebt. Plötzlich kommt ihm die rettende Idee. Er fragt: »Sagen Sie, bluten Leichen?«

Die Antwort kommt prompt: »Nein, natürlich nicht.«

»Sind Sie damit einverstanden, dass ich Sie mit einer Nadel in den Finger steche?«

Da der Patient eine Leiche ist und Leichen nicht bluten, gibt er großzügig sein Einverständnis. Der Therapeut zückt eine Nadel und sticht zu. Was passiert? Blut strömt aus der Wunde, darauf der Patient: »Ach du lieber Gott, ich habe mich geirrt – Leichen bluten ja doch!«

Eine lustige Geschichte, die jedoch den Kern der Sache trifft. Nicht einmal ein Beweis für einen »falschen« Glaubenssatz kann diesen so schnell ändern. Da muss schon einiges mehr passieren!

Glaubenssätze sind natürlich auch, von einer Therapie nicht überzeugt zu sein. Insbesondere betrifft das Therapien, die außerhalb der Schulmedizin liegen. Meine Empfehlung ist: Leistungen, von denen Sie keinesfalls überzeugt sind, sollten Sie nicht anbieten. Sie wirken unglaubwürdig und werden über kurz oder lang diese Leistungen meiden.

Ich kenne den Fall eines Allgemeinarztes, der sich für 10 000 € ein O_2-Gerät angeschafft hat. Die Maschine war eine Woche in Betrieb, danach verschwand sie ungenutzt hinter einem Vorhang!

»Glaubenssätze sind erworbene Wahrnehmungstendenzen, die unsere innere Kommunikation beeinflussen.« (Anthony Robbins, »Das Power Prinzip«, Heyne Verlag, München 1991). Letztlich heißt das, dass wir unsere Glaubenssätze in der Vergangenheit selbst erzeugt haben, und was selbst erzeugt wurde, muss auch veränderbar sein!

Das Thema der Veränderung von Glaubenssätzen wird in meinem Buch »Kommunikation in der Medizin« (Ecomed Verlag 2005) ausführlich besprochen!

4 Tipps zum Verkaufsgespräch

■ Falls Sie Non-GKV-Leistungen anbieten, sprechen Sie nie von Kosten. Sprechen Sie besser von Investition. Bei einer Investition weiß jeder, dass er etwas für sein Geld bekommt. Bei Kosten ist das nicht der Fall.

Bezeichnen Sie Ihren Preis als seinen Eigenanteil. Das klingt wesentlich positiver und der Patient bekommt genau das mitgeteilt, nämlich dass er seinen Teil dazu beitragen muss, wenn sich sein Zustand verbessern soll. Manchmal beträgt der Eigenanteil auch 100 Prozent!

Der Anteil, den Sie mit in das Geschäft bringen, ist ein akzeptabler GOÄ-Steigerungssatz!

Eine gute Formulierung ist daher: »Ihre Investition für diese Leistung sind xx € als Ihr Eigenanteil!«

■ Bieten Sie den Patienten die Leistung mit Ihren guten Erfahrungen und Erfolgen an, die Sie mit dieser Therapie erreicht haben. Ihre Patienten wollen Ihre Meinung hören! Die Meinung des Geräteherstellers oder der Pharmaindustrie interessiert die Menschen dagegen wenig oder gar nicht.

■ Sprechen Sie den Patienten persönlich an. Reden Sie nicht nur allgemein von den Vorteilen der Methode, sondern verkaufen Sie die Vorteile für ihn: »*Sie* haben dadurch die Möglichkeit (Chance) …« Möglichkeiten und Chancen sind positive Begriffe, die Vorteile signalisieren! Diese Begriffe sind auch aus einem weiteren Grund sinnvoll: Falls Sie den Therapieerfolg als gegeben hinstellen (»Sie werden besser aussehen«), geben Sie eine Erfolgsgarantie, und das kann keine Leistung bieten!

> **Kein Patient kauft eine Leistung! Das Einzige, was er bereit ist zu kaufen, sind Vorteile oder Nutzen!**

Sie kaufen kein Auto um des Autos willen, sondern wegen des Nutzens, den das Fahrzeug verspricht: Hausbesuche durchführen, zur Praxis fahren o. Ä.

- Absolut professionell ist es, einen sinnesspezifischen Nutzen anzubieten.
  Beispiele Cellulite: »Mit dieser Methode haben Sie die Chance, sich beim Baden am Strand wieder wohlzufühlen. Die Blicke anderer werden Ihnen dann wieder angenehm sein.«
  Beispiel Gewichtsreduktion: »Sie haben dann die Möglichkeit, wieder Komplimente über Ihre Figur zu hören.« Oder: »Sie haben die Chance, sich im Spiegel wieder gerne zu sehen.«
  Bei diesen Beispielen wird der Zuhörer die sinnesspezifische Aussagen innerlich reproduzieren und die Vorteile hören, sehen und fühlen. Er wird davon beeindruckt sein!

- Sollten Ihre Angebote trotzdem nicht angenommen werden, dürfen Sie nicht enttäuscht reagieren! Das ist unprofessionell und das Anbieten oder Verkaufen von Leistungen gehört heute nun einmal auch zu Ihrem Beruf. Wenn Sie sich in einem Autohaus für ein Fahrzeug interessieren und letztlich doch nicht kaufen, wird ein guter Verkäufer nicht gleich beleidigt sein, denn er wird Sie langfristig trotzdem als Käufer binden wollen.

- Vergessen Sie den Ausdruck »IGeL-Leistungen«. Die Bezeichnung ist durch die Diskussionen in den letzten Jahren negativ besetzt worden. Außerdem stechen *Igel* und sind daher nicht für jeden Patienten Sympathieträger. Werten Sie die Leistungen auf und bezeichnen Sie diese als »besondere Leistungen Ihrer Praxis«!

Drei technische Hinweise zum Anbieten von Non-GKV-Leistungen:

- Nutzen Sie für jedes Argument nur einen Satz.
  Wenn Sie alle Vorteile in einen Satz packen, wird wahrscheinlich nur einer in Erinnerung bleiben, in der Regel der letztgenannte, und der Rest wird vergessen.

- Wenn Sie Ihr entscheidendes Argument nennen, betonen Sie es.
  Etwa so: »Und nun komme ich zum größten Vorteil für Sie.« Damit schaffen Sie sich einen starken Auftritt für Ihr bestes Argument. Ihr Gegenüber wird diesen Vorteil gespannt aufnehmen.

■ Wirklich Wichtiges sollten Sie nach einiger Zeit wiederholen.

Es ist optimistisch, zu glauben, dass Ihr Kunde alles in Erinnerung behält, was Sie ihm im Laufe eines Gespräches kommuniziert haben.

Zusammenfassend die Reihenfolge des Gespräches:

1. Kurze Schilderung der Situation des Patienten, der Erkrankung und bisherigen Therapieversuche. Definieren Sie die Einschränkungen, die Ihr Patient durch die jetzige Situation hat.
2. Therapieziel aufzeigen.
3. Vorteile und eigene Erfahrung der angebotenen Methode darstellen.
4. Ergebnis bildhaft darstellen. »Das bedeutet für Sie …« Lassen Sie den Patienten erleben, wie es ist, wenn das Therapieziel erreicht ist. Sie schaffen damit eine typische Win-win-Situation!

In diesem Bereich sollte auch das Preisgespräch stattfinden. Wird der Preis vom Kunden nicht aktiv angesprochen, ist es Ihre Aufgabe, ihn zu nennen: »Und Ihre Investition für diese Therapie beträgt 130 €.«

Lassen Sie ein Preisgespräch bitte unbedingt erst dann zu, wenn Sie die Leistung beschrieben haben. Es ist unsinnig, über den Preis zu sprechen, wenn der Kunde die Leistung noch gar nicht kennt. Spricht er schon vorher von sich aus aktiv den Preis an, bitten Sie ihn, das Thema zurückstellen zu dürfen. Machen Sie das bitte glaubhaft, indem Sie z. B. das Wort »Preis« auf einem Zettel vermerken. So wird Ihrem Kunden gezeigt, dass Sie auf jeden Fall darauf zurückkommen wollen. »Wenn Sie einverstanden sind, stelle ich den Preis eine Minute zurück. Damit ich ganz bestimmt daran denke, schreibe ich mir das auf diesen Zettel!«

Vor der Beschreibung der Leistung über den Preis zu sprechen wäre ungefähr so, wie wenn ein Bekannter Ihnen ein gebrauchtes Auto für 10 000 € anbieten würde. Selbstverständlich lehnen Sie das Angebot ab, da Sie augenblicklich gar kein neues Auto benötigen. Wäre zuvor eine Merkmalbeschreibung erfolgt, hätten Sie evtl. erfahren, dass es sich um einen Jahreswagen, völlig unfallfrei und in bestem Zustand handelt, der einen Neuwert von 30 000 € hat. Oder ein Beispiel aus der Medizin: Ein Pharmareferent stellt Ihnen ein neues Antihypertensivum vor. Gleich zu Beginn des Gespräches fragen Sie nach den Kosten und erfahren, dass das Präparat Tagestherapiekosten von 3 € erfordert. Da Ihnen der Preis überhöht scheint, lehnen Sie jede weitere Diskussion ab. Hätten Sie etwas über die Leistungsmerkmale erfahren, wüssten Sie jetzt von den evidenzbasierten Studien zum Medikament, die einwandfrei belegen, dass die Substanz in der Monotherapie eindeutig und mit sehr hoher Wahrscheinlichkeit die Diabetesentstehung, Schlaganfälle und Infarkte vermeidet!

Zugegeben, die beiden Beispiele sind sehr weit hergeholt und abstrakt. In der Tendenz zeigen sie jedoch, wie wichtig bei jeder Preisdiskussion einer Dienstleistung oder eines Produktes die Leistungsmerkmale sind!

5. **Akzeptanzfrage.** Stellen Sie unbedingt die Akzeptanzfrage sofort und schicken Sie den Patienten nicht nach Hause zum Überlegen!

Jeder Verkäufer hat das Recht, als Abschluss des Verkaufsgespräches diese Frage zu stellen. Jetzt ist die Chance deutlich besser, dass die Zustimmung gegeben wird. Denn die Vorteile sind Ihrem Kunden noch präsent. Falls er noch Bedenken bekommen sollte, kann er immer noch zurücktreten. Ich denke jedoch, durch eine Zustimmung wird er sich sehr wahrscheinlich positiv auf Ihre Leistung einstellen.

Ich habe dieses Vorgehen einmal in einem Workshop empfohlen. Vier Tage später rief mich einer Ihrer Kollegen begeistert an: »Sie hatten völlig Recht. Früher habe ich die Patienten immer zum Überlegen nach Hause geschickt. Nicht einmal 20 Prozent haben sich danach gemeldet. Wenn ich sie nun direkt frage, erhalte ich zu 80 Prozent ein Okay.«

Es ist sehr hilfreich, zu Beginn des Anbietens von Non-GKV-Leistungen diese fünf Stufen aufzuschreiben und auf dem Schreibtisch zu platzieren, evtl. in der Schreibtischunterlage. Bei Bedarf liegen sie dann immer bereit!

> »Was immer du sagst, sage es kurz,
> und sie werden dir zuhören.
> Sag es klar, und sie werden es verstehen.
> Sag es bildhaft,
> und sie werden es im Gedächtnis behalten.«
> *Joseph Pulitzer*

Selbstverständlich muss Ihr gesamtes Team ebenfalls hinter dem Verkauf von Selbstzahlerleistungen stehen. Viele Patienten holen sich dort eine »Zweitmeinung« über die von Ihnen empfohlene Leistung ein. Falls Ihre Mitarbeiterinnen nicht dahinter stehen, war das gesamte Verkaufsgespräch für die Katz! Aus zwei Gründen sind Mitarbeiterinnen gegenüber solchen Angeboten, die ja selbst bezahlt werden müssen, eher skeptisch:

1. Sie sind mit einem ähnlichen Ansatz wie viele Ärzte in den Beruf eingestiegen, nämlich helfen zu wollen, und nicht um Profit zu erwirtschaften. Die Grundeinstellung zum Verkauf fehlt also.
2. Sie sind aufgrund ihres Einkommens in einer ähnlichen Situation wie die meisten GKV-Patienten und solidarisieren sich daher mit diesen!

Machen Sie Ihrem Team bei der Besprechung klar, wie wichtig diese Leistungen für den Erfolg der Praxis sind. Drei nützliche Dinge bringen Ihr Team mit hoher Wahrscheinlichkeit auf den richtigen Kurs:

1. Bieten Sie Ihren Mitarbeiterinnen und deren Familien die Selbstzahlerleistungen zum Nulltarif an. Sind Erfolge ersichtlich, werden diese mit Sicherheit an die Patienten weitergegeben: »Frau Müller, die Ozontherapie hat bei meiner Mutter auch sehr gut geholfen. Ich kann Ihnen nur empfehlen, sie durchzuführen!«
2. Lassen Sie Ihre Praxisassistentinnen hospitieren. Nur so erhalten sie Einblick und Vertrauen in die Techniken.
3. Schütten Sie einen gewissen Prozentsatz des Umsatzes durch Non-GKV-Leistungen an Ihr Team aus. Nur wer auch partizipiert, wird sich dafür einsetzen!

5 Gewerbliche Aktivitäten

Immer wenn etwas gehandelt wird, sind das gewerbliche Aktivitäten, die dem Gewerbesteuerrecht unterliegen. Das beginnt schon bei der Tasse Kaffee, die Sie in der Praxis verkaufen, oder den Gebühren für Telefongespräche oder Fotokopien; außer Sie können diese nach GOÄ abrechnen. Dabei ist es unerheblich, ob ein Gewinn entsteht oder nicht. In allen Fällen werden Ihre gesamten Einnahmen aus der ärztlichen Tätigkeit mit der Gewerbesteuer infiziert. Sie sollten daher peinlich genau die Spielregeln einhalten, die das Steuerrecht vorschreibt.

- Kein Verkauf in den Praxisräumen. Das Gewerbe muss über eigene Räume mit eigenem Eingang verfügen. Zu Beginn der gewerblichen Aktivitäten begeben sich einige Ärzte in eine Grauzone. Man weiß ja noch nicht, ob das Gewerbe erfolgreich zu führen sein wird. Also nutzt man vorübergehend die Praxisräume außerhalb der Sprechzeiten und macht dafür mit dem Betreiber des Gewerbes einen offiziellen Miet- oder Nutzungsvertrag. Das schränkt natürlich das Publikum ein, das man ansprechen kann, da das Gewerbe nur am Abend zur Verfügung steht.

- Der offizielle Betreiber des Gewerbes dürfen nicht Sie sein. Häufig sind die Betreiber Familienangehörige, die das Unternehmen nicht nur auf dem Papier leiten dürfen, sondern selbst führen müssen.

- Das Gewerbe braucht eigenes Personal. Die Mitarbeiterin, die für den Verkauf zuständig ist, muss einen zweiten Arbeitsvertrag (z.B. Aushilfsvertrag) erhalten.

Werden diese Voraussetzungen nicht berücksichtigt und der Arzt führt mehr oder weniger das gewerbliche Unternehmen, werden diese Einnahmen den Praxiseinnahmen zugerechnet. In einer Einzelpraxis ist das weniger problematisch, denn hier werden gewerbliche Einnahmen und Einnahmen aus ärztlicher Tätigkeit vom Finanzamt getrennt behandelt. Völlig anders sieht die Sache dagegen in einer Gemeinschaftspraxis aus: Unter Umständen infizieren diese gewerblichen Einnahmen sämtliche Erlöse. Das bedeutet, auch auf alle Gewinne aus der ärztlichen Tätigkeit wird Gewerbesteuer erhoben. Ziehen Sie daher in jedem Fall einen versierten Steuerberater hinzu, falls Sie gewerbliche Aktivitäten planen!

Weitere wichtige Hinweise:

■ Im Gewerbebetrieb dürfen Sie nicht »beraten«, denn das ist eine ärztliche Tätigkeit. Sie würden damit in einer Zweigstelle Ihrer Praxis arbeiten, und das ist im Gewerbe nicht erlaubt. Wenn Sie dagegen »informieren«, sind Sie auf der sicheren Seite.

■ Bei der Gründung des Gewerbes immer einen Steuerberater einschalten.

■ Machen Sie erst eine Marktanalyse, bevor Sie ein Produkt in den Markt bringen. Gute Informationsquellen sind Pharmareferenten, die schon lange im Gebiet sind. Sie können Ihnen sagen, welche Praxis in der Nähe z. B. die Ernährungsberatung durchführt.

■ Überdenken Sie genau, ob es als Einzelkämpfer Sinn macht, noch weitere Stunden für den Beruf zu opfern, oder ob es nicht sinnvoller ist, mit anderen zu kooperieren und sich Risiko, Zeitaufwand und Kapitaleinsatz zu teilen.

Die eigene Internetadresse

Die Werbemöglichkeiten für niedergelassene Ärzte sind beschränkt. Ob es werbewirksam ist, spezielle therapeutische oder diagnostische Möglichkeiten der Praxis in der Tagespresse bekannt zu geben, darüber mag man streiten. Unstrittig ist jedoch, dass die elektronischen Medien auf dem Vormarsch sind. Das Internet wird von immer mehr, insbesondere jungen oder gut situierten Patienten genutzt. Viele stellen, besonders bei der Facharztsuche oder bei der Suche nach Angeboten im Selbstzahlerbereich, im Internet Recherchen an, um geeignete Angebote zu finden. Sie sollten nicht warten, bis alle Patienten dieses Medium akzeptieren, sondern schon heute eine Vorreiterrolle spielen, um auch in Sachen elektronische Medien die Nase vorn zu haben.

Darüber hinaus ist das Internet besonders für Fachärzte interessant geworden. Viele Zuweiser informieren sich gerne mit dessen Hilfe über Facharztpraxen. Auch junge, mit dem Internet vertraute Hausärzte nutzen diese Informationsquelle.

Eine Umfrage bei 1500 Patienten, die in Bamberger Arztpraxen durchgeführt wurde, zeigte folgendes Ergebnis:

- 38 Prozent der Befragten hielten einen Internetauftritt der Arztpraxis für wichtig. Bei Privatpatienten waren das sogar 46 Prozent!
- 86 Prozent fanden es positiv, wenn ihre Arztpraxis diesen Service anbieten kann.
- 38 Prozent der Fachärzte verfügten über einen Internetauftritt. Bei den Hausärzten waren es lediglich 4 Prozent.

Die zuvor schon einmal zitierte KBV-Umfrage bei 4315 Patienten spricht ebenfalls eine sehr deutliche Sprache:

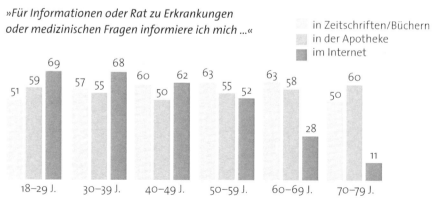

»Für Informationen oder Rat zu Erkrankungen oder medizinischen Fragen informiere ich mich ...«

in Zeitschriften/Büchern
in der Apotheke
im Internet

FGW Telefonfeld: Versichertenbefragung der KBV 05 - 06/2006 (n=6315) Angaben in Prozent.

Folgende Informationen können Sie ins Netz stellen:

- Die gängigen Hinweise für Patienten wie z.B. Name der Praxis, Adresse, Wegbeschreibung, Telefonnummern, E-Mail-Adresse, Sprechzeiten, Buslinien, Parkmöglichkeiten oder behindertengerechte Einrichtung
- Zugehörigkeit zu Praxisnetzen und deren Aufgabenstellung
- Fotos der Ärzte, am besten beim Patientengespräch, und des gesamten Teams bei der Arbeit. Besonders wichtig ist ein Bild der Anmeldung als Visitenkarte der Praxis.
- Fremdsprachenkenntnisse von Arzt und Mitarbeiterinnen
- Qualifikationen und Weiterbildungen der Ärzte, auch solche, die nicht zu den bekannten Ausbildungen gehören
- Links (Verknüpfungen) zu den regionalen Krankenhäusern, Selbsthilfegruppen oder Vergiftungszentralen dürfen nicht fehlen. Weitere mögliche Links können zu Zeitungen, medizinischen Verlagen oder sonstigen Portalen für Gesundheitsinformationen führen.
- Interessante Themen aus dem medizinischen Bereich können aufgegriffen werden.
- Als »Pflichttext« schreibt § 6 des Teledienstgesetzes vor:
  - Die zuständige Ärztekammer muss genannt werden.
  - Die gesetzliche Berufsbezeichnung muss angegeben werden.
  - Die Angabe der Universität, an der der akademische Grad erlangt wurde.
  - Die gültige Berufsordnung muss einsehbar sein (Link zur Kammer reicht).

Generell kann man nur empfehlen, etwas forscher mit dem Medium Internet umzugehen. Denn auch schon heute zeigt die deutsche Justiz eine Annäherung an Europa, wie das beschriebene Urteil des Bundesverfassungsgerichtes im Kapitel *Spezialisierung* zeigt. Diese Rechtsprechung gilt für Anzeigen und Broschüren und daher selbstverständlich auch für das Internet.

Der Name der Domain ist ein wichtiges Kriterium für viele Surfer im Netz. Klingt er interessant, ist man eher bereit, ihn aufzurufen.

Die Adresse der Verwaltung im Netz, die die Namen vergibt, ist www.denic.de. Hier können Sie feststellen, ob Ihr Wunschname noch frei ist oder welche anderen Möglichkeiten es gibt. Haben Sie sich für einen Namen entschieden, entstehen Kosten von ca. 110 € im Jahr. Eine andere Möglichkeit ist es, einen Provider (Anbieter) zu nutzen, z.B. www.puretec.de. Hier sind die Kosten deutlich günstiger und Sie erhalten gegen eine geringe Gebühr einen Speicherplatz von 2 MB für Ihre Daten! Falls Sie die Leistungen verschiedener Provider vergleichen wollen, bietet die Adresse www.webhostlist.de eine geeignete Möglichkeit dazu.

Was benötigen Sie, um eine Homepage zu erstellen?

Selbstverständlich erst einmal einen internettauglichen PC, einen Zugang zum Internet mittels Modem oder ISDN-Karte, einen Telefonanschluss und die entsprechende Software. Falls Sie die Seiten selbst gestalten wollen, bietet das Microsoft-Programm Frontpage eine gute Möglichkeit dazu. Dieses Programm übersetzt alle Eingaben in das HTML-Format, auf dem das gesamte Internet aufbaut. Die Darstellung erfolgt ähnlich wie in Microsoft Word. Eingescannte Bilder können übernommen werden, jedoch in es sinnvoll, eine Seite nicht größer als 50 bis 60 KB zu gestalten. Die Bilder sollten also einen niedrigen Auflösungsgrad haben. Die Seite wird mittels FTP (file transfer protocol) an Ihren Webserver übertragen. Die dazu notwendige Software erhalten Sie z. B. unter www.ipswitch.com.

Vielfach wird es jedoch nicht möglich sein, die Seiten selbst zu gestalten. Professionelle Hilfe ist erforderlich. Hier bieten sich viele Webmaster oder Firmen zur Unterstützung an. Eine einfache Standardlösung sollte nicht mehr als 800 € kosten. Diese beinhaltet in der Regel ein virtuelles Praxisschild, einige Informationen zu Ihrer Praxis und drei oder vier Fotos.

Viele Pharmafirmen offerieren ebenfalls einen sehr guten Service, der zum Teil kostenlos angeboten wird. Selbst wenn Sie eine unabhängige, eigene Seite haben, ist es sinnvoll, diese Angebote zu nutzen und damit auf Ihre eigentliche Domain zu verweisen!

Eine eigene E-Mail-Adresse gehört zu jeder Domain, um ein Feedback der Besucher Ihrer Internetseiten zu ermöglichen. Diese können damit direkt mit Ihnen Kontakt aufnehmen. Wichtig ist es in jedem Fall, die Mailbox täglich abzufragen. Machen Sie die Patienten aber darauf aufmerksam, dass Hausbesuche oder Notfälle nur über die Telefonleitung der Praxis angefordert werden können, ansonsten haben Sie solche Anforderungen als E-Mail im PC! Beachten Sie bitte, dass eine Behandlung via E-Mail grundsätzlich verboten ist.

In jedem Fall sollten Sie Ihre Berufsordnung und die damit bestehenden Beschränkungen für die Werbung beachten. Falls Sie sich nicht ganz sicher sind, ist es sinnvoll, den Entwurf Ihrer Homepage der Ärztekammer vorzulegen. Sie könnten sonst Opfer von Abmahnvereinen oder besonders netter Kollegen werden.

Wie werden Sie von Ihren Patienten im Netz gefunden?

Sie benötigen Einträge bei den diversen Suchmaschinen, damit man Sie im Internet findet. Da die Anmeldeprozedur bei jeder Suchmaschine sehr aufwändig ist, empfiehlt es sich, ein Programm zu nutzen, dass die Einträge erleichtert. Unter www.hello-engines.de bietet man Ihnen die Möglichkeit, Einträge bei ca. 200 Suchmaschinen erledigen zu lassen. Falls Sie diesen Service in Anspruch nehmen, ist das

eine Investition von ca. 100 €. Weitere Möglichkeiten finden Sie z. B. unter www.me-
tacrawler.de. Einen guten Service bieten auch die Ärztekammern oder der BDA.

Die meisten Internetnutzer in Deutschland bedienen sich der Google-Suchma-
schine. Google bringt die Suchergebnisse jedoch in der Reihenfolge der Häufigkeit
des Aufrufs. Somit hat man als Arztpraxis wenig Chancen, ganz oben zu stehen.
Google bietet jedoch als kommerzielle Möglichkeit, »Google adwords« zu schalten.

Ein Beispiel aus einem Suchaufruf zu Köln + Botox:

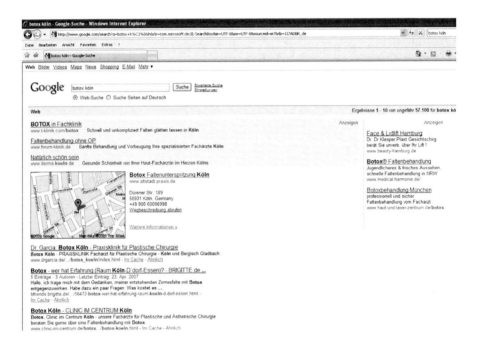

Die Bereiche auf der rechten Seite sind Anzeigen, für die Sie nur dann eine Gebühr
zahlen, wenn ein Internetnutzer sie anklickt.

Viele Verbände und Firmen bieten im Internet eine regionale Zuordnung der Praxen
an. Die Patienten geben bei der Suche die gewünschte Fachgruppe und den Post-
leitzahlenbereich ein und erhalten dann eine Auswahl der entsprechenden Praxen.
Diese sind geordnet nach der Menge der Informationen, die jede Praxis im Netz
zur Verfügung stellt. Sie können dort auch eine Homepage schnell und mit wenig
Mitteln einrichten. Auch die Provider wie T-Online bieten regional zuzuordnende
Praxisadressen an.

Praxiswertermittlung

Eine Wertermittlung der Praxis kann aus verschiedenen Gründen notwendig werden oder sinnvoll sein. Eventuell ist sie für eine Versicherung oder für die Bankgeschäfte erforderlich. Oder man will eine/n Partnerin oder Partner aufnehmen, mit einer weiteren Praxis fusionieren oder plant allgemein die Veräußerung. Aber auch ohne zwingenden Grund kann es interessant sein, den ungefähren Wert des eigenen Unternehmens zu kennen. Daher sollen an dieser Stelle kurz einige wichtige Aspekte der Praxiswertermittlung beschrieben werden.

Der Goodwill-Wert

Der Goodwill- oder ideelle Wert ist neben dem materiellen Wert Kenngröße für die Wertermittlung einer Praxis. Er wird für die Leistung des Verkäufers gezahlt, die Praxis auf die heutige Fallzahl, Patienten- oder Zuweiserbindung zu bringen. Plant man dagegen eine Praxisneugründung, erspart man sich den Goodwill, fängt jedoch bei null an!

Dieser Goodwill-Wert ist von vielen verschiedenen Faktoren abhängig und wird in der Regel zwischen 33 und 50 Prozent des gewichteten Umsatzes der letzten drei Jahre angenommen, wobei die letzten Jahre höher bewertet werden. Das Beispiel einer hypothetischen Praxis zeigt, wie diese Berechnung aussehen kann:

```
Einnahmen aus 2005   = 250 000 € x 1    = 250 000 €
Einnahmen aus 2006   = 240 000 € x 2    = 480 000 €
Einnahmen aus 2007   = 230 000 € x 3    = 690 000 €
Summe                                   = 1 420 000 €
```

Diese Summe wird nun durch 6 geteilt und es ergibt sich ein gewichtetes arithmetisches Mittel von 236 000 €
In diesem Beispiel ergibt sich daraus eine Bandbreite des Goodwill zwischen 77 900 € und 118 000 €

Die höhere Bewertung der letzten Jahre wird angewandt, um den aktuellen Umsatztrend stärker in die Wertermittlung einfließen zu lassen. Die alleinige Zugrundelegung des letzten Umsatzjahres spiegelt dagegen nur eine Momentaufnahme und ist daher keine sinnvolle Berechnungsgrundlage.

Es kommt jedoch nur der Umsatz in Frage, den der Nachfolger auch erzielen kann! Hat der abgebende Arzt z. B. die Zulassung für die Röntgendiagnostik und kann oder darf der Käufer der Praxis diese nicht durchführen, so kommen die Umsätze aus dem Geschäftsfeld der Röntgendiagnostik nicht zur Anrechnung! Es ist daher sinnvoll, einen Käufer zu suchen, der das gleiche Spektrum wie man selbst in Diagnostik und Therapie abdeckt.

Stehen eine Änderung der Honorarordnung ins Haus oder andere gesetzliche Rahmenbedingungen, z. B. eine veränderte Budgetierung o. Ä., so können auch nur die Umsätze zur Berechnung herangezogen werden, die der Käufer in Zukunft erzielen kann.

Es gibt keine festen Regeln für die Ermittlung des ideellen Wertes. Die Festlegung verlangt eine umfassende Würdigung aller den Wert beeinflussenden Faktoren. Neben dem großzügigen Spielraum zwischen 33 und 50 Prozent der gewichteten drei Jahresumsätze bestimmen weitere wichtige Parameter den Praxiswert. Für diese gelten die Prinzipien »knappes Gut – hoher Preis« und »großes Angebot – niedriger Preis«.

- Wird die Praxis in einem gesperrten Gebiet für Neuzulassungen verkauft, so steigt der Wert.

- Der momentane Stand von Angebot und Nachfrage nach Praxen der jeweiligen Fachrichtung. In der letzten Zeit gab es häufig Schwankungen, z. B. durch eine bevorstehende neue Bedarfsplanung, geänderte politische Rahmenbedingungen, die Altersbegrenzung für die Berufsausübung der abgebenden Ärzte oder andere entscheidende Faktoren. In einigen Fällen habe ich daher sogar deutlich höhere Zahlungen als den berechneten Goodwill erleben können!

Weitere Faktoren für die Ermittlung des Goodwill sind:

- Einzelpraxis oder Einstieg in eine Kooperation
  Einzelpraxen sind immer schlechter zu veräußern, da verständlicherweise die Nachfrage danach deutlich abnimmt. Anders sieht es mit dem Einstieg z. B. in Gemeinschaftspraxen aus. Hier ist tendenziell sogar eine Steigerung des Wertes festzustellen!

- Die aktuellen Ertragsaussichten
  Zur Einschätzung des ideellen Wertes werden die bereinigten Erträge (ausgewiesenes Ergebnis + AfA + Finanzierungskosten) der letzten drei Jahre herangezogen. Das ist besonders wichtig, da nicht nur Umsätze über den Wert eines Unternehmens entscheiden, sondern auch insbesondere die Erträge! Für unser Rechenbeispiel bedeutet dies:

Erträge aus 2005	= 120 000 € x 1	= 120 000 €
Erträge aus 2006	= 110 000 € x 2	= 220 000 €
Erträge aus 2007	= 100 000 € x 3	= 300 000 €
Summe		= 640 000 €

Die Summe wird nun wieder durch 6 geteilt und es ergibt sich ein gewichtetes arithmetisches Mittel von 107 000 € für den Ertrag.

- Der Standort der Praxis
  Eine gute Lage, z. B. Citylage oder ein Stadtteil mit hohem Privatanteil, ver-

spricht in Zukunft steigende Umsätze. Für die Lagebeurteilung sind jedoch auch die Erreichbarkeit mit dem Pkw (Parkplätze) und die Anbindung mittels öffentlicher Verkehrsmittel interessant.

- Die Patientenstruktur
  Ein hoher Privatanteil erhöht den Praxiswert, wogegen – jedenfalls bis vor kurzer Zeit – ein hoher Anteil an alten Patienten den Wert schmälert. In Zukunft gilt diese Devise nicht mehr uneingeschränkt. Die Honorarstrukturen ab 2005 sprechen eine andere Sprache: Chronisch kranke Patienten werden deutlich besser honoriert, sei es im EBM durch bestimmte Komplexziffern, die Regelleistungsvolumina, Pauschalen oder die DMPs.

- Die Praxisstruktur
  - Wie ist die Funktionalität der Praxisräume?
  - Ist die Praxis räumlich ausbaufähig?
  - Die Laufzeit des Mietvertrages. Gerade dem Mietvertrag sollte man eine große Bedeutung beimessen. Heute gilt die Devise: Flexibel bleiben, um auf neue regionale Gegebenheiten schnell reagieren zu können. So ist ein lang laufender Mietvertrag eher ein Hemmnis!
  - Wie hoch ist die Miete pro Quadratmeter?
  - Wie hoch sind die Personalkosten?
  - Wie ist der allgemeine Zustand der Praxis? Ist man auf der Höhe der Zeit?
  - Gibt es eine Corporate Identity?

- Die Qualität in Medizin und Organisation
  - Behandelt man in der Praxis nach Leitlinien oder Behandlungsplänen?
  - Wurden regelmäßig Patientenbefragungen durchgeführt und hat man dann auch gehandelt, wenn Möglichkeiten zur Verbesserung offensichtlich wurden?
  - Wie ist die Patientenorientierung des Teams, wird sie im Alltag auch gelebt? (Protokolle der Teambesprechungen!)
  - Gibt es Checklisten, Verfahrensanweisungen sowie Arbeitsplatzbeschreibungen?
  - Kann die Praxis Zertifizierungen wie QEP, ISO 9000 oder EFQM nachweisen?
  - Arbeitet die Praxis mit einem geringen Anteil an Papier, führt also eine elektronische Karteikarte und einen elektronischen Terminkalender mit Warteliste?
  - Arbeitet man im täglichen Ablauf nonverbal mit der Anmeldung zusammen oder geschieht die Praxisorganisation eher »auf Zuruf«?

- Ist die technische Diagnostik auf einem guten Stand?
- Sind die diagnostischen Geräte mit der Praxis-Software vernetzt?
- Werden eingehende Befunde elektronisch verwaltet?

- Die Wettbewerbssituation am Ort
Ist der Konkurrenzdruck groß, kann das den ideellen Wert schmälern. Arbeitet die Praxis dagegen in einem funktionierenden Praxisnetz oder Modellvorhaben mit oder hat man sogar einen Vertrag in der »integrierten Versorgung«, steigert das den Wert natürlich.

- Zuweiser
Wie stabil ist die Bindung der Zuweiser an die Praxis? Gab es in der Vergangenheit eine Zuweiserbefragung?

Der materielle Wert

Diese zweite Kenngröße zur Praxiswertermittlung wird durch einen Inventarspiegel dargestellt. Nicht der Buchwert ist hier Maßstab, sondern der Wiederbeschaffungswert. Es werden alle Werte erfasst, also auch die geringwertigen Wirtschaftsgüter (Schrankinhalt). Bei Geräten ist es sinnvoll, einen Händler einzuschalten, der den Zeitwert genau kennt. Sind die Geräte älter als fünf Jahre, so nimmt man, wenn kein Zeitwert ermittelt werden kann, einen Restwert von 10 Prozent an.

> Die Addition aus dem ideellen und dem materiellen Wert bestimmt den Kaufpreis der Praxis.

Fazit

Sollten Sie sich ernsthaft mit der Abgabe der Praxis beschäftigen oder die Wertermittlung für die Aufnahme eines Partners benötigen, so kann dieses Kapitel nur ein Anhaltspunkt sein. Unbedingt ratsam ist es, einen unabhängigen, professionellen Praxiswertermittler einzuschalten, der ein anerkanntes Wertgutachten erstellen kann. Nur er ist in der Lage, Vergleichskennzahlen einzubeziehen und alle Besonderheiten der Praxisbewertung zu berücksichtigen, denn keine Praxis ist wie die andere. Die Kosten für ein Gutachten rechnen sich auf jeden Fall und sind sehr gut angelegt. Sie beugen damit späteren Auseinandersetzungen über die Korrektheit der Wertermittlung vor.

Strategisches Arzneimittelmanagement

In Zeiten knapper werdender Einnahmen in der gesetzlichen Krankenversicherung wird der wirtschaftliche Umgang mit Arzneimitteln einen noch höheren Stellenwert erhalten. Die Politik versucht immer weiter, fehlende Einnahmen auf der Ausgabenseite zu kompensieren. Es wird seit 1992 ein Spargesetz nach dem anderen geschaltet, Festbeträge, Zwangsrabatte und Rabattverträge.

Mit dem AVWG (Mai 2006) hat die Politik den Druck auf die niedergelassenen Ärzte weiter erhöht. Die von allen Beteiligen (außer der Gesundheitsministerin) ungeliebte Bonus-Malus-Regelung wurde in den Katalog der Daumenschrauben aufgenommen und gleich darauf wieder abgeschafft. Der Grund für die Rücknahme der Malusregelung liegt wohl in der großen Menge der Rabattverträge. Die Inhalte dieser Verträge und damit die tatsächlichen Arzneimittelkosten sind für die Öffentlichkeit und die Prüfausschüsse nicht einsehbar. Überhaupt muss man sich nun fragen, wie man mit einer derart intransparenten Datenlage überhaupt noch Prüfverfahren umsetzen will.

Trotzdem muss man Praxisinhabern dringend empfehlen, die Arzneimittelrichtgrößen einzuhalten. Die Einhaltung der Richtgröße wird durch Organisation statt Improvisation beim täglichen Verordnen deutlich vereinfacht.

- Drucken Sie bitte einmal aus dem letzten Quartal die Medikamente in ihren verschiedenen Darreichungsformen aus, die Sie verordnet haben. Da kommen sehr schnell 60 bis 80 DIN-A4-Seiten zustande. Sie werden überrascht sein, was alles in Ihrer Praxis verordnet wird.
- Geben Sie alle Rezepte, die im Sprechzimmer entstehen, selbst in den PC ein, denn Sie allein sind verantwortlich für jede Position auf dem Rezeptblatt! Die Medikamente auf einem Post-it-Zettel zu vermerken, dauert genauso lange und zudem vermeiden Sie Übertragungsfehler. Es ist auch nicht ausreichend, selbst einzugeben und dann an der Anmeldung ausdrucken zu lassen. Wissen Sie, ob der Patient vor dem Ausdruck nicht doch noch eine weitere Position auf dem Rezeptblatt wünscht? Außerdem macht es praxisorganisatorisch gar keinen Sinn, den Ausdruck zur Anmeldung zu verlagern. Im Sprechzimmer ist dieser völlig zeitneutral durchzuführen und der Patient muss sich nicht mehr zwecks Rezeptausdruck in die Warteschlange an der Anmeldung einreihen!
- Geben Sie bei jeder Neuverordnung oder Umstellung von Medikamenten bitte unbedingt immer ein Verordnungsblatt mit. Sie vermeiden Doppelverordnungen durch die Kliniken oder andere Ärzte. Und anhand der Eingabe der Dosierungen ins System kann bei Wiederholrezepten durch die Anmeldung überhaupt erst festgestellt werden, ob das Rezept schon wieder notwendig ist.

Ich bin ganz sicher, dass die Kosten im Gesundheitswesen gesenkt werden könnten, wenn jeder chronisch Kranke einen Medikamentenplan in der Tasche hätte. Da ich sehr häufig in Arzt-Patienten-Gesprächen anwesend bin, kann ich sagen, dass leider nur in maximal 20 Prozent der Fälle bei Umstellungen oder Erstverordnungen von Dauermedikamenten ein VO-Blatt ausgestellt wird. Die Zeit, die man dazu benötigt, lohnt jedoch allemal. Das Thema Verordnungsblatt wird sich allerdings durch die elektronische Patientenkarte weitgehend erledigen.

- Wird ein Wiederholrezept angefordert, muss an der Anmeldung immer die zeitliche Plausibilität überprüft werden. Liegt ein VO-Blatt vor, kann jedes EDV-System den Zeitraum sehr einfach berechnen. Die zeitliche Möglichkeit für die Überprüfung der Verordnung wird durch ein Rezepttelefon, wie im Kapitel *Telekommunikation* beschrieben, deutlich verbessert!

Nach den praxisorganisatorischen Voraussetzungen für einen wirtschaftlichen Umgang mit Arzneimitteln kommen wir nun zum Kernpunkt des strategischen Vorgehens. Die Entscheidung für ein Medikament oder Warenzeichen darf nicht mehr vom Zufall abhängen. Arzneimittelverordnungen müssen systematisiert werden. Und das bedeutet, es muss für jede Praxis und jedes Zentrum eine Positivliste der verordneten Arzneimittel Grundlage jeder Rezeptausstellung werden. Die Entscheidung für ein bestimmtes Warenzeichen fällt also schon im Vorfeld und ist bewusst geplant. Die Liste definiert exakt, was verordnet wird. Alles andere hat auf dem Rezept nichts mehr zu suchen. Die Liste ist die Bibel für jeden Arzt und jeden Mitarbeiter im Unternehmen. Selbstverständlich muss sie in bestimmten Abständen modifiziert und aktualisiert werden.

Welche Vorteile bietet diese Arzneimittelliste?

- Die Apotheke wird die Präparate in der Regel vorrätig haben. Die Apotheken in der näheren Umgebung erhalten Ihre Liste ebenfalls. Sprechen Sie mit diesen Ihr Vorgehen ab. Sie werden auf eine starke Kooperationsbereitschaft treffen, da die Lagerhaltung und das Bestellwesen für die Apotheke deutlich einfacher werden. Die Arztpraxis wird für die Apotheke kalkulierbarer. Häufig habe ich von Apothekern folgenden Ausspruch gehört: »An den eingehenden Rezepten kann ich erkennen, welcher Pharmareferent gerade bei uns unterwegs ist.« Diese Sprüche können wir uns dann in Zukunft ersparen!

- Die Apotheke wird nicht mehr substituieren, wenn Sie das abgesprochen haben. So erhält der Patient immer das gleiche Warenzeichen. Besonders für ältere Menschen ist der Wechsel des Warenzeichens und damit häufig auch der galenischen Zubereitung eine große Herausforderung. Die Compliance kann sich deutlich verschlechtern und der Worst Case ist, dass der Patient nicht erkennt, dass er die gleiche Substanz erhalten hat. Häufige Folge: Doppelverordnungen von zwei gleichen Substanzen! Darüber hinaus erhält der Patient Sicherheit, wenn er über Jahre das gleiche Medikament bekommt.

■ Die Praxis verordnet keine Präparate mit zweifelhafter Wirkung. Vielleicht werden Sie jetzt sagen: »Das gibt es bei uns sowieso nicht.« Sind Sie da wirklich so sicher? Kommt es nicht auch bei Ihnen vor, dass Sie z. B. in der Mittagszeit Berge von Wiederholrezepten abarbeiten müssen oder dass Ihnen Ihre Mitarbeiterin in der Hektik des Alltags einige Rezepte zum Unterschreiben hinhält? Gibt es keinen Zweifel, dass Sie jedes Mal alles erfasst und geprüft haben? Meine Erfahrung sagt da etwas anderes!

■ In der Gemeinschaftspraxis verordnen alle Partner die gleichen Medikamente. Während der Urlaubszeit vertreten Sie Ihre/n Partner. Kennen Sie die von ihnen verordneten Präparate genau? Wissen Sie über die verschiedenen Dosierungen, Nebenwirkungen oder Interaktionen dieser Medikamente Bescheid? Mit einer abgestimmten Liste kennen Sie die verordneten Medikamente und Sie haben detailliertes Wissen darüber.

Wie geht man vor, wenn man eine abgestimmte Liste erstellen möchte?

■ Man muss sich fragen, ob es z. B. wirklich erforderlich ist, 10, 15 oder 20 Warenzeichen je Substanzklasse zu verordnen. Die Übersicht geht dabei leicht verloren. Wählen Sie also einige wenige Warenzeichen pro Substanzklasse aus. Zwischen etwaigen Praxispartnern muss natürlich eine Absprache erfolgen. Diese Liste bitte an die Apotheken in der näheren Umgebung weiterleiten.

■ Tätigen Sie nach Möglichkeit keine fachfremden Verordnungen. Mir ist bewusst, dass das nicht immer einfach ist. Das gilt besonders in ländlichen Gegenden. Es wird hier niemals eine hundertprozentige Quote geben. Aber sehr viele Verordnungen kann man an den Facharzt weitergeben. Viele Fachärzte sind dazu auch gerne bereit, zumal in vielen KVen die Arzneimittelrichtgrößen bei Fachärzten deutlich höher ausfallen. Außerdem stärken die Fachärzte so ihre Zuweiserbindung! Das muss den Patienten selbstverständlich auch verdeutlicht werden. Im Anhang (1) des Kapitels finden Sie dazu eine erklärende Mitteilung.

■ Durchforsten Sie die Entlassungsempfehlungen der Kliniken gründlich. Die Studienlage zur Patientencompliance ist eindeutig: Je mehr Medikamente die Patienten über den Tag verteilt einnehmen müssen, umso niedriger wird die Einnahmetreue. Kaum ein Mensch ist dazu in der Lage, bis zu zehn verschiedene Medikamente exakt einzunehmen!

■ Man muss auch einmal »nein« sagen können. Mit dieser Devise im täglichen

Umgang mit Patienten sollten Sie gut leben können. Die Kassen der Versicherer sind leer. Das wissen auch Ihre Patienten. Was man dazu benötigt, ist ein professionelles Anschreiben an Ihre Patienten. Ein Muster habe ich in den Anhang (2) dieses Kapitels gestellt.

■ Auch den Umgang mit der pharmazeutischen Industrie sollten Sie auf den Prüfstand stellen. Denken Sie einmal kurz nach: Wie viele Pharmareferenten haben Sie in der letzten Woche gesprochen? Und wie viele dieser Gespräche haben Ihnen, Ihren Patienten oder Ihrer Praxis wirklich Gewinn gebracht? Wenn es 20 Prozent waren, dann ist das schon eine gute Quote. Nach meiner Erfahrung liegt der Prozentsatz jedoch noch niedriger.

Warum empfangen die niedergelassenen Ärzte immer noch so viele Vertreter der Industrie, wenn diese ihnen keinen oder nur marginalen Nutzen bringen? Ist es die Mutter-Theresa-Haltung »Ich muss für alle da sein«? Oder bringen die Damen und Herren Abwechslung in den Alltag klagender Patienten? Fakt ist, dass sehr viel Zeit für unproduktive Gespräche aufgewendet wird.

Ändern kann man das, indem man die Vorgehensweise der Pharmareferenten kopiert. Jeder Mitarbeiter der Pharmaindustrie hat einige hundert bis tausend Ärzte in seinen Datensätzen, die theoretisch besucht werden könnten. Besucht werden jedoch lediglich zwischen einhundert und zweihundert. Diese Selektion kommt zustande, indem bestimmte Kriterien berücksichtigt werden:

■ Hat die Praxis ausreichend Patienten für mein Präparat?
■ Wie schaut es mit der menschlichen Chemie aus?
■ Wird der Arzt verordnen?

Niedergelassene Ärzte gehen in der Regel völlig anders vor: Es wird unkritisch jeder Pharmavertreter empfangen. Nur sehr wenige Praxen arbeiten anders. Natürlich benötigt man viele Informationen der Außendienstmitarbeiter. Manches ist sehr wertvoll für die Praxis und es gibt viele wirklich gute Mitarbeiter und Mitarbeiterinnen der Industrie.

Sie sollten sich eine Positivliste der Außendienstmitarbeiter anlegen. Nur noch diese werden empfangen. Steht der Mitarbeiter nicht auf der Liste, erhält er die Mitteilung im Anhang (3).

Und noch etwas Wichtiges: Nehmen Sie bitte nur die Arzneimittelmuster an, die auf Ihrer Liste stehen, und lehnen Sie die fertig gepackten Papiertüten der Generika-Anbieter grundsätzlich ab! Mit der Mär, dass man mit Mustern Kosten sparen kann, sollten Sie abschließen. Sparen kann man letztlich nur mit einem konsequent geplanten Einsatz von Arzneimitteln.

Richtgrößenprüfungen

Kommen wir nun zum Kapitel der Richtgrößenprüfungen und zur Frage, was alles berücksichtigt werden muss, will man wirtschaftlich verordnen. Der § 12 SGB V sagt aus, dass alle Leistungen, also auch alle Arzneimittelverordnungen

- zweckmäßig,
- ausreichend,
- wirtschaftlich und
- notwendig

sein müssen. Die Verordnung ist also zuerst einmal nur dann möglich, wenn sie diesem Paragraphen entspricht. Außerdem muss sie darauf ausgerichtet sein, einen Heilungserfolg zu erzielen oder Linderung zu bewirken. Weiterhin gelten die Arzneimittelrichtlinien des gemeinsamen Bundesausschusses (GB-A). So sagt z. B. der Absatz 12 dieser Richtlinien: »Für die Verordnung ist der therapeutische Nutzen gewichtiger als die Kosten. Dabei ist auch die für die Erzielung des Heilungserfolges maßgebliche Zeit zu berücksichtigen.«

Unter der Nr. 27 führt man aus: »Der Vertragsarzt soll bei der Verordnung von Arzneimitteln im Rahmen der Wirtschaftlichkeit auch den Preis des Arzneimittels berücksichtigen. Dies bedeutet nicht, dass nur preiswerte Arzneimittel verordnet werden dürfen. Auch teurere Arzneimittel können nach ärztlichem Ermessen im Hinblick auf die Erkrankung und die Umstände erforderlich sein.«

Für die Festbeträge gilt nach Nr. 28 dieser Richtlinien: »Der Preis eines Festbetragsarzneimittels allein ist kein Kriterium für die vertragsärztliche Wirtschaftlichkeitsprüfung im Einzelfall.«

Besonders wichtig ist dann noch das SGB V mit seinem § 70, 2. Dieser führt aus: »Die Krankenkassen und Leistungserbringer haben durch geeignete Maßnahmen auf eine humane Krankenbehandlung ihrer Versicherten hinzuwirken.«

Es ist also nirgends niedergelegt, dass immer nur »billig« verordnet werden muss oder nur Festbetragpräparate in Frage kommen. Erforderlich ist lediglich – und das ist tatsächlich entscheidend –, jede Verordnung durch eine geeignete Diagnose zu begründen. Beispiel: Sie verordnen statt eines preiswerten Diclofenac-Präparates bei einem Rheumapatienten ein teureres Antirheumatikum. Oder Sie verordnen einen AT-1-Blocker anstatt eines ACE-Hemmers. In solchen Fällen sollte dringend eine fundierte Begründung in der Patientenakte niedergelegt werden!

Begründungen für teurere Präparate sind z. B.:

- Bessere Wirkung
- Einfachere Einnahme, z. B. kleinere Tablette, falls Ihr Patient Schwierigkeiten mit der Einnahme hat.
- Bessere Compliance, z. B. durch eine Einmalgabe

- Bessere Verträglichkeit, weniger Nebenwirkungen
- Kontraindikationen anderer Medikamente
- Das bisher verordnete Präparat brachte keinen Erfolg.

Diese Begründung muss nur ein einziges Mal in Ihrer Dokumentation erscheinen. Damit haben sie belegt, dass Sie korrekt nach den Arzneimittelrichtlinien des GB-A und dem SGB V verordnet haben. Somit sind Sie in einem eventuellen Prüfverfahren auf einer relativ sicheren Seite, was die einzelne Verordnung betrifft. Falls Sie keine Begründung für die Wahl des teureren Medikamentes dokumentieren, wird der Prüfungsausschuss oder das Sozialgericht Ihnen die Frage stellen, warum Sie nicht preisgünstiger verordnet haben.

Bei einer Richtgrößenprüfung trägt der Arzt die Beweislast wirtschaftlicher Verordnungsweise. Kann er die Überschreitung nicht mit Praxisbesonderheiten begründen, erfolgt zwangsläufig ein Regress. Praxisbesonderheiten gehen immer vom Patienten aus. Im Prüfverfahren mit bestimmten Diagnose- oder Therapiemöglichkeiten zu argumentieren, die man anbietet, ist also wenig hilfreich. Bestimmte Patienten oder Patientengruppen können dagegen Praxisbesonderheiten sein:

1. Patienten, deren Behandlung besonders teuer ist. In Frage kommen z. B. pAVK-Patienten, Autoimmunerkrankungen, Patienten nach Transplantationen, HIV-Patienten etc.
   Grundsätzlich ist es sinnvoll, eine Aufstellung besonders teurer Patienten oder Fallgruppen anzufertigen und diese bereits mit der Quartalsabrechnung der KV einzureichen. Die Verordnungskosten sind darin besonders genau zu benennen. Der Prüfungsausschuss hat dann die Möglichkeit, diese Fälle zeitnah zu berücksichtigen! Siehe Anlage (4) Tabelle.

2. Patienten, die in Diagnose oder Häufigkeit unüblich für die Fachgruppe sind. Hier wäre z. B. ein Hausarzt betroffen, der sich auf die Behandlung phlebologischer Patienten spezialisiert hat und daher statistisch einen übergroßen Verordnungsanteil an niedermolekularen Heparinpräparaten aufweist.

Weitere Beispiele für Patientengruppen, die bei gehäuftem Auftreten eine Praxisbesonderheit für die entsprechende Fachgruppe darstellen:

- Diabetiker
- Hypertoniker
- Patienten mit Fettstoffwechselstörungen
- HIV-Patienten
- Asthmatiker
- Rheumatiker
- Allergiker
- onkologische Patienten
- magenkranke Patienten

- depressive Patienten
- kardiologische Patienten mit besonders hohem Aufwand
- besonders alte Rentner

Eine entscheidende Bedeutung kommt der Häufung dieser Patienten zu. Behandeln Sie z. B. sehr viele kardiologische Patienten mit besonders hohem Aufwand, so stellen Sie diese per EDV zusammen:

- Name und Geburtsdatum des Patienten
- Kasse und Status
- Diagnose
- Medikament/e
- Begründung für die Wahl des Medikamentes

Ihre EDV-Software sollte die Diagnose und Medikamente verknüpfen können. Leider leisten ältere Programme dies nicht, was die Sache etwas aufwändiger macht. Sie müssen dann diese Patienten einzeln ausfindig machen.

Falls die von der KV genannten Verordnungszahlen und die Daten Ihrer Praxis-EDV sich wesentlich widersprechen, sollten Sie von Ihrem Recht auf Akteneinsicht Gebrauch machen. Nach einem Urteil des Bundessozialgerichtes (Az. B. 6 KA 63/04 R) muss allerdings Folgendes zutreffen: »Eine nähere Überprüfung der elektronisch erfassten Einzelverordnungen ist nur dann erforderlich, wenn der betroffene Arzt substanziiert Einwendungen vorbringt oder das Prüfgremium selbst Zweifel hat.« Eine Ihrer Mitarbeiterinnen (mit einer schriftlichen Vollmacht) kann in der Geschäftsstelle des Prüfungsausschusses alle Ihre Rezepte fotokopieren und anschließend die Verordnungssummen addieren. Bei widersprüchlichen EDV-Daten sind letztlich die tatsächlich vorliegenden Rezepte für die Ermittlung der Verordnungssumme entscheidend.

Praxisbesonderheiten sollten ebenfalls substanziiert dargelegt werden; am besten ist der durch sie verursachte Mehraufwand in Euro anzugeben.

Wie hoch die Behandlungskosten oder die Anzahl bestimmter Diagnosen in anderen Praxen sind, dazu gab es in der Vergangenheit kaum Vergleichszahlen. Die KV Nordrhein hat einige Jahre lang Zahlen der hundert häufigsten ICD-Codes je Fachgruppe im Netz veröffentlicht. Allerdings waren diese Daten ziemlich schwierig auf der Homepage zu finden. In letzter Zeit stehen diese Daten leider nicht mehr zur Verfügung. Sie böten hervorragende Möglichkeiten, um zu belegen, dass die eigene Praxis bei bestimmten Patientengruppen eine größere Anzahl hat als der Durchschnitt – also eine echte Praxisbesonderheit! Für den Fall, dass die KVNo diese Seiten wieder freischalten sollte, nenne ich gern den Pfad dorthin: www.kvno.de/importiert/100icd_08-4.pdf

08 bezeichnet das Jahr und die 4 das Quartal. In der Vergangenheit konnte man immer die letzten vier abgerechneten Quartale aufrufen.

Für Orthopäden z. B. sahen die Daten im 4. Quartal 2008 so aus:

Rang	ICD-Code Nr.	ICD-Code	Anteil in %
1	M 54	Rückenschmerzen	37,6
2	M 17	Gonarthrose (Kniegelenk)	15,2
3	M 47	Spondylose	15,0
4	M 99	Biomechanische Funktionsstörungen	14,2
5	M 53	Sonstige Krankheiten der Wirbelsäule	11,9
6	M 75	Schulterläsion	11,7
7	Q 66	Angeborene Deformation der Füße	11,6
8	M 51	Sonstige Bandscheibenschäden	11,2
9	M 21	Sonstige erworbene Deformitäten der Extremitäten	10,6
10	M 42	Osteochondrose der Wirbelsäule	10,5
11	M 77	Sonstige Enthesopathien	10,3
12	M 16	Koxarthrose (Hüftgelenk)	9,1
13	M 19	Sonstige Arthrose	8,1
14	M 25	Sonstige Gelenkerkrankungen	7,7
15	M 41	Skoliose	7,3
16	M 81	Osteoporose ohne pathologische Fraktur	5,8

Je Fachgruppe wurden die hundert meistabgerechneten ICD-Codes benannt. Falls Sie Interesse an Daten anderer Fachgruppen aus 2008 haben, sprechen Sie uns bei *HCC Better Care* in Köln bitte an.

Gegen einen evtl. Regressbescheid sollten Sie fristgerecht, d. h. innerhalb eines Monats schriftlich Beschwerde bei der Geschäftsstelle des Prüfungsausschusses einlegen und zur Begründung auf Ihre Praxisbesonderheiten hinweisen.

Anlage 1: Informationsschreiben für Patienten bei fachfremden Verordnungen

Sehr geehrte Besucher unserer Praxis, liebe Patienten,

wir stehen Ihnen gerne als kompetente und verlässliche Partner zur Seite. Dazu bringen wir zu Ihrem Wohl unseren persönlichen Einsatz sowie unsere Fachkunde ein.
Leider müssen wir uns dabei an den von außen vorgegebenen Rahmenbedingungen orientieren. Daher haben wir zur klaren Strukturierung unseres eigenen Handelns und zur qualitätsorientierten Behandlung Ihrer Gesundheitsprobleme praxisinterne Leitlinien für die Therapie bestimmter Erkrankungen erarbeitet. Diese Arzneimittelliste ermöglicht zudem den Apotheken, die verordneten Medikamente leichter vorrätig zu halten. Gleiche Erkrankungen werden somit auch gleich behandelt.

Da, wo echte Einsparpotenziale vorliegen, haben wir uns auch auf politischen Druck hin entschließen müssen, noch deutlicher wirtschaftlich günstig zu verordnen (z. B. gleiches Produkt zu niedrigerem Preis). Das bedeutet: Wir orientieren uns u. a. an den Behandlungsempfehlungen der von uns um Rat ersuchten Facharztkollegen oder der Krankenhäuser. Sie haben sicher Verständnis dafür, wenn wir Sie bitten, die Arzneimittelverschreibungen, die nicht durch uns begonnen wurden, auch von den Verordnern der Therapie weiter gewährleisten zu lassen. Wir können in unserer Praxis nicht die budgetrechtliche Verantwortung für durch Fachkollegen geplante Behandlungen übernehmen (Stichwort: Folge- oder Weiterverordnungen). Dies gilt umgekehrt selbstverständlich genauso.

Wir verwenden für die Therapie ausschließlich unsere eigene praxisinterne Liste mit Qualitätsarzneien. Medikamentennamen können neu sein, unser Qualitätsanspruch ist das nie! Das gilt auch bei Verordnungen für Arztkollegen, die wir vertreten. Es kann sein, dass die Namen der Arzneien abweichen. Eine hohe Qualität ist jedoch immer gewährleistet. Dieses Vorgehen haben wir auch mit den von uns vertretenen Kolleginnen und Kollegen so abgesprochen!

Sie dürfen sich auf uns verlassen und darauf, dass wir Sie immer qualitätsorientiert und mit hochwertigen Arzneimitteln behandeln. So wird eine feste Behandlungspartnerschaft zu Ihrem Wohlergehen geschmiedet, die ihren Namen wirklich verdient!

Ihre Gesundheitspartner

Anlage 2: Informationsschreiben für Patienten

Liebe Patientin, lieber Patient,

wir stehen Ihnen immer als kompetenter und verlässlicher Partner zur Seite, besonders dann, wenn Sie uns besonders brauchen! Dazu bringen wir zu Ihrem Wohl unseren persönlichen Einsatz und unsere Fachkunde ein.

Wir müssen uns dabei leider auch an den politisch gesetzten Rahmenbedingungen orientieren und zähneknirschend einiges uns Vorgeschriebene akzeptieren. Das hat zur Folge: Nicht alles, was diagnostisch oder therapeutisch wünschenswert ist, kann weiterhin mit der gleichen Selbstverständlichkeit zur Verfügung stehen. Besondere Bedeutung hat dies im Bereich der Arzneimitteltherapie.

Uns waren bei Arzneimittelverordnungen früher schon enge Grenzen gesetzt, aber jetzt liegen die Daumenschrauben der Budgets dramatisch enger: Trotz des massiven Protestes der Ärzteschaft auf allen politischen Ebenen sind uns Quotierungen zu verschiedenen Arzneimittelgruppen aufgezwungen worden. Leider haben in der Politik und auch bei unseren Vertretern der Kassenärztlichen Vereinigung unsere medizinischen Argumente kein Gehör gefunden.

In der Konsequenz bedeutet dies, dass nur noch unbedingt notwendige Arzneimittel zulasten der Versicherungen verordnet werden dürfen. Diese Vorgaben müssen wir strikt beachten, da Verstöße für uns Ärzte schwerwiegende Folgen haben. Leider sind wir als Erfüllungsgehilfen politischer Zwangsmaßnahmen in die »Neinsager«-Funktion gedrängt worden, ohne dass wir dagegen etwas unternehmen können.

Wir werden trotz dieser Bedingungen weiterhin in der Lage sein, eine qualifizierte Top-Medizin mit Einsatz hochwirksamer (und dann auch höherpreisiger) Arzneimittel sicherzustellen. Aber das bedeutet Einschränkungen im Bereich »Das kann man machen«. Wir sichern Ihnen allerdings zu, dass eine qualifizierte Behandlungspartnerschaft im Bereich »Das muss man machen« jederzeit erfolgen wird. Wir sind also, wenn es absolut notwendig wird, immer an Ihrer Seite! Dazu benötigen wir Ihr Verständnis für die Notwendigkeit, an anderer Stelle auch Einschränkungen mitzutragen.

Dr. med. xy

Anlage 3: Informationsschreiben für Pharmareferenten

Liebe Vertreterinnen und Vertreter der pharmazeutischen Industrie,

leider sehe ich mich gezwungen, unsere Zusammenarbeit neu zu regeln. In den letzten Jahren ist der Aufwand, der für Bürokratie in unseren Praxen anfällt, immer größer geworden. EBM, Regresse, Leitlinien, Qualitätsmanagement sowie Disease-Management-Programme, um nur einige Faktoren zu nennen, nehmen uns niedergelassenen Ärztinnen und Ärzten immer mehr die Zeit, unserer eigentlichen Aufgabe nachzukommen: Unsere Patienten angemessen zu behandeln! Nach statistischen Untersuchungen nimmt die Bürokratie im Arbeitstag eines niedergelassenen Arztes zurzeit ca. 30 Prozent in Anspruch – Tendenz stark steigend!

Ich sehe mich daher gezwungen, lieb gewonnene Gewohnheiten zu ändern, um meiner eigentlichen Aufgabe nachkommen zu können. Ab sofort werde ich nur noch diejenigen Pharmareferentinnen und Pharmareferenten empfangen, mit deren Unternehmen wir zusammenarbeiten, d. h. deren Präparate wir verordnen. Dadurch stellen wir sicher, die notwendigen Informationen zum Präparat zu bekommen.

Unser Team an der Anmeldung verfügt über eine Auflistung der Firmen, die weiterhin von uns empfangen werden. Alle anderen können aus zeitlichen Gründen lediglich wissenschaftliche Literatur an unserer Anmeldung abgeben. Sollte Ihr Präparat für uns interessant sein, werden wir uns mit Ihnen in Verbindung setzen. Alle Ihre Unterlagen werden gewissenhaft von mir persönlich durchgesehen. Das ist ein Versprechen!

Die Besucher, die wir nun nicht mehr empfangen können, seien damit getröstet, dass sie durch die neue Vorgehensweise eine offene und ehrliche Einschätzung der Verordnungssituation ihrer Präparate in unserer Praxis bekommen. Sie können sich nun um die Kolleginnen und Kollegen kümmern, bei denen sie bessere Chancen für ihre Präparate haben!

Ihr Dr. xy

Anlage 4: Tabelle zur quartalweisen Darlegung der besonders teuren Patienten

Name, Vorname	Geburts-datum	Kasse	Diagnose	Therapie	Begrün-dung	Kosten im Quartal

Unternehmenskonzepte

Kenner unseres Gesundheitswesens sind der Meinung, dass es ca. 20 bis 30 Prozent zu viele Kassenärzte gibt. So hat das Wissenschaftliche Institut der AOK (WIdO) 2007 Zahlen veröffentlicht, woraus hervorgeht, dass z. B. im hausärztlichen Bereich 306 von 395 Planungsbezirken bis zu 150 Prozent überversorgt sind! Selbstverständlich muss man attestieren, dass es auch Unterversorgung gibt.

Schaut man sich die Situation im internationalen Vergleich an, so wird man feststellen, dass auf die Bevölkerungsdichte bezogen Deutschland in der Tat über mehr niedergelassene Ärzte verfügt als andere Länder. Eine Erklärung liegt im deutschen System begründet: Die KVen fragten lange Zeit nicht nach der wirtschaftlichen Effizienz einer Praxis, sondern standen auf dem Standpunkt, dass es allen gut gehen muss, die an diesem System partizipieren. Im Zeichen knapper werdender Ressourcen findet jetzt ein Umdenken statt. Selbst der KBV-Vorsitzende Dr. Andreas Köhler äußerte sich sinngemäß, dass man in Zukunft nicht mehr alle Ärzte »gleich lieb haben wird«. Darauf sollten Sie sich als Praxisinhaber einstellen!

»Der Einzelkämpfer ist tot.« Dieser oft gehörte Spruch ist nicht ganz richtig. Es wird auch weiterhin die Möglichkeit geben, als Einzelpraxis zu bestehen. Jedoch müssen die Ärzte in Einzelpraxen mit einem deutlich höheren Zeitaufwand arbeiten als Mediziner in Mehrarztpraxen. Außerdem wird die Gewinnsituation der Einzelpraxis deutlich schlechter sein. Zur kleinen Einzelpraxis ein bezeichnendes Zitat von Prof. Hurrelmann (Univ. Bielefeld):

> »Die kleine Arztpraxis wird zu einem Tante-Emma-Laden der Medizin. Liebenswert, gemütlich, umständlich, langsam, aber ganz persönlich.«

Ich denke, er trifft den Nagel auf den Kopf. Wir alle haben die kleinen Lebensmittelläden geliebt und betrauern ihren Abgang. Wir waren und sind dennoch nicht bereit, weiterhin dort einzukaufen, weil die großen Einzelhandelsketten uns mehr Vorteile bieten. In der Preisgestaltung wie im Service!

Genauso werden die Patienten in Zukunft mit den Füßen abstimmen, welche Praxis wirtschaftlich erfolgreich sein wird und welche nicht. Die Patienten haben heute eine »Volkskrankheit«, wie es RA Schade, Wiesbaden, ausführt. Diese Krankheit heißt »Angina Temporis« – chronischer Zeitmangel. Das erklärt den Erfolg von Ärztehäusern und Praxen, die aus mehreren Fachgruppen bestehen. Die Patienten finden viele Spezialisten unter einem Dach vor und fühlen sich daher gut versorgt!

Ein weiterer Vorteil für Mehrarztpraxen sind die Kostenvorteile. Rechnet man heute für eine Einzelpraxis, je nach Fachgruppe, 50 bis 55 Prozent Kosten, so erreichen Praxen mit mehreren Medizinern deutlich günstigere Kostensätze, was auch logisch erscheint, da man sich Räume, Personal und Geräte teilt.

Hier noch einmal die Vorteile von Mehrarztpraxen auf einen Blick:

Weniger Kosten = mehr Gewinn
Weniger Zeitaufwand = mehr Freizeit
Höhere Patientenakzeptanz = mehr Patienten

Welche Wege bieten sich heute an, wenn man dem Einzelkämpfertum entkommen will? Es sind Kooperationsformen wie Gemeinschaftspraxis (Berufsausübungsgemeinschaft BAG), Praxisgemeinschaft und Medizinisches Versorgungszentrum (MVZ).

1 Gemeinschaftspraxen (BAG)

Eine gute Möglichkeit der Kooperation für niedergelassene Ärzte. Vorteile der BAG unter einem Dach gegenüber der Einzelpraxis:

■ Deutliche Kostenvorteile. Nichts schlägt effektiver bei der Gewinnsteigerung durch als eine Reduktion der Kosten. 55 Prozent Kosten in einer (Hausarzt-) Einzelpraxis sind die Norm. Ich habe viele BAGs beraten, die Kostensätze um die 30 bis 35 Prozent auswiesen. Mein absoluter Spitzenreiter war dabei eine hausärztliche Vierer-BAG mit einem Kostensatz von 19 Prozent!

■ Aufteilung der unternehmerischen Aufgaben. Der Einzelkämpfer muss sich selbst um alles kümmern, was die Leitung der Praxis betrifft. In der Vergangenheit war das noch zu machen, obwohl wir als Berater mittlerweile einen Zeitbedarf für Bürokratie von über 30 Prozent im Praxisalltag des Einzelpraxisinhabers gemessen haben. In Zukunft werden viele Aufgaben alleine kaum mehr optimal zu bewältigen sein. Beispielhaft seien hier nur die verschiedenen Disease-Management-Programme oder das Qualitätsmanagement genannt. In Kooperationen können sich unterschiedliche Personen um die jeweiligen Bereiche kümmern. Weitere Felder, die in der Absprache bzw. Aufteilung der Aufgaben besser zu bewältigen sind:
  ■ Personalführung
  ■ Abrechnung und Steuern
  ■ Außendarstellung der Praxis (z. B. Zuweiserbetreuung oder Internet)
  ■ EDV und Kommunikationsmedien

- Gestaltung der Praxisräume, Ambiente
- Abrechnung (GKV + PKV)

■ **Bessere Chancen im Gesundheitsmarkt.** Da ist zum einen die bessere Akzeptanz der Patienten zu nennen. Mehrarztpraxen können verschiedene Ausrichtungen bieten: diverse Fachrichtungen, Schulmedizin, sanfte Medizin, alternative Medizin oder unterschiedliche Ausrichtungen im Selbstzahlermarkt. Die Arztpraxis sollte jedoch tunlichst darauf achten, eine funktionierende Arzt-Patienten-Beziehung zu gewährleisten. Besonders im Hausarztbereich ist das sehr wichtig. Die Möglichkeit, mit dem eigenen Arzt ein Gespräch zu führen, ist für chronisch kranke Patienten eine wichtige Voraussetzung für ein stabiles Vertrauensverhältnis zu ihrem Arzt. Dies kann jedoch über ein funktionierendes Zeit- bzw. Schichtmanagement gewährleistet werden.

Auf der anderen Seite bieten sich gute Chancen als Vertragspartner der Krankenkassen an. In einem neu entstehenden Gesundheitsmarkt, der sich neben der GKV schon heute in seinen Grundzügen darstellt, werden sich insbesondere große Gemeinschaftspraxen oder MVZ sehr gut etablieren können.

■ **Günstigere GKV-Honorare** in Form von 10 Prozent Aufschlag auf das Regelleistungsvolumen. Auch schon in der Vergangenheit wurde die Gemeinschaftspraxis mit einem Aufschlag beim GKV-Honorar gefördert. In der Presse wird zurzeit von einigen, selbstverständlich Einzelkämpfern gegen diese Aufschläge für die BAGs polemisiert. Ich halte die Politik der KVen, Aufschläge zu zahlen, für sinnvoll. Das gesamte Spektrum der Aufgaben wird für die Einzelkämpfer eine kaum lösbare Aufgabe darstellen. Daher ist das »Zuckerbrot« der KVen völlig gerechtfertigt. Außerdem würden sich die Praxen, falls die Förderung der BAGs nicht gezahlt würde, zu Praxisgemeinschaften zusammenschließen. Und das könnte für das System noch deutlich teurer werden!

> **Je größer eine Praxis ist, umso zukunftssicherer wird sie im Markt bestehen können!**

Manche Gemeinschaftspraxen scheitern nach einiger Zeit. Nach meinen Erfahrungen sind es fast immer die Gewinnverteilung, die Eigentumsverhältnisse oder das Stimmrecht, die dieses Scheitern hervorrufen. Für jeden Kooperationsvertrag ist es daher überaus sinnvoll, einen mit der Materie vertrauten Anwalt einzubeziehen. Die Kosten dafür lohnen allemal, auch wenn Ihnen die Honorarsätze der Anwälte sehr hoch erscheinen sollten. Viele Ärzte meinen dagegen, man könne sich mit einem Standardkooperationsvertrag begnügen. Das funktioniert in den wenigsten Fällen, denn die Menschen sind zu unterschiedlich. Es sind

- die Mentalität,
- die Arbeitsbereitschaft,
- der Wunsch nach Freizeit,
- das Streben nach materiellem Gewinn,
- die Qualifikation,
- die Qualität der Arbeit
- und als wichtigster Faktor die Kommunikationsfähigkeit, die sie unterscheiden.

Von großer Bedeutung für das Funktionieren der Gemeinschaft sind daher die Verteilung der Gewinne und die Vertragsausarbeitung durch einen strikt neutralen Gestalter. Es ist wichtig, den Gewinn entsprechend der Ergebnisse zu verteilen, die erbracht werden. Eine Gleichverteilung ist der Keim zum Scheitern der Kooperation. Das Thema Gewinnverteilung wird im nächsten Kapitel *Praxisfusionen* noch detaillierter besprochen!

Führen Sie schon heute zu zweit eine BAG, so sollten Sie eine noch professionellere Ausrichtung Ihres Unternehmens auf den Gesundheitsmarkt überdenken, falls die baulichen Gegebenheiten umgesetzt worden sind, die im Kapitel *Raumnutzung und Praxisablauf* ausführlich besprochen wurden. Es kann ein weiterer Arzt eingestellt werden, und das Ärzteteam arbeitet dann im Schichtbetrieb! Zu Beginn der Tätigkeit kann das durchaus ein Zeitentlastungsassistent (Jobsharingpartner oder Teilzulassung, siehe Abschnitt 3 des Kapitels) sein. Das gilt jedoch nur dann, wenn Ihr Planungsbereich für Neuzulassungen gesperrt ist. Der Zeitentlastungsassistent bringt leider kein weiteres Budget mit, bedeutet jedoch eine echte Entlastung für das Ärzteteam. Ist Ihr Planungsbezirk dagegen offen für Neuniederlassungen, sollte Ihr neuer Partner selbstverständlich einen Kassenarztsitz anstreben!

Wie das Ganze funktionieren kann, zeigt noch einmal die Tabelle, die schon im Kapitel *Raumnutzung und Praxisablauf* beschrieben wurde:

	31. KW	32. KW	33. KW	34. KW	35. KW
8–13 Uhr	Arzt A	Arzt C	Arzt B	Arzt A	Arzt C
	Arzt B	Arzt A	Arzt C	Arzt B	Arzt B
13–18 Uhr	Arzt C	Arzt B	Arzt A	Arzt C	Arzt A

2 Ortsübergreifende BAG

Leider ist das die tendenziell schlechtere Möglichkeit, denn es entfallen viele Kostenvorteile gegenüber einer Praxis unter einem Dach. Es gibt zwar ebenfalls die Zuschläge beim Honorar, jedoch sprechen viele »Insider« hier von einem Gestaltungsmissbrauch der Honorarordnung. Man wird abwarten müssen, ob der Zuschlag in Zukunft weiter gezahlt wird!

Strategisch sinnvolle Hintergründe für eine ortsübergreifende BAG sind:

- Die Praxen ergänzen sich im medizinischen Spektrum
- Zur Vorbereitung auf eine Fusion unter einem Dach
- Optimierung der Marktposition in einer Stadt oder Region
- Zur Markenbildung

3 Zeitentlastungsassistenten (Jobsharing)

Diese Möglichkeit wurde mit dem 2. NOG geschaffen. Der Zeitentlastungsassistent soll die Möglichkeit zur Entlastung bieten, wie der Name schon sagt. Das ist z. B. sinnvoll, wenn Sie im GKV-Bereich Entlastung suchen, um sich anderen, evtl. lukrativeren Tätigkeitsfeldern widmen zu können. Außerdem soll er älteren Praxisinhabern den langsamen Ausstieg aus der Praxis ermöglichen.

Sinnvoll ist der Zeitentlastungsassistent nur dann, wenn ein gesperrtes Gebiet für Neuniederlassungen vorliegt. Die Nachteile gegenüber einer Vollzulassung sind sonst in jedem Fall zu hoch, wie gleich zu sehen sein wird.

Grundsätzlich gibt es zwei Möglichkeiten, einen Zeitentlastungsassistenten anzustellen:

1. Jobsharing in Gemeinschaftspraxen (§ 101, SGB V, Abs. 1, Nr. 4). Diese Form ist nach außen eine echte BAG. Der neue Partner steht also auch auf dem Stempel und dem Praxisschild, hat jedoch eine beschränkte Zulassung, da er sich den Kassenarztsitz mit einem Kassenarzt teilt. Der Kooperationsvertrag muss von der KV genehmigt werden (Zulassungsausschuss). Jeder Arzt haftet für seine Tätigkeit selbst. Nach fünf Jahren ist der Juniorpartner auf der Bewerberliste an erster Stelle, falls der Senior die Praxis abgeben will. Nach zehn Jahren erhält der Junior eine Vollzulassung.

   Wie beschrieben ist diese Möglichkeit nur dann sinnvoll, wenn der Senior langsam aussteigen will oder andere Tätigkeitsfelder, wie z. B. Non-GKV-Leistungen zu erbringen, anstrebt.

   Für den Juniorpartner ist es außerdem allemal sinnvoll, parallel einen Antrag auf Vollzulassung zu stellen, da Jobsharingpartner auf der Bewerberliste relativ hoch eingestuft werden. Es ist also in der Regel davon auszugehen, dass, falls ein

Sitz frei wird, relativ kurzfristig eine Vollzulassung erteilt werden kann!

2. Anstellung als ganztags oder halbtags beschäftigter Arzt (§ 101, SGB V, Abs. 1, Nr. 5). Diese Variante ist nur sinnvoll zur Entlastung des Seniors. Der oder die Juniorpartner (zwei halbtags Beschäftigte) erscheinen nicht auf dem Praxisschild oder Stempel und der Senior haftet für seine Angestellten. Dieser Vertrag muss der KV vorgelegt werden.

Für beide Varianten gilt: Die Partner müssen der gleichen Fachgruppe angehören und dürfen ihre Leistungsmenge nicht mehr als 3 Prozent ausweiten (Punktzahlvolumen). Allerdings können seit dem VÄndG 1.1.2007 diese Zuwachsbeschränkungen für die Jobsharingpartner aufgehoben werden, wenn eine Unterversorgung festgestellt wird!

Durch die Zuwachsbeschränkung ist der Jobsharingpartner nur die zweitbeste Lösung. Es kann deutlich sinnvoller sein, Teile der eigenen Zulassung an den Partner zu übertragen. Das ist seit dem 1.1.2009 möglich. Die Praxis entgeht somit der Zuwachsbeschränkung des Jobsharingpartners. In dieses Verfahren der Übertragung von Anteilen an der Praxis sollten Sie unbedingt Ihren Steuerberater einbeziehen. Es kann steuerlich sehr ungünstig für Sie sein, Teile Ihrer Zulassung in mehreren Abschnitten zu übertragen. Auch hier bieten sich Lösungsmöglichkeiten: Eine 0-Prozent-Partnerschaft wäre eine zu diskutierende Option. In diesem Verfahren erwirbt der eintretende Partner im ersten Schritt entgeltlich keinen Praxisanteil.

Einen Trumpf hat der Jobsharingpartner jedoch noch im Ärmel: Er rückt auf der Bewerberliste der Bedarfsplanung weiter nach oben!

Sie sehen also, dass es gar nicht so einfach ist, die Wahl für das bessere Verfahren zu treffen. Investitionen in externe Berater sind hier dringend angeraten.

4 Partnerschaftsgesellschaft

Dies ist eine sehr sinnvolle Kooperationsform, die eigenartigerweise bei Ärzten kaum genutzt wird. Diese Rechtsform gibt es bei den Anwälten schon länger. Hintergrund ist, dass auch in diesem Beruf enorm viel Fachwissen präsent sein muss, was der Einzelne alleine nicht mehr optimal leisten kann. Kein Anwalt kann Top-Spezialist für Familien-, Arbeits-, Wirtschafts- und Verkehrsrecht sein. In der Partnerschaftsgesellschaft schließen sich mehrere Spezialisten unter einem Namen zusammen. So findet der Mandant in einer Kanzlei seinen Anwalt für alle Fälle!

Die Gesellschaft für Mediziner firmiert unter einem Namen, z. B.:

> Dr. Kröger und Partner
>
> Dr. Siegfried Kröger
> Facharzt für Allgemeinmedizin
>
> Dr. Peter Meyer
> Facharzt für innere Medizin
>
> Dr. Irene Grün
> Fachärztin für Hautkrankheiten
>
> Rainer Oberdorf
> Psychotherapeut
>
> Andrea S. Schwabe
> Dipl.-Oecotrophologin

Diese Gesellschaftsform ist ideal geeignet, wenn sich der Seniorpartner aus dem Geschäft zurückziehen will. In jedem Fall behält er die Kontrolle über die Gesellschaft und kann sich weiter um die Privatpatienten und die Urlaubsvertretungen kümmern.

Wie schon besprochen suchen Patienten mehrere Spezialisten unter einem Dach. Die Partnerschaftsgesellschaft bietet diesen Vorteil unter einem Namen, Praxisschild und Briefkopf.

Ein weiterer Vorteil entsteht durch die Integrationsmöglichkeit anderer Gesundheitsberufe, außer Heilpraktikern. Es werden dadurch viele Problemlösungen aus einer Hand angeboten. Präventive Non-GKV-Leistungen können z. B. durch Oecotrophologen, Krankengymnasten, Ergo- oder Physiotherapeuten in die Gesellschaft integriert werden. In dieser Form wird eine Maximalversorgung von GKV-Patienten unter Umständen auch durch eine Zuzahlung ermöglicht.

Die medizinische Partnerschaftsgesellschaft muss anders als die der Anwälte unter einem Dach praktizieren und rechnet zurzeit noch mit einer Abrechnungsnummer bei der KV ab. Die Gewinnverteilung wird intern durch Verträge geregelt.

5 Medizinische Versorgungszentren

MVZ wurden durch das GMG zum 1.1.2004 möglich gemacht. Sie sind fachübergreifend unter einem Dach organisiert. Das MVZ soll fachübergreifend und interdisziplinär seine Leistungen durch angestellte Ärzte erbringen. Diese Zusammenarbeit soll Patienten umfassend »aus einer Hand« versorgen. Bis zum »Vertragsarztrechtsänderungsgesetz« mussten die Fachrichtungen tatsächlich völlig unterschiedlich sein. Seit Anfang 2007 können auch z. B. Internisten verschiedener fachärztlicher Ausrichtung ein MVZ bilden. Fachübergreifend bedeutet jetzt: »wenn in ihr Ärzte mit verschiedenen Facharzt- oder Schwerpunktbezeichnungen tätig sind«. Das heißt jedoch keinesfalls, dass Hausärzte unterschiedlicher Ausbildung alleine ein MVZ gründen können, z. B. Allgemeinärzte, Pädiater oder Internisten.

Die Anstellung eines Arztes in einem zugelassenen medizinischen Versorgungszentrum bedarf der Genehmigung des Zulassungsausschusses. Betreiber dieser Zentren können niedergelassene Ärzte oder auch Krankenhäuser sein, was sicherlich zu einer weiteren Verschärfung des Wettbewerbes im ambulanten Bereich führen wird. Das MVZ muss zwar von einem Arzt geleitet werden, dies kann jedoch auch ein externer Arzt sein. In MVZ, die von einem Krankenhaus initiiert werden, sind es daher sehr häufig Chefärzte, welche die medizinische Leitung übernehmen. Wichtig ist in jedem Fall, dass jeder medizinische Leiter weisungsungebunden sein muss. Damit wird sichergestellt, dass keine wirtschaftlichen Belange Einfluss auf die Patientenbehandlung nehmen können. Kaufmännischer Leiter eines MVZ kann durchaus ein Nichtmediziner sein.

Als Rechtsform lässt der Gesetzgeber viele Möglichkeiten zu. Im SGB V kommt zum Ausdruck, dass alle zulässigen Rechtsformen möglich sind, also z. B. GmbH oder AG. Kaum möglich werden jedoch OHG oder KG sein, da der ärztliche Beruf kein Gewerbe ist (HGB bzw. BÄO). In der Regel sind es daher Gesellschaften Bürgerlichen Rechts oder GmbHs, insbesondere bei Klinik-Trägerschaft.

Im SGB V werden Medizinische Versorgungszentren als fachübergreifende, ärztlich geleitete Einrichtungen definiert. In diesen Zentren tätig werden dürfen nur Ärzte, die in das Arztregister eingetragen und als Angestellte oder Vertragsärzte tätig sind.

Sicherlich bieten die MVZ eine gute Möglichkeit der ärztlichen Tätigkeit, z. B. wenn man als Berufsanfänger selbst kein unternehmerisches Risiko eingehen möchte. Auf der anderen Seite ist es für bereits niedergelassene Ärzte schon mit einem gewissen Risiko behaftet, sich im MVZ anstellen zu lassen. Man verliert durch die Anstellung den eigenen Kassenarztsitz und erhält ihn nicht sofort zurück, falls man wieder ausscheiden möchte. Diese Möglichkeit bietet sich erst nach fünf Jahren Tätigkeit im MVZ. Allerdings ist den MVZ die Chance zur Verdoppelung der Arztsitze auf diesem Weg seit dem 1.1.2007 (VändG) genommen worden. Wenn man genau hinschaut, war dies der wichtigste Vorteil, den ein MVZ gegenüber einer BAG hatte. Dieser besteht nun nicht mehr. Im Klartext bedeutet dies: Für niedergelassene Ärzte sind die Vorteile des MVZ kaum noch vorhanden, wohl aber für Kliniken, die auf diesem Weg in die ambulante Versorgung einsteigen!

Das MVZ, genau wie die Gemeinschaftspraxis, hat jedoch einen anderen bedeutenden Nachteil: Man rechnet mit einer Abrechnungsnummer ab. Das bedeutet, es entsteht immer nur ein Fall, auch wenn der Patient sich im gleichen Quartal bei mehreren Ärzten in Behandlung begibt. Für fachgruppenübergreifende Arztpraxen ist das eine echte Benachteiligung. Die Zuschläge, die die KV dem MVZ und der fachübergreifenden BAG gewährt, unterscheiden sich etwas von dem Verfahren bei der fachgleichen BAG. Die Höhe dieses Aufschlages orientiert sich an der Anzahl der vertretenen Fachrichtungen: Für maximal sechs Arztgruppen gibt es einen RLV-Aufschlag von jeweils 5 Prozent pro Arztgruppe, für jede weitere Fachgruppe einen Aufschlag von 2,5 Prozent, jedoch maximal 40 Prozent.

Neuerdings werden MVZ verstärkt mit Krankenversicherern zusammen gegründet. Die GKV-Versicherer versprechen sich dadurch eine besser abgestimmte Behandlung ihrer Patienten, aber auch einen Werbeeffekt für ihre Kasse. Begonnen haben damit die Techniker Kasse mit der »Atrio-Med«-Kette und die DAK mit »MediPlaza«. Die BKKs vergeben ein Gütesiegel für MVZ, die bestimmten Qualitätskriterien entsprechen: »Gesundheit im Zentrum«. Die privaten Versicherer agieren so schon seit einigen Jahren, wie die DKV mit ihren »goMedus«-Zentren.

Die Zeit der Markenbildung und der Ketten hat also begonnen. Es wird Zeit, dass die niedergelassenen Ärzte das erkennen und nun ebenfalls handeln (Kapitel *Praxisfusionen*).

KBV-Daten zu Medizinischen Versorgungszentren zum 1.1.2009:

Anzahl der Zulassungen	1206
Gesamtzahl der im MVZ tätigen Ärzte	5536
Ärzte in Anstellungsverhältnis	4270
MVZ-Größe	Ø 4,6 Ärzte
Vorwiegende Gründer	Vertragsärzte und Krankenhäuser
MVZ in Trägerschaft von Vertragsärzten	54,1 Prozent
MVZ in Trägerschaft eines Krankenhauses	37,4 Prozent
Vorwiegende Rechtsformen	GmbH, GbR, Partnerschaft
Am häufigsten beteiligte Facharztgruppen	Hausärzte und Internisten

Die Vorteile des MVZ:

- Deutlich mehr Zeit für die medizinischen Aufgaben, da ein professionelles Management genutzt werden kann
- Kooperation auch mit Nichtmedizinern, z.B. Apotheken, Reha-Einrichtungen usw.
- Abgestimmtes ärztliches Handeln untereinander, dadurch evtl. Vermeidung von Doppeluntersuchungen, und enges Zusammenarbeiten aller Beteiligten
- Kein unternehmerisches Risiko für angestellte Ärzte

- Günstigere Kostenprofile durch gemeinsame Nutzung der diagnostischen und therapeutischen Möglichkeiten
- Durch die fachübergreifende Gestaltung (Versorgungszentrum) bietet sich die Möglichkeit einer Spezialisierung auf bestimmte Krankheitsbilder. Für viele Patienten stellt dies augenscheinlich einen Gewinn an Kompetenz dar. Dies bedeutet einen echten Marktvorteil des Zentrums (Kompetenzzentrum).
- Hieraus ergibt sich auch die Möglichkeit, diese Leistungen im Rahmen der integrierten Versorgung den Krankenversicherern anzubieten.

6 Integrierte Versorgung

Ein Hemmschuh für die Weiterentwicklung des Gesundheitswesens ist die strikte sektorale Trennung der Bereiche. Der ambulante, stationäre, Pflege-, Arznei- und der Rehabilitationssektor arbeiten völlig abgeschottet nebeneinander her. Patienten müssen daher heute häufig selbst tätig werden, falls sie einen dieser Bereiche verlassen und einen anderen Bereich aufsuchen wollen oder müssen. Es fehlen schlichtweg die adäquaten Ansprechpartner. Mehrfachuntersuchungen und erhöhte Kosten sind weitere Nachteile dieses Systems.

Das notwendige Ziel, mit wenig Mitteln ein optimales Ergebnis zu erhalten, kann in solchen Konstellationen kaum erreicht werden. Die Folgen sind häufig Unter-, Über- oder Fehlbelegungen in bestimmten Bereichen. Gerade die Überalterung der Gesellschaft wirkt sich in dieser Situation verschärfend aus. Ein enormer Anstieg der Kosten durch immer mehr chronisch kranke Menschen und häufige Multimorbidität erfordern neue Strukturen. Denn nur ein sektorübergreifendes Handeln ermöglicht bessere Ergebnisse auch bei eingeschränkten Mitteln!

Da die finanziellen Anreize völlig anders gesetzt waren, hatte bis dato kaum jemand ein echtes Interesse daran, sektorübergreifend zu agieren – außer den Patienten selbstverständlich!

Mit dem GMG vom 1.1.2004 wurde das anders. So sagt der § 140 a SGB V – neu: *Abweichend von den übrigen Regelungen dieses Kapitels können die Krankenkassen Verträge über eine verschiedene Leistungssektoren übergreifende Versorgung der Versicherten oder eine interdisziplinäre-fachübergreifende Versorgung mit den in § 140 Absatz 1 genannten Vertragspartnern abschließen. Soweit die Versorgung der Versicherten nach diesen Verträgen durchgeführt wird, ist der Sicherstellungsauftrag nach § 75 Absatz 1 eingeschränkt.*

Die Möglichkeiten, die sich daraus ergeben:

■ Option auf Einzelverträge verschiedener Leistungserbringer.
■ Dadurch eine Versorgung bzw. Behandlungspfade »aus einer Hand«. Neue Vertrags- und Vergütungsformen werden ermöglicht.
■ Regelleistungsvolumina werden durch alternative Vergütungsformen umgangen.

Ein wichtiges Argument für die integrierte Versorgung, die Anschubfinanzierung, ist zum 1.1.2009 weggefallen. Das Interesse vieler Versicherer an dieser Versorgungsform ist daher deutlich geringer geworden.

7 Vernetzung

Eine Möglichkeit, nicht nur für Einzelpraxen, die Herausforderungen der Zukunft zu meistern, ist die Vernetzung. Der ehemalige Berliner KV-Vorsitzende Dr. Roderich Nehls sagt dazu:

> »Seien Sie klug und vernetzen Sie sich mit anderen Klugen!«

Netze geben den Einzel- und Mehrarztpraxen die Möglichkeit, sich im neuen Gesundheitsmarkt besser aufzustellen, denn neue Wettbewerbsstrukturen zeichnen sich schon heute sehr deutlich ab:

■ Fachärzte werden an Kliniken oder an andere Zentren wechseln.
■ Kliniken werden einzelne Bereiche ausgliedern und andere Fachbereiche mit Kassenarztsitzen an die Kliniken binden.
■ Finanzstarke Unternehmen werden Ärztehäuser und Medizinische Zentren gründen.

Die Einzelpraxis oder kleinere BAG stehen dieser Entwicklung relativ hilflos gegenüber. Hier bieten regionale Netzstrukturen effektive Möglichkeiten, die eigene Attraktivität für Patienten und Kassen zu verbessern:

■ Alle Umfragen der letzten Zeit zeigen deutlich, dass die Patienten sich in vernetzten Strukturen besser aufgehoben fühlen. DMP-Schulungen z. B. können in Absprache erfolgen. Für die Einzelpraxis wird es kaum möglich sein, alle Programme anzubieten. In der Kooperation bietet sich die Chance, alle Programme in Absprache anzubieten!
■ Eine gemeinsame Preisliste kann erstellt und dokumentiert werden.
■ Selbstzahlerleistungen können in Absprache angeboten werden. Viele Netze

haben eine Art »Gelbe Liste« erarbeitet, aus der ersichtlich wird, welche Leistungen außerhalb des normalen Spektrums angeboten werden.

- ■ **Qualitätsmanagement** wird durch Benchmarking (Patientenbefragungen etc.) des Netzes besonders effektiv.
- ■ **Patientenveranstaltungen** können gemeinsam, auch als PR-Aktionen, durchgeführt werden.
- ■ Ein gemeinsamer **Zuweiserschein** und ein **Patientenpass** sind weitere Möglichkeiten der Außendarstellung des Netzes.
- ■ Gemeinsame **Fortbildungsmaßnahmen** des Netzes stärken die Zusammengehörigkeit der Kooperation.
- ■ **Therapieleitlinien** verbessern die medizinische Qualität, um z. B. Doppeluntersuchungen zu vermeiden. Schließlich ist das qualitative Argument das Entscheidende gegenüber den Patienten. Daher werden den Patienten die Netzstruktur und die Ziele kommuniziert.
- ■ Bei dieser Art der Zusammenarbeit wird im Laufe der Zeit Vertrauen zueinander entstehen. Man wird wesentlich eher bereit sein, zum Netzkollegen zu überweisen, weil man weiß, dass der Patient »vom Feindflug zurückkommmt«. Mitglieder in diesen Wettbewerbsnetzen sind Hausärzte und Fachärzte, für die es in Zukunft immer wichtiger sein wird, ihre **Zuweiser** zu kennen und mit ihnen zusammenzuarbeiten.

In späteren Stadien der Netzarbeit kann z. B. eine **Notdienstregelung** getroffen oder eine zentrale Anlaufstelle für Patienten außerhalb der Sprechzeiten eingerichtet werden. Häufig stellen Krankenhäuser dafür Räumlichkeiten und Technik kostenlos zur Verfügung. Langfristig profitieren diese Häuser natürlich auch durch die Anbindung an das Netz!

Ein weiterer konsequenter Schritt in Richtung Optimierung des Netzes und der allgemeinen Versorgung der Patienten ist die **elektronische Vernetzung der beteiligten Praxen.** Damit haben im Notdienst und im Vertretungsfall die Patienten die Gewähr für eine optimale Versorgung.

Sie sollten jedoch bei dieser Form der Vernetzung nicht mit einem schnellen finanziellen Rückfluss oder Erfolg rechnen. Diese Netzarbeit ist strategisch angelegt. Sie ist letztlich die Optimierung der ärztlichen Tätigkeit!

Es sollten nur erfolgreiche Praxen in diese Netze aufgenommen werden. Denn nur erfolgreiche Praxen bilden ein erfolgreiches Netz!

8 Weitere Möglichkeiten der Kooperation

Das Vertragsarztrechtsänderungsgesetz (VändG) vom 1.1.2007 bietet einige neue, interessante Möglichkeiten:

■ Teilgemeinschaftspraxen waren schon seit dem Ärztetag in Bremen (2004) möglich. So heißt es in § 18 der Musterberufsordnung (MBO) seitdem:

> *Ärztinnen und Ärzte dürfen sich zu Berufsausübungsgemeinschaften, Organisationsgemeinschaften, Kooperationsgemeinschaften und Praxisverbünden zusammenschließen. Der Zusammenschluss zur gemeinsamen Ausübung des Arztberufs kann zum Erbringen einzelner Leistungen erfolgen, sofern er nicht lediglich einer Umgehung des § 31 (Anm. des Autors: unerlaubte Zuweisung gegen Entgelt) dient. Eine Umgehung liegt insbesondere vor, wenn sich der Beitrag der Ärztin oder des Arztes auf das Erbringen medizinisch-technischer Leistungen auf Veranlassung der übrigen Mitglieder einer Teil-Berufsausübungsgemeinschaft beschränkt oder der Gewinn ohne Grund in einer Weise verteilt wird, die nicht dem Anteil der von ihnen persönlich erbrachten Leistungen entspricht. Die Anordnung einer Leistung, insbesondere aus den Bereichen der Labormedizin, der Pathologie und der bildgebenden Verfahren, stellt keinen Leistungsanteil im Sinne des Satzes 3 dar. Verträge über die Gründung von Teil-Berufsausübungsgemeinschaften sind der Ärztekammer vorzulegen.*

Diese Vorgabe der MBO wurde nun auch ins Sozialgesetzbuch V übernommen und ist damit für alle Kassenpraxen im Bereich der GKV möglich. Da die Auswirkungen dieser GKV-Regelungen zurzeit noch nicht absehbar sind, möchte ich an dieser Stelle nur die jetzt schon möglichen und auch vielfach umgesetzten Teilgemeinschaftspraxen im Selbstzahlerbereich besprechen!

Teilgemeinschaftspraxen bestehen aus einer Ärztegesellschaft, die durchaus virtuell sein kann. Diese sollte sich auf bestimmte Non-GKV-Leistungen beschränken und dazu sinnvolle Behandlungspfade definieren. Die Verträge müssen der Ärztekammer vorgelegt werden und man muss damit rechnen, dass die Kammern nachfragen werden, was das neue und andere Vorgehen dieser Gesellschaft ist gegenüber einer Überweisung gegen Entgelt. Diese ist ja laut MBO und SGB V nicht erlaubt. Es kommt also in der Tat auf den Behandlungspfad an, der definiert wird, um im legalen Bereich zu bleiben.

Der Behandlungsvertrag wird zwischen Patient und TGP geschlossen. Diese rechnet später die Leistung mit dem Patienten ab. Für die privatärztlichen Verrechnungsunternehmen ist dieses Vorgehen mittlerweile Routine!

Die Verträge sollten unbedingt mit einem versierten Fachanwalt für Medizinrecht und einem Steuerberater erarbeitet werden. Es empfiehlt sich, die TGP als

Heilkundestruktur beim Finanzamt anzumelden, um Mehrwert- und Gewerbesteuer zu vermeiden.

Die Teilgemeinschaftspraxis ist auch eine Alternative oder Ergänzung zur vernetzten Struktur. Hier kann ebenfalls eine überörtliche Zusammenarbeit gelebt werden. Allerdings bringt diese Struktur im Gegensatz zum Ärztenetz einen finanziellen Vorteil für die Teilnehmer!

- **Anstellung von Ärzten** war nur als Jobsharingpartner möglich. Jetzt besteht jedoch die Möglichkeit, Ärzte mit Kassensitz im Angestelltenverhältnis zu beschäftigen. Im Klartext bedeutet dies: Verlässt der angestellte Arzt die BAG, dann bleibt der Kassensitz beim Arbeitgeber!

- **Anstellung eines Hochschullehrers.** Um die Verbindung von Lehre und Praxis zu verbessern, gibt es nun diese neue Möglichkeit. Hochschullehrer dürfen auch ohne Kassensitz, also außerhalb der Bedarfsplanung, angestellt werden. Einzige Voraussetzung ist, dass sie mindestens noch halbtags an der Hochschule tätig sind!

- **Ausgelagerte Praxisräume** (Filialen) sind nicht neu. Es wurden dort Leistungen erbracht, die es am Hauptsitz der Praxis nicht gab. Werden auch gleiche Leistungen wie am Hauptsitz erbracht, ist das nun auch möglich, eine Genehmigung ist jedoch in diesem Fall erforderlich. Diese muss erteilt werden, wenn die Versorgung am Hauptsitz sich dadurch nicht verschlechtert und die Versorgung in der Filiale sich für die Patienten verbessert. Hier wird wieder einmal sehr schnell deutlich, dass die neuen Möglichkeiten nur für Mehrarztpraxen interessant sein werden. Wie soll sonst der Einzelkämpfer darlegen, dass sich die Versorgung am Hauptsitz nicht verschlechtert?

  Neu ist auch, dass diese Filialbildung außerhalb des eigenen KV-Bezirks und sogar außerhalb der eigenen Landes-KV möglich ist. In die Genehmigungsverfahren müssen natürlich alle beteiligten KVen eingebunden werden!

- Eine **Nebentätigkeit in der Klinik** ist nunmehr möglich geworden. Diese Tätigkeit wird jedoch durch einige Gerichtsurteile der letzten Jahre beschränkt. So sagt ein BSG-Urteil aus 2002, dass es maximal nur 13 Stunden sein dürfen. Anders sieht es bei einer Halbtagszulassung aus. Hier können es durchaus 20 bis 24 Stunden Tätigkeit in der Klinik sein.

Noch einige Sätze zum Thema »Bedarfsplanung«: In letzter Zeit wird immer häufiger diskutiert, dass die Bedarfsplanung zum 31.3.2012 aufgehoben werden soll. Grundlage dieser Diskussion ist der § 87 im SGB V. Hier steht jedoch lediglich, dass das Ministerium dem Bundestag zu diesem Zeitpunkt berichten soll, ob auf das Instrument der Bedarfsplanung verzichtet werden kann. Es ist also noch völlig offen, wie die Situation nach 2012 aussehen wird!

Geprobt wird jedoch schon einmal ab 2010 die Alternative zur Bedarfsplanung: Regionale Unterschiede im Orientierungspunktwert. Dieser soll in unterversorgten Bezirken höher ausfallen. Schauen wir mal, wie sich der »Markt« dann entwickeln wird. Eines ist jedoch jetzt schon abzusehen: Kurzfristig wird sich an der Versorgungssituation kaum etwas ändern. Es sei denn, die Unterschiede im OPW sind extrem hoch. Ernsthaft rechnet damit jedoch niemand!

Praxisfusionen

Viele Ärztinnen und Ärzte haben erkannt, dass der Weg der Einzelpraxen immer schwieriger wird: Man erstickt in Bürokratie, die Praxiskosten steigen immer weiter und die Einnahmen werden eher geringer. Das Erschreckende daran ist, dass die Gesamtarbeitszeit nicht wirklich geringer wird. Es besteht also ein völliges Missverhältnis von Aufwand und Ertrag. Darüber hinaus entstehen viele Arztzentren und Großpraxen, welche den regionalen Markt nach ihren eigenen, neuen Regeln aufteilen.

Ein Ausweg aus dieser Situation könnten Fusionen kleinerer Praxen sein. Diese Zusammenschlüsse wären deutlich eher in der Lage, den beschriebenen Herausforderungen zu begegnen. Und häufig ist es sogar so, dass man einige Kolleginnen und Kollegen schon seit Jahren kennt, ein kollegial gutes Verhältnis zu ihnen pflegt und sich in der Urlaubszeit häufig vertreten hat. Das wären zunächst einmal potenzielle Kandidaten für eine Kooperation. Und tatsächlich: Die Bereitschaft, zusammenzuarbeiten, steigt in letzter Zeit überproportional an, denn viele Ärztinnen und Ärzte erkennen die Vorteile, die daraus entstehen können. Die KV Nordrhein veröffentlichte im Juni 2009 Zahlen, nach denen der Anteil an Kooperationen in den letzten zehn Jahren um 50 Prozent gestiegen ist.

Gemeinschaftspraxen (BAGs) in der KV Nordrhein:

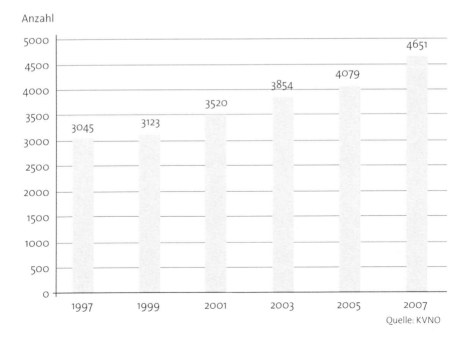

Anzahl

Quelle: KVNO

Die Folge dieser Kooperationswelle ist, dass wir als Berater vieler Unternehmen immer häufiger aufgefordert werden, diese Praxen effizient, kostengünstig und vor allem erfolgreich zusammenzuführen.

Ein enormer Vorteil der Praxisfusionen liegt in niedrigeren Praxiskosten. Ein Beispiel aus dem hausärztlichen Bereich zeigt das sehr deutlich. Zwei Praxisinhaber mit unterschiedlicher Praxisgröße haben beschlossen, zu fusionieren. Man möchte gemeinsam in den Räumen der größeren Praxis tätig werden.

Die Daten im Einzelnen:

Praxis Dr. A		Praxis Dr. B		neue Gem.-Praxis Dr. A + B	
Fälle/Quartal:	1450	Fälle/Quartal:	1050	Fälle/Quartal:	2500
MA-Stellen:	2,5	MA-Stellen:	2,0	MA-Stellen:	3,0
Praxis:	180 qm	Praxis:	115 qm	Praxis:	180 qm
Umsatz p. a.:	270 000 €	Umsatz p. a.:	220 000 €	Umsatz p. a.:	490 000 €
Kosten (61 %):	165 000 €	Kosten (62 %):	128 000 €	Kosten (47 %):	230 000 €
Ertrag (39 %):	105 000 €	Ertrag (38 %):	92 000 €	Ertrag (53 %):	260 000 €

Die Kosteneinsparungen liegen in erster Linie in den Raum- sowie in den Personalkosten. Man spart sich eine komplette Miete sowie eine volle Stelle. Diese Kostenreduktion ermöglicht eine Verbesserung des Gewinnes von ca. 39 auf 53 Prozent vom Umsatz. Für jeden der beiden Ärzte bleiben also am Jahresende ca. 30 000 € vor Steuern mehr übrig! Nicht dazugerechnet wurde eine verbesserte Einnahmesituation durch die größere Attraktivität der Praxis, denn heute wird diese von einer Ärztin und einem Arzt betrieben, sowie die besseren Kasseneinahmen durch Zuschläge (Regelleistungsvolumen bei BAG) oder Mitbehandlungen (Praxisgemeinschaft). Außerdem kann durch bessere Aufgabenverteilung im nichtmedizinischen Bereich (Bürokratie etc.) Zeit gewonnen werden, um in Zukunft vermehrt lukrative Leistungen anbieten zu können, evtl. Selbstzahlerleistungen oder Leistungen im Bereich der Prävention!

Das beschriebene Beispiel ist eher durchschnittlich in Bezug auf die Kostenreduktion zu sehen. Ein anderes Beispiel ist der Fall eines hausärztlich tätigen Internisten, der 1985 eine mittelgroße Praxis als Einzelkämpfer übernommen hatte. Heute führt er ein Unternehmen mit insgesamt vier Hausärzten, 4400 GKV- und ca. 300 Privatpatienten im Quartal. Durch einen enorm hohen Technisierungsgrad erreicht die Praxis einen Kostenschnitt von 19 Prozent!

Bei einigen Fachgruppen ist die Verbesserung der Ertragssituation durch eine Fusion nicht unbedingt so ausgeprägt. Jedoch lassen sich auch hier deutliche Einsparungseffekte erzielen!

Ein weiteres wichtiges Argument, in größere Einheiten zu gehen, ist die Veräußerbarkeit von Praxen, denn Einzelpraxen sind immer schwieriger zu verkaufen. Der Neueinstieg in eine Kooperation hingegen wird seit Jahren immer kostspieliger!

Die Daten sprechen also eine eindeutige Sprache. Leider ist es nicht jeder Ärztin oder jedem Arzt möglich, zu kooperieren. Regionale oder persönliche Gründe mögen dafür die Ursachen sein. Manchmal ist man schon willig dazu, jedoch scheint bei den umliegenden Kolleginnen und Kollegen der Leidensdruck noch nicht groß genug zu sein.

Aber schauen wir doch einmal, wie eine Fusion gelingen kann. Am Beginn steht die Frage: Wen benötigt man, um eine Fusion mit möglichst wenig Reibungswiderstand zu realisieren?

Sie benötigen unbedingt:

- ■ einen Fachanwalt für Medizinrecht
- ■ einen (neutralen) Steuerberater
- ■ einen Praxisorganisationsberater

Doch nun der Reihe nach: Wieso benötigt man einen Anwalt? Gibt es nicht genug Musterverträge oder kann man nicht den Vertrag eines Bekannten nehmen, bei dem die Vertragsgestaltung gut funktioniert hat? Und überhaupt, so ein Vertrag ist doch sehr teuer – muss das also wirklich sein?

Die Antwort ist sehr einfach und zweigeteilt zu sehen. Sie benötigen dringend juristischen Rat, denn viele Aspekte der Kooperation können tatsächlich nur von einem Profi überblickt werden. Zum Zweiten ist ein neutraler Berater gefragt, der die Kooperation ermöglicht. Beides kann in der Regel nur der Fachanwalt leisten.

Kommen wir zu einigen Beispielen aus Praxisfusionen, die ich in jüngster Zeit erlebt habe.

Erstes Beispiel: Drei Ärzte wollen zusammengehen und bitten um meine Unterstützung bei der Fusion. Zwei Partner arbeiten schon in einer Gemeinschaftspraxis und wollen den »Kollegen von nebenan« mit ins Boot nehmen. Für alle drei wäre eine gelungene Kooperation von großem Vorteil. Auf meine Frage, welchen Anwalt man konsultiert hat, erhalte ich als Antwort: »Brauchen wir nicht, wir haben drei Musterverträge genommen und diese nach unseren Bedürfnissen zusammengeschrieben.« Ich habe mir den Vertrag aushändigen lassen und war, selbst als juristischer Laie, sehr erstaunt. Was mir sofort in Auge stach, war die Gleichverteilung des Gewinnes. Nach Rückfrage war die Antwort: »Wir verstehen uns so gut, das klappt schon.« Nun ja, ich wollte die Glücklichen erst einmal in ihrem Glauben lassen und gab den Entwurf an einen befreundeten Anwalt weiter, der diesen kommentieren sollte. Sein Urteil war vernichtend! Nicht nur die Gewinnverteilung war äußerst kritisch zu sehen. Er erkannte auch sogleich die ursprünglichen Ausgangsverträge wieder und stellte fest, dass es doch größere Probleme vor Gericht geben würde, wenn dieser Vertragsentwurf eines Tages bei einer juristischen Auseinandersetzung benötigt würde. Es baute nicht eins aufs andere systematisch auf, wie das in der Regel bei Verträgen der Fall ist, sondern es war ein kunterbuntes Sammelsurium von Abschnitten. Um nur einen völlig fehlenden Passus zu erwähnen: Man hatte ganz vergessen, die Nachfolge im Todesfall eines Partners zu regeln. Was geschieht in solch einem Fall? Wer besetzt den Kassensitz nach? Die Erben oder die Partner? Solch ein fehlender Passus kann langwierige Prozesse nach sich ziehen, welche die Zukunft des Unternehmens in Frage stellen können!

Kurz bevor die Fusion der Praxis starten sollte, erhielt ich dann einen Anruf von einem der Ärzte, der nicht gerade besonders glücklich klang: »Herr Welling, ich glaube, Sie haben Recht gehabt. Einige Dinge hätten wir tatsächlich besser vorher klären sollen. Gestern Abend haben wir uns noch einmal besprochen. Unsere neue Praxis ist ja nächste Woche am Start. Dabei äußerte unser ältester Kollege sinngemäß, dass er es toll fände, nun endlich zusammenzuarbeiten. Nun könnte er endlich etwas kürzer treten. Davon war jedoch bis zu diesem Zeitpunkt nie die Rede. Ich hatte die Arbeitszeit immer zu gleichen Teilen gesehen und die Gewinnverteilung ist ja auch darauf ausgerichtet worden!«

Man benötigt also immer einen neutralen Berater, der sich mit den juristischen Fallstricken auskennt, und ich denke, dass dafür die Investition von einigen tausend Euro sehr gut angelegt ist.

Ein anderes Beispiel von zwei weiteren Ärzten zeigt auch sehr anschaulich, wie wichtig ein neutraler Moderator sein kann. Man hatte sich auch in diesem Fall schon jahrelang im Urlaub vertreten und beide teilten sich den kleinen Ortsteil einer Großstadt auf. Mitbewerber gab es also im Umfeld nicht. Die Voraussetzungen für eine Kooperation waren zunächst einmal sehr gut. Es handelte sich um Hausarztpraxen mit 1600 und 800 Fällen. Der Arzt mit der größeren Praxis war naturgemäß völlig überarbeitet und kooperationsbereit. Er bot dem zukünftigen Partner sogar eine Fifty-fifty-Kooperation an, wenn dieser nur endlich mitmachte. Die Verhandlungen – oder besser gesagt Gespräche – zogen sich über Monate hin. Ich bin ganz sicher, dass dabei ein etwaiges Misstrauen beiderseits nicht abgebaut, sondern eher noch verstärkt worden ist. Jedenfalls kam die Sache nicht zustande.

Was lernt man daraus? Man benötigt in jedem Fall einen neutralen Berater, der sehr genau drauf achtet, dass es allen Beteiligten wirklich gut geht und der Prozess vorankommt. Es sind vor allem das Einfühlungsvermögen und die Kommunikationsfähigkeit des Beraters gefragt, um ein gutes Gefühl bei den zukünftigen Partnern entstehen zu lassen. Denn eines ist unbestritten: Niemand trifft eine solch folgenschwere Entscheidung, wenn er sich nicht hundertprozentig wohl dabei fühlt. Ein guter Berater muss also auch sehr viel Fingerspitzengefühl mitbringen, um eine Kooperation zum Erfolg zu bringen!

Nur eine professionelle Begleitung beseitigt unterbewusste Blockaden.

Noch etwas zum schwierigen Thema Gewinnverteilung: Sinnvoll ist es z. B., den Gewinn nach erbrachten Punkten zu verteilen, denn wer mehr Leistung in die Gemeinschaft einbringt, soll auch mehr davon profitieren. Die Arztpraxis ist schließlich ein Teil der Leistungsgesellschaft. Die Punkteverteilung wird mit den modernen EDV-Systemen recht einfach ermöglicht.

Die Gewinnverteilung nach Punkten hat jedoch auch ihre Schattenseiten. So bringt heute die Versichertenpauschale schon fast alle Punkte ein. Wem werden in der Gemeinschaft diese höheren Ziffern zugeordnet? Eine bessere Möglichkeit der Gewinnverteilung ist die Verteilung des Gewinnes nach aufgewandter Arbeitszeit. Hundertprozentig gerecht ist dies selbstverständlich auch nicht, es hat sich in vielen Fällen jedoch als sehr praktikabel erwiesen.

Wie gestaltet man nun diese Art der Vergütung? Eine Stechuhr macht keinen Sinn in einer Praxis. Zumal die Partner mit Sicherheit einen unterschiedlichen Arbeitsstil pflegen werden. In der Regel gibt es immer jemanden, der schneller und zügiger arbeitet, also vordergründig mehr Umsatz tätigt. Es fragt sich dabei jedoch, ob dieser Partner eine höhere Patientenzufriedenheit und damit positive Mundpropaganda erzeugt. Man kann diese Dinge kaum genau erfassen. Daher bringt ein anderes Modell mehr Klarheit für alle Beteiligten, nämlich die Vergütung nach einem Schichtmodell (pauschaliertes Zeitmodell)! Hier wird jeder Partner nach den erbrachten Schichten im Quartal oder im Jahr bewertet. Im klassischen Praxismodell ohne Schichtbetrieb zählt der Vormittag zwei Schichten und der Nachmittag eine Schicht, was ja zeitlich auch ungefähr den Realitäten nahe kommt. Wenn die Praxis, die »rund um die Uhr« geöffnet hat, also einen echten Schichtbetrieb durchführt, zählt jede geleistete Schicht. Wieder einmal ein Modell, welches nicht hundertprozentig genau alles abbildet, jedoch ein Modell, welches nach meiner Erfahrung eine große Zufriedenheit bei den Partnern erzeugen kann. Mit einer solchen Vergütung kann sehr wohl ein Partner einige Schichten abgeben, weil er z. B. mehr Freizeit haben möchte. Im eingangs beschriebenen Fall hätte der Seniorpartner mit der Schichtvergütung zur Zufriedenheit aller jederzeit kürzer treten können!

Nun bildet eine Leistungsvergütung nicht alles ab, was vergütet werden sollte. Andere Faktoren müssen ebenfalls berücksichtigt werden. Denn die Partner haben mit Sicherheit unterschiedliche Werte mit in die Kooperation eingebracht. Daher wird ein Teil der Vergütung – und das ist wiederum Verhandlungssache mit dem Anwalt – fix ausgezahlt.

Beispiel: Man einigt sich bei der Fusion von zwei Praxen darauf, dass 60 Prozent fix verteilt werden sollen und 40 Prozent variabel nach Arbeitszeiten (Schichten). Die 60 Prozent werden dann noch einmal 60 zu 40 aufgeteilt, da ein Partner fast die komplette Einrichtung stellt und auch 20 Prozent mehr Patienten in die Kooperation eingebracht hat.

Eine weitere wichtige Frage ist die der Rechtsform der zukünftigen Praxis. Soll es eine Praxisgemeinschaft oder eine Gemeinschaftspraxis sein? Es spielen dabei natürlich auch Fragen der Vergütung innerhalb des Vertragsarztsystems eine bedeutende Rolle. So kann die Praxisgemeinschaft in einigen Fällen die günstigere Alternative sein, denn es wird immer ein gewisser Prozentsatz an Mitbehandlung zwischen den Praxen möglich sein. Dieser Mehrumsatz kann sogar höher sein als etwaige Zuschläge, welche die Gemeinschaftspraxis erhält. Doch man darf sich der Frage der Rechtsform nicht nur von der Vergütungsseite her nähern. Meine persönliche Erfahrung zeigt ganz deutlich, dass tendenziell die Gemeinschaftspraxen eine längere Halbwertzeit haben, diese also deutlich länger und besser funktionieren. Nur in der Gemeinschaftspraxis zieht man (hoffentlich) am gleichen Strang und arbeitet an denselben Zielen. Falls jeder Partner für sich selbst abrechnet (Praxisgemeinschaft), ist das nicht immer gesagt. Außerdem kann eine Praxisgemeinschaft keine Gewinne, sie kann nur Kosten verteilen. Sollen die Gewinne der beiden selbstständig abrechnenden Unternehmen verteilt werden, müsste im Innenverhältnis noch eine BGB-Gesellschaft gegründet werden. Das ist sicherlich möglich, muss jedoch der Ärztekammer und der KV angezeigt werden!

Bei der Frage der Haftung der Partner sind die beiden Rechtsformen mittlerweile ähnlich einzuschätzen. Die Gerichte urteilen heute auch bei Praxisgemeinschaften so, dass alle Partner mithaften. Einen Ausschluss der Haftung über die Praxisgemeinschaft herzustellen, ist heute nicht mehr möglich. Der Bundesgerichtshof hat in einem aktuellen Urteil klargestellt, dass in einer nach außen gemeinsam auftretenden Gruppe von Einzelpraxen eine kollektive Haftung für die Behandlungsfehler der anderen Praxen besteht. Das Urteil bezog sich zwar auf eine »Belegärztegemeinschaft«, aber viele Juristen betonen, dass dieses Urteil im vergleichbaren Fall auch für Praxisgemeinschaften zutreffen wird!

Die Frage der Haftung der Partner hat also in jedem Fall eine Relevanz bei der zukünftigen Struktur. Achten Sie bitte darauf, dass alle Partner die gleiche (mögl. hohe) Haftungssumme bei der Berufshaftpflichtversicherung abgeschlossen haben.

Werden unterschiedlich hohe Haftungssummen abgeschlossen, setzen einige Versicherungen die maximale Haftungssumme häufig mit der niedrigsten Police der Partner gleich. Andere Versicherungen bilden den arithmetischen Mittelwert aus den abgeschlossenen Verträgen und haften nur bis zu dieser Höhe.

Es macht auch sehr viel Sinn, die Verträge der Partner bei derselben Versicherungsgesellschaft abzuschließen. Bei einem evtl. Schadensfall ist dann die Abwicklung deutlich einfacher und vor allen Dingen schneller durchzuführen. Müssen sich mehrere Versicherungsunternehmen erst auf einen Abwicklungsmodus einigen, ist eine Verschleppung der Abwicklung die Regel.

Kommen wir zum Steuerberater. Egal, ob Sie selbst zufrieden mit Ihrem Steuerberater sind oder nicht: Falls Sie kooperieren wollen, ist es sinnvoll, einen weiteren neutralen Steuerberater hinzuzuziehen. Es macht wenig Sinn, den Steuerberater eines Partners für die neue Kooperation zu wählen. Wie schon beschrieben werden Entscheidungen nun einmal emotional getroffen und in einigen Fällen gibt es vielleicht – evtl. unbewusste – Vorurteile gegen dem Berater des Partners. Er könnte ja weniger objektiv sein. Also lösen Sie sich von Ihrem Steuerberater und nehmen Sie gemeinsam einen neuen. Noch ein weiterer Tipp: Wählen Sie einen Steuerberater aus, der sich mit Ärzten auskennt, am besten jemand, der sich auf Mediziner spezialisiert hat. Ich selbst habe allzu häufig festgestellt, dass einige Steuerberater mit dem Begriff des Budgets nichts anfangen konnten!

Zu guter Letzt – oder besser zuerst! – benötigen Sie jedoch die professionelle Unterstützung eines Praxisberaters. Verzichten Sie darauf, haben Sie häufig mehrere Monate völliges Chaos in der Praxis, bevor sich einige Dinge einspielen können. Dies können Sie fast völlig vermeiden, wenn Sie einen Organisationsberater hinzuziehen, der auch die lokalen und praxisbezogenen Gegebenheiten mit berücksichtigen kann.

Kommen wir noch einmal zum Thema aus dem letzten Kapitel: dem Schichtbetrieb. Denn eine grundsätzliche Frage entsteht bei jeder Fusion: Wie kann man die nun deutlich größeren Patientenströme bewältigen? Sehr häufig werden bei Fusionen keine neuen Praxisräume angemietet, sondern man geht in die bestehende Praxis eines Partners. Fusionieren nur zwei Praxen, ist das relativ gut zu managen, es sei denn, es entsteht ein Patientenpool von über 2500 Patienten. Für zwei Ärzte sollten in diesem Fall je zwei Sprechzimmer zur Verfügung stehen, um ein ideales Arbeitskonzept umsetzen zu können (siehe Kapitel *Raumnutzung und Praxisablauf*).

Fusionieren drei Ärzte ihre Praxen, so macht es sehr viel Sinn, einen Schichtbetrieb aufzunehmen (siehe Kapitel *Raumnutzung und Praxisablauf*). Schichtbetrieb ist erst ab drei Partnern technisch sinnvoll! 3000 und mehr Patienten im klassischen

Arbeitskonzept durchzuschleusen, ist fast unmöglich. Dies würde bedeuten, dass ca. 85 Prozent der Patienten in den Morgenstunden die Praxis aufsuchen. Damit ist das Chaos vorprogrammiert!

Zu Beginn des Schichtbetriebes entstehen viele Fragen und Unsicherheiten. Das Grundprinzip ist allerdings immer das gleiche: Am Morgen arbeiten zwei Ärzte und am Nachmittag ein Arzt, und das über die ganze Woche.

Eine klassische Befürchtung erlebe ich dabei immer wieder. Man äußert im Vorbereitungsgespräch: »Ich komme heute schon am Nachmittag kaum über die Runden mit meinen Terminen und dem großen Andrang. Wie soll nun ein Arzt am Nachmittag das Patientenaufkommen von drei Praxen bewältigen?« Die Antwort darauf ist relativ einfach. Im alten Konzept arbeitete dieser Arzt in den Nachmittagsstunden gerade einmal sechs Stunden in der Woche (2 Std. Montag, 2 Std. Dienstag, 2 Std. Donnerstag). Im neuen Praxiskonzept arbeitet ein Arzt an jedem Wochentag von 13 bis 19 Uhr. Das bedeutet, es stehen 25 Stunden zur Verfügung und damit auch jede Menge neue Zeitfenster und damit Terminangebote für Patienten.

Eine weitere wichtige Frage bedarf noch der Abklärung: Wie groß darf die Praxis denn sein? Dazu folgender Fall: Einige Wochen nach einem Workshop erhielt ich einen Anruf. Der Anrufer war Teilnehmer der Veranstaltung gewesen. Er und weitere 15 Hausarzt-Kollegen aus dem Ort hätten die Vorteile der Kooperation erkannt. Man sei sich nun einig und wolle zusammen unter ein Dach.

Bei einem Vorgespräch sammelten wir die Fakten. Die Praxis, die entstehen würde, wäre ganz sicher regionaler Marktführer. Für die Praxisorganisation ergaben sich dabei folgende Daten:

- 20 000 GKV-Behandlungsfälle im Quartal
- Ca. 1300 Patienten jeden Tag als Praxisbesucher
- 16 Kassenärzte und 3 Assistenten
- Raumbedarf 16 (plus x) Sprechzimmer, falls im Schichtbetrieb bis zu acht Ärzte arbeiten wollen
- Anzahl der Wartebereiche drei bis vier?
- Ein Anmeldebereich reicht nicht aus! Wie viele dezentrale Bereiche?

Die Kollegen erkannten sehr schnell, dass viele Vorteile der Mehrarztpraxis völlig verschwanden. Außerdem benötigte das neue Unternehmen ganz sicher ein professionelles Management. Der Kostensatz würde sich also nicht mehr linear nach unten weiterführen lassen.

Die weiteren Kernfragen wurden nach der Offenlegung dieser Daten sogleich erkannt und besprochen:

- Wird die Patientenzufriedenheit negativ beeinflusst?
- Haben die Patienten evtl. das Gefühl, in einem Massenbetrieb zu sein?

- Erkennt noch jeder Patient seine Praxis?
- Wie erhält man ein gutes Arzt-Patienten-Verhältnis?
- Werden die Wege der Patienten zur Praxis zu weit?
- Verlieren wir in diesem Konstrukt viele Patienten?

Es ging also um die Existenzgrundlage einer Praxis: die Zufriedenheit der Patienten. Es traten nun die Zweifel in den Vordergrund, denn die Kundenzufriedenheit stand auf dem Spiel. In der Tat bin ich ebenfalls der Meinung, dass diese Größe für ein reines Hausarztunternehmen weit überzogen war. Viel effizienter und kostengünstiger wäre es, aus diesem Großunternehmen vier mittelgroße zu machen mit vier bis fünf Ärzten in einem Zentrum. Diese vier Zentren agieren abgesprochen im Verbund. Sie nutzen eine Corporate Identity und haben ein gemeinsames Branding. Die Vorteile im Einzelnen:

- Kurze Wege für Patienten
- Überschaubare Größe
- Kein Management erforderlich (Kosten ca. 20–25 Prozent?)
- Mit den anderen Zentren zusammen: Marktführerschaft
- Adäquater Verhandlungspartner für Krankenversicherer

Die folgende Checkliste für Praxisfusionen kann keinen Anspruch auf Vollständigkeit haben. Viele Dinge sind bewusst nicht aufgeführt, da sie durch Steuerberater bzw. Fachanwalt individuell geklärt werden müssen! Die Liste ist lediglich ein Hilfsmittel, um Fusionen strukturiert anzugehen:

- Wie ist die Situation der Mietverträge? Wer kommt wann aus den Verträgen heraus?
- Welcher Fachanwalt soll eingeschaltet werden?
- Wer kann bei der Vorbereitung der neuen Praxisorganisation unterstützen?
- Wer soll der neue Steuerberater sein?
- Wie viele Mitarbeiter/innen benötigt das neue Unternehmen?
- Welches Personal soll in die neue Struktur übernommen werden?
- Müssen Personalverträge gekündigt werden, und wenn ja, wann muss das geschehen?
- Welches Softwareprogramm soll genutzt werden?
- Was besagen die Verträge mit den Softwarehäusern, die nicht mehr genutzt werden sollen?
- Wie können Daten auf das neue System transferiert werden?
- Haben die Praxen gleiche Dokumentationsvorgänge?
  - elektronische Dokumentation ohne Karteikarte
  - Archivprogramm (Scanner)

- Welcher der Partner ist in Zukunft für das Thema EDV zuständig?
- Welche Versicherungen können gekündigt werden?
- Wie sind die Berufshaftpflichtversicherungen (Haftungsgrenzen) aufgestellt?
- Bestehen Leasingverträge, und wenn ja, wie sind die Laufzeiten? Gibt es Möglichkeiten, bestimmte Verträge zu kündigen?
- Welche Telekommunikationsanlage soll genutzt werden?
- Benötigt die Praxis ein Backoffice?
- Welche Auswirkungen hat der aktuelle EBM auf die neue Patientenstruktur?
- Welche kostenintensiven Leistungen werden ohne Vergütung erbracht?
- Wird die Praxis von der KV als Neugründung angesehen?
- Bei Fachärzten: Wer sind die Zuweiser der neuen Praxis?
- Haben die Ärzte Ehrenämter oder sind in Standesorganisationen tätig? Welcher Zeitaufwand wird dabei kalkuliert?
- Hat einer der Partner einen schwebenden oder drohenden Regress?
- Wie werden die Arzneimittelrichtlinien eingehalten?
- Wann wird eine gemeinsame Arzneimittelliste erstellt?
- Mit welchen Laborunternehmen will man zusammenarbeiten?
- Welcher Arzt soll im neuen Unternehmen für QM zuständig sein?
- Wer aus dem Team wird QMB?
- Muss die QMB vor dem Start noch weiter geschult werden (TÜV, DEKRA, DGQ)?
- Müssen die verschiedenen QM-Systeme harmonisiert werden?
- Welche Zertifizierung soll angestrebt werden?
- Wie beurteilt der neue Steuerberater die betriebswirtschaftlichen Daten der Partner? Wo sieht er Handlungsbedarf? (Hoffentlich hat er Vergleichsdaten.)
- Wer soll im neuen Team für den Einkauf zuständig sein?
- Bis zu welcher Summe darf der Einkaufverantwortliche alleine Käufe durchführen?
- Welcher der Partner wird zuständig sein für die Personalführung?
- Wer hält Kontakt zur KV, wird »Außenminister«?

Branding

Für Zentren oder größere Praxen macht es sehr viel Sinn, diese als Marke im regionalen oder überregionalen Gesundheitsmarkt zu platzieren. Der Ausdruck *Branding* (engl. Brandmarke) stammt ursprünglich von den amerikanischen Viehzüchtern, die ihre Rinder mit Brandzeichen gekennzeichnet haben.

Im Marketing wird im übertragenen Sinn für den Prozess der Verknüpfung von z.B. Dienstleistungen mit einer Marke der Begriff *Branding* genutzt. Wir alle kennen und benutzen Markennamen ständig. Was verlangen Sie, wenn Sie im Geschäft nach Papiertaschentüchern fragen, einer Rolle Klebestreifen für das Büro, Babywindeln oder Hamburgern? Brandings werden sehr erfolgreich von Unternehmen platziert. Eine erfolgreiche Marke bietet ein hohes Maß an Identifikation und Qualität. Sie ist anziehend, vertrauenswürdig und ruft Loyalität hervor. Häufig ist man sogar bereit, einen höheren Preis zu zahlen, wenn man seine vertraute Marke bekommen kann!

Dieses erfolgreiche Vorgehen bietet sich gerade für niedergelassene Ärzte an. Außerdem ist es unsinnig, bei der Namensnennung am Telefon drei, vier oder fünf Ärztenamen herunterzubeten. Ein kurzer, knackiger Markenname ist da schon deutlich effektiver!

Beispiele: Kardiologische Praxis Südstadt, Praxis am Kuhtor, Praxis Breddestraße, Ärztezentrum Neumarkt, Hausarztzentrum Essen-Frintrop, Orthopädisches Zentrum Mitte etc.

Der Firmenname darf selbstverständlich nicht irreführend sein, ansonsten könnten Sie sehr leicht abgemahnt werden. Begriffe wie »Pneumologie-Köln« oder »Hausarzt-Stettin« wären solche irreführende Begriffe. Sie suggerieren eine Alleinstellung der Praxis, die selbstverständlich gar nicht gegeben ist.

Man kann trotzdem nur dazu raten, kurzfristig gute, wirkungsvolle Brandings zu besetzen. Wenn Sie z.B. den Begriff *Zentrum* in Ihrem regionalen Markt nicht nutzen, wird es jemand anderes tun. Der Begriff *Zentrum* beinhaltet Assoziationen wie etwa Größe, Kompetenz, Modernität, Aktualität etc. Selbstverständlich sollte der Begriff *Zentrum* auch nur dann gewählt werden, wenn er einigermaßen zutreffend ist, also die Zahl der Ärzte und die lokalen Gegebenheiten diesem entsprechen!

Mittlerweile gibt es auch schon die ersten Gerichtsurteile dazu (Landesberufungsgericht für Heilberufe, Münster: 6t 429/08). Die Richter führen aus, dass der Begriff Zentrum keine Irreführung ist. Der Gesetzgeber gebe ja die Marschrichtung selbst vor: Selbst zwei Ärzte unterschiedlicher Fachrichtung dürfen sich schließlich Zentrum (MVZ) nennen!

Kreditvergabe der Banken

Irgendwann benötigt (fast) jede Praxis einen Kredit. Jedoch haben sich die Kreditvergaberichtlinien der Banken deutlich verändert. Darauf sollte man sich einstellen. Maßgeblich hierfür sind »Basel II« und die Bankenkrise. Mit Basel II werden die Kreditvergaberichtlinien der Banken geregelt. Das Konsultationspapier des »Baseler Ausschusses für Bankenaufsicht« hat damit zum Ziel:

- Die internationale Bankenaufsicht zu harmonisieren
- Die globale Finanzwelt zu stärken
- Insolvenzen (bei Banken) weitgehend zu vermeiden

Die Kreditvergaberichtlinien dieser Institution werden regelmäßig in nationales Recht umgesetzt. Basel II sieht für jede Kreditvergabe ein Rating (engl. to rate = bewerten) vor. Das Rating wird aufgrund der internen Daten des Kredit beantragenden Unternehmens sowie z. B. Branchenanalysen durchgeführt. Im Gegensatz zu früher zählen dabei auch die »weichen Faktoren«, wie z. B.:

- Strategie der Praxis
- Qualitäten des Arztes als Unternehmer
- Patientenbeziehungen
- Zuweiserstabilität
- Praxisorganisation (Qualitätsmanagement)
- Unter Umständen die Nachfolgeregelung des Arztes

Der Antragsteller wird daraufhin eine Bonitätsstufe oder Ratingquote erhalten. Diese Ratingquote wird meist in einem Punktescore dargestellt. Je mehr Punkte erreicht werden, umso geringer ist für die Bank die Ausfallwahrscheinlichkeit des Kredites. Die Ratingquote bestimmt entscheidend die Höhe des Zinssatzes, den man Ihnen gewähren wird. Die Bank kann auch bei einem negativen Ratingergebnis einen Kredit gewähren. Jedoch wird in diesem Fall der Zinssatz sehr hoch ausfallen, da die Banken gezwungen sind, für einen schlecht gerateten Kredit deutlich mehr Eigenkapital zu hinterlegen als bei einem gut gerateten Kredit.

Man schaut sich also detailliert die Leistungsfähigkeit des Unternehmens an, welches einen Kredit beantragt. Es zählt nicht mehr allein wie früher z. B. eine langjährige gute Geschäftsbeziehung! »Ich bin doch seit zwanzig Jahren Kunde bei Ihnen!«, ist nicht mehr der primäre Fokus bei der Kreditvergabe. Es werden im Gegensatz zu früher nicht mehr die Faktoren der Vergangenheit berücksichtigt, sondern man schaut in die Zukunft. Die Banken raten ihre Kunden durch eigene Spezialabteilungen. Die Kosten des Ratings werden auf den Kredit umgelegt.

Festzuhalten bleibt: Bonitätsmäßig einwandfreie Kunden können durch die neuen Kreditvergaberichtlinien sogar profitieren. Sie erhalten einen Kostenvorsprung (Kreditkosten) gegenüber ihren Mitbewerbern am Markt, die eine schwer einschätzbare Bonität haben.

> **Geringes Risiko für die Bank =**
> **günstige Konditionen für den Kunden.**

Mir ist z. B. der Fall eines Facharztes bekannt, der sich niederlassen wollte, und das als Einzelkämpfer ohne klar erkennbares, marktkonformes Konzept. Der ihm von der Bank angebotene Zinssatz war folglich abenteuerlich hoch. Nach einer umfangreichen Beratung änderte er sein Konzept und plante nun die Niederlassung in einem Krankenhaus. Beim neuen Praxiskonzept entstanden umfangreiche Synergien und Kostenvorteile. Mit diesem neuen Konzept sank der Zinssatz um sage und schreibe 5 Prozent!

Wie kann man sich auf diese neue Vorgehensweise der Banken einstellen? Zunächst einmal in es wichtig, gegenüber Banken eine offensive Informationspolitik zu betreiben. »Mauern« mit den eigenen Zahlen hat einen deutlich negativen Effekt. Wenn Sie einen Kredit beantragen, sollten Sie der Bank folgende Daten sofort zur Verfügung stellen:

- Die Einnahmeüberschussrechnungen der letzten drei Jahre
- Aktuelle BWA (Betriebswirtschaftliche Analyse) Ihres Steuerberaters
- Aktuelle Summen-/Saldenliste
- Aktuelle Forderungsaufstellung
- Aufstellung der aktuellen Situation Ihrer Verbindlichkeiten
- Übersicht über die Miet- und Leasingverträge
- Versicherungspolicen

Weiterhin sinnvoll sind die Daten Ihrer Praxisplanung:

- Liquiditätsplan
- Umsatz-, Kosten- und Gewinnplan
- Investitionsplan
- Finanzierungsplan

Zur Praxisanalyse:

- Eine aktuelle Patienten-, Mitarbeiter- bzw. Zuweiserbefragung
- QM-Zertifizierungen bzw. Stand der Implementierung von Qualitätsmanagement
- Vergleichszahlen aus der KV- und Privatabrechnung

Faktoren, die für die Rankingquote mitentscheidend sind:

Branchenattraktivität
(Zuverlässigkeit/Vertrauen, Qualität, Flexibilität, Wissensvorsprung, Image)
Bewertung:
- sehr bescheiden
- niedrig
- positiv gute Marktchancen
- äußerst positiv, sehr gute Marktchancen, neue Struktur (z. B. MVZ, Zentrum)

Dienstleistungsattraktivität (Service, Know-how, Marktanteil, Rentabilität)
Bewertung:
- Qualität austauschbar
- solide Qualität
- am Markt etabliert, gute Chancen, Differenzierung
- sehr gute Spitzenleistungen

Problemlösungen (Kompetenz, Flexibilität, Know-how, Diagnostik)
Bewertung:
- »Bieten wir nicht an«
- »Bedeutung erkannt«
- durchschnittliche Ansätze
- gute Lösungen für alle Patienten
- beste individuelle Lösungen,
- langfristige strategische Vorteile (z. B. MVZ, 73c-Verträge)

Patientenorientierung (Beziehung, Behandlung, Nutzen)
Bewertung:
- Anonymität
- standardisierte Unterstützung
- aktive Dienstleistungsstrategie
- langfristige Partnerschaft

Innovation (Qualität, Flexibilität, Kompetenz, Image)
Bewertung:
- Imitation, Innovation mangelhaft
- Bedeutung wird erkannt
- durchschnittlich, es bestehen generelle Ansätze
- gute Ideen, Lernen vom Besten,
- attraktive Innovationen mit hoher Patientenbindung

Führung
Bewertung:

■ autoritär, geringe Einbindung der Mitarbeiter
■ kooperatives Führungsverhalten
■ Arzt folgt seiner Strategie
■ gute Führungsgrundsätze, -methoden
■ Arzt gewährleistet hervorragende Umsetzung seiner Strategie

Mitarbeiter
Bewertung:

■ keine Identifikation
■ ehrliche Leistungsbereitschaft
■ schriftlich fixierte Mitarbeiterziele, Teamgeist
■ klare Ziele ermöglichen Identifikation
■ höchste Identifikation, Mitarbeiter ist »Mitunternehmer«

Strategie
Bewertung:

■ zum Teil angedacht
■ erste Grundsätze sind fixiert
■ teilweise formale Umsetzung
■ Grundsätze sind vorhanden
■ Grundsätze werden »gelebt«
■ aufeinander abgestimmte Strategien, z. B. MVZ, 73 c, IV

Ziel-/Kontrollsystem
Bewertung:

■ Daumenregel, Kontrolle über Buchhaltung?
■ generelle Jahresumsatzziele, einzelne Kontrollen
■ Kontrollsystem vorhanden
■ effizientes, vorbeugendes Kontrollsystem

Organisation/IT
Bewertung:

■ chaotische Verhältnisse, hoher Improvisationsgrad
■ Streben nach Verbesserungen
■ Konzentration auf optimale Abläufe
■ effiziente Arbeitsprozesse
■ innovative Organisation, starke Patienten-, Marktorientierung

Investitionsrisiko
Bewertung:

- 60 Monate
- < 60 Monate
- < 45 Monate
- < 30 Monate
- < 15 Monate

Technologie
Bewertung:

- dringend erneuerungsbedürftig
- durchschnittlich
- guter Stand
- neueste Technologie

Verhalten gegenüber Banken
Bewertung:

- verschlossen
- zurückhaltend
- durchschnittlich
- aktiv
- vorbildlich

Sicherheiten
Bewertung:

- keine
- begrenzte Sicherheiten
- angemessene Sicherheiten
- gute bis beste Sicherheiten

Nachfolge
Bewertung:

- »Wird sich schon regeln!«
- teilweise angedacht, personell, rechtlich, zeitlich
- gezielte Vorbereitung – planmäßiges Vorgehen
- bestmögliche Vorsorge im Sinne einer langfristigen Praxisstrategie

Auf folgende Fragen sollten Sie bei dem Gespräch mit einem Bankangestellten vorbereitet sein:

- Wie viele Tage war Ihr Konto im letzten Jahr überzogen?
- Über wie viele Jahre Erfahrung verfügen Sie in Ihrem Beruf?
- Was ist Ihr Verwendungszweck für Kredite?
- Haben Sie ausreichende Risiko- und Altersvorsorge getroffen?
- Wie beurteilen Sie Ihr Praxiskonzept?
- Wie beurteilen Sie Ihr Dienstleistungsangebot?
- Arbeiten Sie mit Partnern zusammen?
- Haben Sie Ihre Nachfolge adäquat sichergestellt?
- Wie hoch sind Ihre Einnahmen im Non-GKV-Bereich?
- Differenzieren Sie Selbstzahlerleistungen und Privatpatienten?
- Können Sie sinkende Punktwerte in der GKV ausgleichen?
- Führen Sie eine Ergebnisplanung durch?
- Führen Sie eine Finanzplanung durch?
- Führen Sie eine Liquiditätsplanung durch?
- Haben Sie in Ihrer Praxis ein Controllingsystem?
- Wie beurteilen Sie Ihr Risikofrühwarnkonzept?
- Wie viele GKV-/Privatpatienten haben Sie?
- Wie beurteilen Sie Ihre Marktstellung? Wie sehen Sie Ihre Stellung im Vergleich zu Ihren Mitbewerbern? Was sind Ihre Kernkompetenzen?
- Planen Sie in diesem Jahr Marketingmaßnahmen?
- Wie beurteilen Sie den (zukünftigen) Gesundheitsmarkt?
- Führen Sie ein anerkanntes Qualitätsmanagementsystem?
- Gibt es eine Unternehmensvision/ein Leitbild?

Literatur

BALINT/NORELL: Fünf Minuten pro Patient (Kommunikation)
Suhrkamp, Frankfurt 1975

BUCKINGHAM/COFFMAN: Erfolgreiche Führung gegen alle Regeln (Mitarbeiter-führung)
Campus, Frankfurt 2002

FELDMANN, THOMAS: IGeL-Management (Selbstzahlermarkt)
Ecomed, Landsberg/Lech 2004

GORDON THOMAS: Patientenkonferenz (Kommunikation)
Heyne Verlag, München 1995

HAHNE, KARIN: Medizinische Versorgungszentren und Integrierte Versorgung:
Rechtsgrundlagen (Unternehmenskonzept)
Ecomed, Landsberg/Lech 2006

KRIMMEL, LOTHAR: MEGO 2009 (»Preisliste Selbstzahler«)
Ecomed, Landsberg/Lech 2008

NÜLLEN/NOPPENEY: Lehrbuch Qualitätsmanagement in der Arztpraxis (QM)
Deutscher Ärzte Verlag, Köln 2003

O'CONNOR/PRIOR: Fair verkauft (sich) gut (Kommunikation/Verkauf)
Verlag für Angewandte Kinesiologie, Freiburg 1996

SCHÜLLER, DUMONT: Die erfolgreiche Arztpraxis (Praxisführung)
Soringer, Berlin 2004

THILL, KLAUS-DIETER: Die dienstleistungsorientierte Praxismanagerin (Praxisas-sistentin)
Schlütersche GmbH, Hannover 2002

THILL, KLAUS-DIETER: Selbstmanagement für Praxisinhaber (Mitarbeiterführung)
Deutscher Ärzte Verlag, Köln 2007

WELLING, HEINZ: Kommunikation in der Medizin (Kommunikation)
Ecomed MEDIZIN, Landsberg/Lech, 2005